· 中医养生重点专科名医科普丛书 ·

总主编 · 肖 臻 郑培永

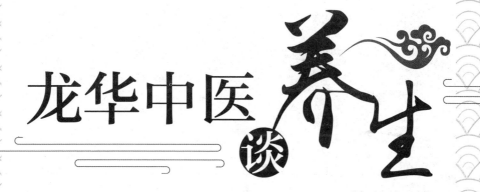

龙华中医谈养生

主 编 肖 臻 周时高

副主编 王 淼 董桂英 刘红杰

编 委 （以姓氏笔画为序）

王延红 朱晓霞 许洁睿 李 明 李 萍

杨占达 何颂华 张 意 张丽朵 陈俊岚

苑素云 周爱芳 秦 英 顾 闻 钱越洲

徐 叶 魏华凤

中国中医药出版社

· 北 京 ·

图书在版编目（CIP）数据

龙华中医谈养生/肖臻，周时高主编．—北京：中国中医药出版社，
2018.8
（中医养生重点专科名医科普丛书）
ISBN 978 – 7 – 5132 – 5104 – 4

Ⅰ．①龙…　Ⅱ．①肖…　②周…　Ⅲ．①养生（中医）　Ⅳ．① R212

中国版本图书馆 CIP 数据核字（2018）第 153483 号

中国中医药出版社出版

北京市朝阳区北三环东路 28 号易亨大厦 16 层
邮政编码　100013
传真　010-64405750
三河市同力彩印有限公司印刷
各地新华书店经销

开本 710×1000　1/16　印张 27.5　字数 444 千字
2018 年 8 月第 1 版　2018 年 8 月第 1 次印刷
书号　ISBN 978 – 7 – 5132 – 5104 – 4

定价　68.00 元
网址　www.cptcm.com

社 长 热 线　010-64405720
购 书 热 线　010-89535836
维 权 打 假　010-64405753

微信服务号　zgzyycbs
微商城网址　https：//kdt.im/LIdUGr
官 方 微 博　http：//e.weibo.com/cptcm
天猫旗舰店网址　https：//zgzyycbs.tmall.com

如有印装质量问题请与本社出版部联系（010-64405510）

中华优秀传统文化是中华民族的突出优势，而中医药学是"中华民族的瑰宝"，是"打开中华文明宝库的钥匙"，"凝聚着深邃的哲学智慧和中华民族几千年的健康理念及其实践经验"，博大精深，简便廉验，已成为中华文化软实力的代表。为了推进中医药文化的普及，增进中国人民乃至世界人民的健康，我们特别编撰了《中医养生重点专科名医科普丛书》。

本丛书一共分为 8 本。其中，《龙华中医谈养生》最为重要，具有提纲挈领的作用。此书对中医养生的精髓做了详尽的介绍，具体从中医养生的概念和特点、中医养生学发展简史、中医养生学的基本理论、中医养生的基本原则、五脏养生、情志养生、体质养生、环境与养生、起居作息与养生、睡眠养生、饮食养生、气功养生、针灸经络养生、药物养生、因人养生等方面，论述了中医养生的脉络发展、基本原理与基本方法，既有理论的探索，更注重对大众健康养生方法的指导。

另外 7 本分别是《龙华中医谈心病》《龙华中医谈肝病》《龙华中医谈肺病》《龙华中医谈肾病》《龙华中医谈脑病》

《龙华中医谈肿瘤》《龙华中医谈风湿病》。这7本书均采取问答体例，重在说明具体各科疾病诊疗过程中应注意的问题，如各科疾病的特征、发病机理、辅助检查资料的解读、西医基础治疗、临床治疗中常见的问题及处理、日常中医养生的方法与注意事项等，偏重实用，重在解决具体问题。

全套丛书既有宏观论述，又有微观内容，理论联系实际，选材精练，专业严谨，对大众养生健康具有较高的参考价值。对于书中的不足之处，欢迎大家批评指正，以便再版时进一步完善。最后，希望本套丛书的出版，能使大家强身健体，延年益寿。

《中医养生重点专科名医科普丛书》编委会

2018年8月

　　"养生"最早见于《庄子·内篇》，乃保养生命以达长寿之意。中医养生是在中医理论的指导下，探索和研究中国传统的颐养身心、增强体质、预防疾病、延年益寿的理论和方法，并用这种理论和方法指导着人们日常的养生保健、生产生活等实践活动。它汇集了中国人民从古至今的大量实践经验，糅合了儒、道、佛及诸子百家的思想精髓。本书编写人员均为从事中医养生学临床、教学与研究工作多年的医生，在编写过程中始终坚持传统与现代相结合，理论与实践相结合的原则，从中医养生的起源与发展、中医养生的基本理论和原理到五脏养生、情志养生、体质养生、环境养生、起居作息与养生、睡眠养生、饮食养生、气功养生、针灸经络养生、药物养生、因人养生、四时养生等诸多养生方法的理论与实践，进行了比较系统的论述。本书适合中医医院的临床医生、中医院校的学生参考学习，对中医养生感兴趣的大众百姓也可学习使用。

目录

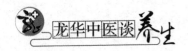

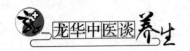

第一章

中医养生的概念和特点

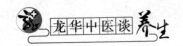

　　"养生"最早见于《庄子·内篇》。所谓"生"，生命、生存、生长之意；所谓"养"，保养、调养、补养、护养之意。养生即通过养精神、调饮食、练形体、慎房事、适寒温等各种方法去实现的综合性的保养生命、强身益寿活动。《黄帝内经》（以下简称《内经》）说："上古之人，其知道者，法于阴阳，和于术数，食饮有节，起居有常，不妄作劳，故能形与神俱，而尽终其天年，度百岁乃去。"此处的"道"，就是养生之道。能否健康长寿，不仅在于能否懂得养生之道，更为重要的是能否把养生之道贯彻应用到日常生活中。

　　历代中医养生家的实践和体会各不相同，他们的养生之道在静神、动形、固精、调气、食养及药饵等方面各有侧重、各有所长。从学术上看，又可分为道家养生、儒家养生、医家养生、释家养生和武术养生等诸多不同流派。本书侧重从医家养生的角度阐释中医养生的原理与方法。

　　中医养生是在中医理论的指导下，探索和研究中国传统的颐养身心、增强体质、预防疾病、延年益寿的理论和方法，并用这种理论和方法指导人们日常的健康保健、生产生活实践活动。在此基础上形成了中医养生学学科。它具有以下几方面的特点：

中医养生是一种文化

中国传统养生文化有着数千年的历史，在发展过程中融合了自然科学、人文科学和社会科学等诸多因素，集中华民族数千年养生文化于一身，其以独特的理论体系为基础，以丰富的临床经验为特点，在世界传统养生文化中举世无双，为中华民族的繁衍昌盛和保健事业做出了巨大的贡献。

在漫长的人类发展历史中，健康与长寿一直是人们向往和追求的美好愿望，因而养生文化不断丰富和发展，遍布世界。相对于世界其他地区的养生文化，中国的养生理论与实践由于有着古代哲学和中医基本理论为底蕴，显得尤为博大精深。它汇集了我国历代劳动人民防病健身的众多方法，糅合了儒、道、佛及诸子百家的思想精华，堪称一棵充满勃勃生机和浓厚东方神秘色彩的智慧树。探索中国养生文化这棵古老而神秘的东方智慧之树，不但有利于弘扬传统文化，而且符合当今世界科学发展的趋势。在漫长的历史发展过程中，中国古代劳动人民经过一代又一代的不懈努力，终于以自己的聪明睿智创造出一系列与疾病和衰老抗衡的独特理论方法，逐渐使养生成了一种极具华夏民族特色的文化现象。文化研究的最重大意义就在于探求各种文化现象的内在目的和特征。就感应的中国养生文化而言，尽管它的研究对象是人体的健康与长寿，但健康和长寿在人类社会中从来就不单是人体本身的问题，而是与人们所处的社会生活及自然环境有着千丝万缕的联系。这就提醒我们，研究和探求中国养生文化的基本特征决不能仅仅囿于人体生物模式之中，而必须结合社会、经济、政治、哲学，乃至艺术的诸多层面加以综合考察。中医养生学是自然科学和社会科学交叉的产物，其理论体系本身具有双重特征。具体来说，中医养生文化的社会科学性质主要体现在其理论体系与中国古代哲学存在着千丝万缕的关系，其自然科学性质则主要体现在与传统医学有着血肉相连的关系。中医养生文化历史悠久，乃至著名的英国学者李约瑟曾这样说：在世界文化当中，唯独中国人的养生学是其他民族所没有的。

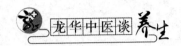

中医养生是最直接有效的关于健康生活的指导手段

中医养生源于生活，而其在中医理论（期间孕育并升华着中国古代的哲学思想）指导下形成的养生观点、原则、方法、手段又有效地指导着人们的健康生活实践。养生和生活的关系决定了中医养生观点的多面性、养生原则的灵活性、养生方法的科学性和养生手段的多样性。究其本质，中医养生的核心理论体系主要体现在预防观、整体观、平衡观、辩证观等四个方面。

1. 预防观　未病先防、未老先养。《内经》中提出"不治已病治未病"的观点。喻示人们从生命开始就要注意养生，在健康或亚健康状态下，预先采取养生保健措施，才能保健防衰和防病于未然。这种居安思危、防微杜渐的哲学思想是中国文化的精华。"治未病""颐养天年"等看似朴素的愿景，却是中医养生的崇高境界，也是生活着的每一个人的毕生要求。

2. 整体观　天人相应、天人合一、形神兼具。中医养生理论强调人和自然环境、社会环境的协调，讲究体内气化升降，以及心理与生理的协调一致。人既是自然界的人，又是社会的人。影响健康和疾病的因素，既有生物因素，又有社会和心理因素，这是自古以来人们已经感觉到的客观事实。中医养生特别讲究四时阴阳，春生、夏长、秋收、冬藏，这是自然界的规律。人应该顺应大自然的规律，比如春天的时候，要有一种生发之气，被发缓形，夜卧早起；冬天不能太张扬、太发散，万物处于秘藏……顺天法地，天人合一。中医养生主张因时、因地、因人而异。

3. 平衡观　调整阴阳、补偏救弊、协调平衡。人体是一个有机的整体，脏腑是人体生命活动的中心，脏腑生理功能的正常发挥和脏腑之间阴阳之气的相互平衡协调是维持机体内外环境相对平稳的重要环境。人体在正常生理状态下，能保持脏腑功能的正常发挥和阴阳的相对平衡。当一个人身体达到平衡点的时候，也是最健康的。如果出现一方偏衰，或一方偏亢，就会使人体正常的生理功能紊乱，出现病理状态。人体养生离不开协调脏腑、平衡阴阳的宗旨。

4. 辩证观　中医理论和思维方式的形成吸收了古代哲学朴素的唯物论

和辩证法思想。中医学认为，生命是物质的，是一个阴阳对立统一、运动不息的发展变化过程。生命在于运动，因为运动是生命存在的特征，人体的每一个细胞无时无刻不在运动着，只有保持经常运动，才能增进健康，预防疾病，以求延年益寿。动静相合、形神共养的唯物主义辩证观也构成了中医养生的核心理论体系之一。

在中医养生核心理论的指导下，形成了包括形神共养、协调阴阳、顺应自然、饮食调养、谨慎起居、和调脏腑、通畅经络、节欲葆精、益气调息、动静有常、和谐适度等在内的一系列养生原则和方法，其中协调平衡、顺天法地、节欲葆精、动静相合尤为关键。

中医养生学认为，养生首先要养心，即所谓情志养生。"一生淡泊养心机"，这是很高的精神境界。人都有喜、怒、哀、乐、悲、恐、惊，这是人的七种情志，过了头就是七情过激。"常观天下之人，凡气之温和者寿，质之慈良者寿，量之宽宏者寿，言之简默者寿。盖四者，仁之端也，故曰仁者寿。"仁就是要做到温和、善良、宽宏、幽默。仁心仁德、养心立德是一个人健康的内在要素。《内经》曰："恬淡虚无，真气从之，精神内守，病安从来？"即强调了养心的重要性。脏腑元气互为补充，心气足、心神宁，肝脾肺肾之气渐充而得养得顺。养肝、养脾、养肾、养肺之法理渐推。

其次如饮食养生，提倡合理的膳食结构。《内经》："五谷为养，五果为助，五畜为益，五菜为充。"南宋贤士陆游的养生方法是喝粥，他有一首诗写道："世人个个学长年，不悟长年在目前；我得宛丘平易法，只将食粥致神仙。"《养生录》中谈到养生"六宜"，食宜早些、食宜暖些、食宜少些、食宜淡些、食宜缓些、食宜软些。中国人盐的摄入量超标，脑溢血、高血压等疾病与此相关。上述观点与目前营养学界提倡的"健康膳食金字塔"观点相一致，但要早出千百年。

第三是运动养生。所谓"流水不腐，户枢不蠹"，如八段锦"双手托天理三焦，左右开弓似射雕，调理脾胃单举手，五劳七伤往后瞧，摇头摆尾去心火，背后七颠百病消，攒拳怒目增气力，两手攀足固肾腰"，这个运动在办公室也可以做。

　　第四是气功养生。《庄子》曰"吐故纳新，熊经鸟申，为寿而已矣；此道引之士，养形之人"。"吐故纳新"指做气功，"熊经鸟申"讲人就像熊一样攀援，像鸟一样左顾右盼；这两种方法就是导引，这样做的人就是养形人。养形要达到什么效果？要像彭祖那样"寿高八百"。

　　第五是药物养生。中药在体质调护、预防疾病中的作用已为千百年来的生活实践所证明，中医自古有"药食同源"之说。如柏子仁，就是柏树的果子，也是一种养生长寿的食物。植物里寿命最长的就是柏树和松树，我们常说"千年柏树"。柏子仁有养性、安神、润肠、通便、养颜的功效。山药、薏米、芡实、大枣、龟、鳖等早就成为大众餐桌的常用食材与佳肴了。

　　其他如环境养生，起居作息与养生，睡眠养生，针灸、推拿、按摩养生，体质养生，因时、因地、因人制宜养生等诸多养生方法无时无刻不体现在人们的生活习惯中并有效指导着人们的生活实践。

中医养生是一门关于健康管理的学问

　　健康的含义包括身体健康、心理健康、社会适应良好。身体健康是指人体结构完整，体格健壮，各组织、器官功能正常，没有不适感。心理健康是指智力正常，内心世界丰富、充实、和谐、安宁，情绪稳定，有自信心，能够恰当地评价自己，思维与行为协调统一，有充分的安全感等。社会适应良好是指能与自然环境、社会环境保持良好接触，并对周围环境有良好的适应能力，有一定的人际交往能力，能有效应对日常生活、工作中的压力，正常地进行工作、学习和生活。

　　疾病，特别是慢性非传染性疾病的发生、发展过程及其危险因素具有可干预性，这是现代健康管理的科学基础。每个人都会经历从健康到疾病的发展过程，一般来说，是从健康到低危险状态，再到高危险状态，然后发生早期病变，出现临床症状，最后形成疾病。这个过程可以很长，有时需要几年到十几年，甚至几十年的时间，而且和人们的遗传因素、社会和自然环境因素、医疗条件及个人的生活方式等因素都有高度的相关性，其间变化的过程多也不易察觉。但是，健康管理通过系统检测和评估可能发生疾病的危险因素，帮助人们在疾病形成之前进行有针对性的预防性干预，可以成功地阻断、延缓甚至逆转疾病的发生和发展进程，实现维护健康的目的。

在西方，健康管理计划已经成为健康医疗体系中非常重要的部分，并已证明能有效地降低个人的患病风险，同时降低医疗开支。健康管理不仅是一套方法，更是一套完善、周密的程序。通过健康管理能达到以下目的：一学，学会一套自我管理和日常保健的方法；二改，改变不合理的饮食习惯和不良生活方式；三减，减少用药量、住院费、医疗费；四降，降血脂、降血糖、降血压、降体重，即降低慢性病风险因素。回过头来看，中医养生所追求的"治未病"、防患于未然的种种养生手段、方法与理念，哪一个不是现代健康管理所希冀达到的健康状态及"一学、二改、三减、四降"的目标呢？！而古老的中医养生却比西方早认识并实践了几千年。除此之外，中医养生所倡导、遵循的天人相应、心身合一、形神兼具、协调平衡、节欲葆精、动静相合等又将人体的健康养生带到新的境界和高度，相信会逐渐被人们认识、接受和尊崇。新的历史时期，中医养生应当自觉地肩负起人类命运与发展的历史使命，主动服务人类，重新焕发光彩，在新的全民健康、医疗卫生重心前移、"治未病"与"健康中国"国家战略的实施中做出更多的贡献。

第二章

中医养生学发展简史

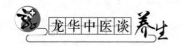

中医养生学的起源可追溯到春秋以前。虽然原始社会生产力极为低下，远古人类过着茹毛饮血的生活，但作为一种本能需要，已促使人类去探求却病延年的方法。在已出土的殷商时期的甲骨文中已有"沐"（洗脸）、"浴"（洗澡）等求清爱洁的文字，表明我国早在前14世纪就已有养生防病的措施。到原始社会末期，人们已知道用宣导、运动的方法来防病治病，如《吕氏春秋》记载："昔陶唐氏之始，阴多滞伏而谌积……筋骨瑟缩不达，故作为舞以宣导之。"所谓"舞"，就是活动关节，使气血通畅的一种导引术雏形。《神仙传》等书还记载，远古彭祖因养生有道，活了八百岁。用今天的观点来看，人活八百岁不太可能，但至少说明早在远古时代，养生之道就已为人们所重视。歧伯与黄帝的一段对话中提到"上古之人，其知道者……度百岁乃去刀"（《内经》），其中的"道"，就是今天所说的养生方法。但是在春秋以前，完整的医学体系尚未形成，治疗手段也很原始，故春秋以前的养生学尚处于萌芽时期。这一时期养生的特点是顺应自然，以饮食调养和宣导为主。

第一节 春秋战国——中医养生学的起源时期

一 养神服食

"民以食为天"，人类为了生活生存，必须猎取食物。原始人在寻找食物的过程中偶尔发现，某些食物吃后可使体力增强，疾病减少，遂由偶然食用到主动寻求，经过相当长时间的积累，逐步得出一些经验，这就是食养的萌芽，医学史上所称"医食同源"反映了这一实况。当然，这种食物养生仅是一种原始而简单的方式，因为在人类认识利用火以前，只能生食，肠胃疾病颇多，寿命也很短。《韩非子·五蠹》载："上古之世……民食果蓏蚌蛤，腥臊恶臭，而伤害腹胃，民多疾病，有圣人作钻燧取火，以化腥臊，而民悦之，使王天下，号之曰燧人氏。"这说明有了火以后，生食化熟食，疾病减少，增强了原始人的体质，人们心情愉快，同时通过生熟食的对比，饮食对人体的影响也开始为人们所逐渐认识。

因此可以说，发现、利用火以后，才真正有了食养的开端。除了火外，与食物养生密切相关的还有"酒"。《说文解字》："医，治病工也……医之性，然得酒而使。"《战国策》曰："昔者，帝女令仪狄作酒而美，进之禹，禹饮而甘之。"可见酒的出现，一是与医生治病有关；二是与养生有关，人适量喝酒后，血流加快，情绪兴奋，处于一种心旷神怡的"美"的心情境界，后世许多养生药也都用酒来炮制，酒与养生结下了不解之缘。

由于火和酒的出现，食物养生开始兴起。史载商朝的开国宰相伊尹精于烹调技术，颇谙养生之道，可惜许多宝贵经验已失传，但在某些早期古籍中尚可见到他有关食养食调的言论。他说："时疾时徐，去臊除膻，必以其胜，无失其理。调和之事，必以甘酸苦辛咸。"(《吕氏春秋》)到周代，对食物营养已十分重视，据《周礼》记载，当时的宫廷中已有专门的营养医生，指导

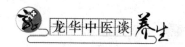
"六饮、六膳、百馐、百酱"等多方面的饮食问题。《礼记》还主张饮食应与四时季节的变更相适应,"春多酸,夏多苦,秋多辛,冬多咸"。

春秋时代的孔子对我国养生学的发展产生过一定影响,在食物养生方面也有一定创见。从《论语》中可以看到,他的饮食养生观主要有四个方面内容:一是饮食不洁不吃,"食饐而餲,鱼馁而肉败,不食;色恶,不食;臭恶,不食"。二是不合时令的东西不吃,"不时,不食"。三是不暴饮暴食,"肉虽多,不使胜食气;唯酒无量,不及乱"。四是讲究烹调技术,"食不厌精,脍不厌细""失饪,不食""不得其酱,不食""不撤姜食,不食"。这些观点和现代的饮食养生观已非常接近,现代医学食养的许多内容多是由儒家食养中脱胎而来的。

此外,从反映西周至春秋战国时代科学成就的《山海经》上也可看出这一时期食物养生的状况。其中载有许多既是食物又是药物的食品,如"嘉果,其实如桃,其叶如枣,黄华而赤柎,食之不劳""梨,其叶状如荻而赤华,可以已疽""幼鸟,其状如凫,青身而朱目,赤尾,食之宜子""狌狌,其状如禺而白耳,伏行人走,食之善走"。这些资料表明,当时人们对某些食物的养生作用已观察得比较细致。

总而言之,饮食养生是伴随着人类在寻找食物的过程中逐渐萌芽的,火和酒的出现加快了其发展。这一时期的饮食养生已涉及调味与滋补等内容。

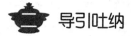

导引吐纳

宣导,又称导引、吐纳之术,至晋代道士许逊著《净明宗教录》才提到"气功若成,筋骨和柔,百关通畅",把导引称为气功,后世逐渐流传开来。导引术的起源,据考证至少在五千年以前(《气功杂志》1981)。其产生与狩猎活动有关,原始人在狩猎的前后披上兽皮,插上羽毛,戴上花朵,模仿某些动物跳跃和飞翔的姿态欢舞起来,以示祝福和庆祝。久而久之,发现这些动作、歌舞有舒壮筋骨的良好作用。我国考古工作者在青海省大通县上孙家寨发掘了一批距今五千年左右的新石器时代墓葬,其中有一件属于马家窑文化马家窑型的舞蹈纹彩陶盆,彩绘主题是三组舞蹈画面,人物突出,神态逼真，为我国古代导引术的起源及某些动作提供了佐证（《气功杂志》1984）。此外，与原始人的日常生活也有一定关系。人们在疲劳体乏时闭目静养片刻，或伸展一下肢体，即感到轻松舒适；腰腿酸痛时自行拍击，或按摩之后，即减轻不适感；胸闷气短时徐徐吐气后，即气和胸舒，古人在这些体验中，逐渐萌生出一些被后人称之为"气功"的锻炼方法（《气功杂志》1981）。前人悟出"作为舞以宣导之"可以保健，《内经》曰："中央者，其地平以湿，天地所生万物也众，其民食杂而不劳，故其病多痿厥寒热，其治宜导引按跷。故导引按跷者，亦从中央出也。""舞"和"导引按跷"都是一种原始的导引术。

清代学者江慎修《河洛精蕴》从气功角度对《河图·洛书》及《周易》做了许多探索（《中华气功》1989）。还有一件文物很能说明春秋以前及战国初期的气功发展状况。出土文物"行气玉佩铭"大约是前380年的玉器，上面刻着："行气，深则蓄，蓄则伸，伸则下，下则定，定则固，固则萌，萌则长，长则退，退则天。天几春在上，地几春在下。顺则生，逆则死。"生动地描述了气功锻炼的全过程及作用，足以证明导引行气在战国初期就已经流传较广了（郭沫若，《奴隶制时代》人民出版社，1973）。在《庄子》中也记载了吐纳导引的具体功法："吹呴呼吸，吐故纳新，熊经鸟申，为寿而已矣，此导引之士，养形之人，彭祖寿考者之所好也。"由此可见，早在《庄子》之前，导引就已经是养生延年的重要手段了，并颇受人们喜爱。

养形的具体方法包括多种，《淮南子》记载："若吹呴呼吸，吐故纳新，熊经鸟伸，凫浴猿躩，鸱视虎顾，是养形之人也。"1973年，长沙马王堆出土的西汉帛画——导引图，描绘了四十四种姿式，如"鹞背""熊经""引烦""引聋"等，其题记多半残缺。这不仅是早期的健身图谱，而且也反映导引有治疗的功效。后来，汉、魏之际华佗的五禽戏乃由此演变而来。《三国志·华佗传》记载佗语说："古之仙者为导引之事，熊经鸱顾，引挽腰体，动诸关节，以求难老。吾有一术，名五禽之戏，一曰虎，二曰鹿，三曰熊，四曰猿，五曰鸟。亦以除疾，并利蹄足，以当导引。"1983年，湖北江陵张家山西汉前期墓葬出土竹简中，又发现了《引书》。这是一本以文字讲述导引之

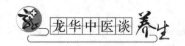

术的专著，详载导引的各种动作及治疗诸病的方法。如"引颓"：以左手据左股，左足前屈，右足后伸。曲右手，向左顾三次，后右足在前，左足在后。曲左手，向右顾三次。《引书》还有论述病因的文字，如说："人之所以得病者，必于暑湿风寒雨露，腠理启阖，饮食不和，起居不能与寒暑相应，故得病焉。"阐述了当时养生家的卫生原理，其说与《内经》一致。在《金匮要略》一书中还可以看到张仲景记载"四肢才觉重滞"，可用导引吐纳之法。可见在东汉时期，医家依旧用此法治疗一些疾病。

综上所述，导引术的萌芽最早是与原始人的社会生产实践有关，并逐渐由无意识到有意识，由被动到主动地开始运用宣导之术。这在当时医药还很不发达的情况下，对提高人们的身体素质、防治疾病起了很大的作用，并为战国以后导引术的形成与兴盛奠定了良好的基础。

三 春秋战国诸子的养生理论

古籍相传，在"黄帝"时，有广成子讲究养生，主张清静。《庄子》记载其言论说："必静必清，无劳女形，无摇女精，乃可以长生。"《淮南子》也记其语说："慎守而内，周闭而外……抱神以静，形将自正。"这可以说是最早的养生家的论说，主张清静，养神保精。

春秋战国之世，养生学说丰富多彩。这些学说的产生，与诸子蜂起、百家争鸣有着密切关系。这不仅是因为其有关内容出于诸子著作中，而且这些内容本身就是诸子立说的重要组成部分，正如《吕氏春秋》所说："治身与治国，一理之术也。"较有代表性的，当推道家、儒家、佛家的养生观，其有关诸家，除了属于道家的老子、子华子、文子、庚桑楚、庄子，还有孔子、管子、荀子、韩非子等各家之说。

（一）老子"清静无为"说

老子、庄子等提出"归真返璞""清静无为"的养生理论，持"静以养生"的观点。

据《史记·老庄申韩列传》记载，老子李耳，享年一百六十余岁，是一位"修道而养寿"的人，他具有朴素的辩证法思想，提倡"贵柔守雌""清静无为"的观点和方法。

　　自然无为是老子的重要观点，他主张一切事物都应顺应自然去发展。自然是道德之尊者，其中突出的要旨是"静"字，唯有清虚静泰、避免妄动才能符合万物生存的客观规律。所以，"无为"是指不妄作为，顺应自然，如此自能无所不为，无所不成。"无为"的内涵还包括"好静""无事""无欲"等，即保持人心的清静明澈。老子在《道德经》中提出"致虚极，守静笃""诸静为天下正""见素抱朴，少思寡欲"的"静神观"，反映出他的主要代表思想。有关养生，他认为人应"见素抱朴，少思寡欲"，恬淡虚无，不以生命和健康去换取物质享受，否则将自取其咎，如《老子》云："五色令人目盲，五音令人耳聋，五味令人口爽，驰骋田猎令人心发狂，难得之货令人行妨，是以圣人为腹不为目，故去彼取此。"说明其不赞成厚养其生，反对以外物益生，认为不能过度追求自体养生，否则必致灾殃。老子还说："交乐乎天，不以人物利害相撄。""淡然无为，神气自满，以此将为不死之药。"即以平常心待人和事，利诱、烦恼、得失均可置之度外，如此则祸福、夭寿等皆无足扰其心，而能身心泰然，不为外物所动，健康长寿。

　　老子认为，生与死都是自然规律，人生之途大致有三种情况：有的人天赋醇厚而长寿，称为"生之徒"；有的人由于禀赋薄弱而中道夭折，称为"死之徒"；又有的人本来禀赋尚厚，体质尚强，可以久生，但其自持富有，不吝其财，席丰履厚以养，或服食药饵，企求长生，结果反而"动之于死地"，这就是不守无为之道，不顺从自然之故，值得引起警惕。

　　为了达到健康长寿、长生久视的境界，老子认为必须履行一个"啬"字。啬者，节俭，不浪费之谓。老子说："治人事天莫如啬……可以长久，是谓深根固柢，长生久视之道。"从养生的角度看，这一"啬"字，实寓有爱惜精、气、神的意思。啬精、啬气、啬神，可令精充、气足、神完，精气神乃人生三宝，三者充盛不衰，即能固其本源，得其根本，安享天年。而要达到这一目标，则离不开自然无为、虚静守一的养生原则及方法。

　　对待"身"与"物"的关系，老子主张以物养生，而不是以身殉物，亦不提倡禁欲，他认为应该"甘其食，美其服，安其居，乐其俗"，他所说的

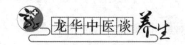

甘、美、安、乐，当然是知足常乐、抱朴寡欲的具体反映。对于个人的名利得失，老子告诫人们要"知足""知止"，他说："名与身孰亲，身与货孰多，得与亡孰病，是故甚爱必大费，多藏必厚亡。"认为如果贪得无厌，追求太多反而招致重大损失，相反应该"知足不辱，知止不殆"。

老子的摄生思想，寓有浓厚的哲学内蕴，在春秋战国之际已有很大影响，对后世的影响亦很深远，在中医学的著作中亦有生动体现。

（二）庄子"养生""全形"说

庄子，名周，战国宋蒙人，曾为漆园吏，楚威王欲迎为相，庄子推辞不就。其著书十万余言，多出于寓言故事形式，想象丰富，名为《庄子》，在哲学和文学上都有较高的参考价值。庄周独尊老子，其学说与老子之说一脉相承。在养生方面，主张"循天之理"，遵循自然规律，并"虚无恬淡"，庄子力主于此，认为："夫恬淡寂寞，虚无无为，此天地之平而道德之质也……平易恬淡，则忧患不能入，邪气不能袭，故其德全而神不亏。"

庄子将养生具体分为"养神"和"全形"两种，养神指摄养精神情志，全形指保全形体身躯。他主张养神以静为主，但当静中有动；养形以动为主，但当动中求静，总之，动不应妄动，静不应死寂，而要动静得当，动静结合。庄子还曾记载古时"吹呴呼吸，吐故纳新，熊经鸟伸，为寿而已矣"的养生方法，包括"导气令和"和"引体致柔"之术，即为养神与养形相结合的具体体现，一方面吸纳新鲜空气，吐出废浊之气，是一种以静为主的气功；另一方面提倡运动，模仿熊、鸟等动物的动作，活络肢体关节，是一种以动为主的导引之术。

（三）子华子"贵生"说

子华子，战国时哲学家，魏国人，约与庄子同时期而略早，思想接近道家。

子华子主张"六欲皆得其宜"，认为"全生为上，亏生次之，死次之，迫生为下"（《吕氏春秋·贵生》）。在"全生""亏生""迫生"中，他认为保全生命最为重要，然"全生"是有欲的，即主张乐其所乐，但在不得其宜时，则又须忘欲，这与其"六欲皆得其宜"的观点是一致的。

传有《子华子》三卷，系后人述作。子华子强调"贵生"，偏重养生之道，提倡"生命流动，生生不息"的观点，与华佗等均持"动以养生"说。《子华子·意问第九》曰："营卫之行，无失厥常，六府化谷，津液布物，故能长久而不敝。流水不腐，以其游故也；户枢之不蠹，以其运故也。"比较能代表其养生以动为主的思想。

（四）孔子"安适自养"说

孔子是春秋末期的思想家、政治家和教育家，为儒家的创始者。孔子名丘，字仲尼，鲁国陬邑（今山东曲阜东南）人。自汉以后，孔子学说成为两千余年封建文化的正统，影响极大。孔子对殷周以来的鬼神宗教迷信采取存疑态度，认为"未知生，焉知死""未能事人，焉能事鬼"。在孔子的《论语·乡党》中对饮食卫生提出具体要求，"食不厌精，脍不厌细，食饐而餲，鱼馁而肉败不食，色恶不食，臭恶不食，失饪不食，不时不食"，对饮食有较高的要求，食物经久而腐臭、味恶、不新鲜的都不能吃，并且没有烧煮过的食物不能吃，不到进食时间不能吃等。除此以外，孔子还提出酒肉需适量、食不语、长幼异食等主张，均为有关饮食养生的具体论述。

在生活起居方面，孔子亦提出要求，为"寝不尸""居不客""寝不语"等。"寝不尸"指不得仰卧如挺尸状，"居不客"指居家之时不妨轻裘缓带以安适自养，"寝不语"指睡寝时言语有碍脏腑。

对于养生，孔子持动静结合的观点，如《孔子家语》载："若夫智士仁人将身有节，动静以义，喜怒以时，无害其性，虽得寿焉，不亦宜夫。"

孔子之说对后世养生实践具有启迪作用。

（五）荀子"修身礼治"说

荀子，战国时思想家、教育家，名况，时人尊而号为"卿"，赵国人。韩非和李斯都是荀子的学生。

荀子反对天命鬼神说，提出人定胜天的观念，重视环境和教育对人的影响。对于养生，荀子认为当顺其自然，而又要有所节制，如《礼论》中说："故礼者，养也。刍豢稻粱，五味调香，所以养口也；椒兰芬苾，所以养鼻也；雕琢刻镂，黼黻文章，所以养目也；钟鼓管磬，琴瑟竽笙，所以养耳也；

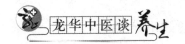

疏房檖貌，越席床第几筵，所以养体也。"既有丰富的物质生活，但又须主之以"礼"，而使其有节，这是其论"修身"的主张。"修身"中进一步要求以"礼"来主管生活起居、饮食情志，"凡用血气志意知虑，由礼则治通，不由礼则动乱提缦；食饮衣服居处动静，由礼则知节，不由礼则触陷生疾"，这里所说的"礼"，代表着当时儒家理想的社会规范和道德规范，已辐射到了养生领域。

（六）韩非子"啬神""少欲"说

韩非，战国末期哲学家，法家的主要代表人物，出身韩国贵族。韩非在其著作《韩非子》中论及养生问题，重点谈到了"啬神""少欲""无忧""去甚去泰"的问题。如《韩非子》曰："众人之用神也躁，躁则多费，多费之谓侈；圣人之用神也静，静则少费，少费之谓啬。"这是对老子"治人事天，莫若啬"的详细解释，进一步阐明了养生当清心寡欲，保全精神之理。少欲，少忧则可避免病祸的侵害，"民少欲则血气治……夫内无痤疽瘅痔之害""忧则疾生……疾婴内则痛，祸薄于外，苦痛杂于肠胃之间，则伤人也憯"。过甚过度始终是养生之大忌。《韩非子·扬权》指出不能过度追求享乐，以免留下后患。《韩非子·扬权》又说："夫香美脆味，厚酒肥肉，甘口而病形；曼理皓齿，说情而损精，故去甚去泰，身乃无害。"应使生活淡泊平静，有利摄生。

《韩非子·解老》已经认识到人体健康与否与脾胃的状态直接相关，"是以圣人不引五色，不淫于声乐……以肠胃为根本"。韩非子虽属法家，但其养生学说显然与老子思想一脉相承。

（七）管子"节欲存精"说

管子，即管敬仲，春秋初期政治家，名夷吾，字仲，颍上（颍水之滨）人。《管子》实系后人托名所作，其中有一些关于养生的论述。如认为"精"是气的物质基础，《管子·内业》云："精也者，气之精者也。"认为精是气中的更加精微部分，而且精气两者密不可分，是人体生命的源泉，故主张存精以养生。《管子·心术》中提出要"虚其欲"以存其精，而存精的具体方法是"爱欲静之，遇乱正止，勿引勿摧，福将自归"，即为节欲存精之义；如此则

"精存自生，其外安荣，内脏以为泉原"。

要做到存精，必须要心静。《管子·内业》提出"内静外敬……性将大定""心能执静，道将自定"，均说明主静之重要性，并主张"明养生以解固"，固即侵凌贪得之心，应去除贪妄，无欲无求，清静怡养。

《管子·内业》中对于饮食之道亦有论述，认为"凡食之道，大冲伤而形不臧，大摄骨枯而血沍，充摄之间，此谓和成，精之所舍，而知之所生。饥饱之失度，乃为之图，饱则疾动……饱不疾动，气不通于四末"（《内业》），阐明了食饮当有节、不应暴食及饱食后运动的重要性。

综上所述，春秋末至战国时期，诸子蜂起，百家争鸣，在思想文化领域互相辩争的学术风气盛起，有力促进了学术文化的发展与繁荣，与之伴随的养生学说亦丰富多彩。先秦诸子论养生之道见仁见智，无论是道家、儒家，还是法家的代表人物，他们在养精神、护形体、节嗜欲、和情志、调饮食等方面的观点是基本一致的，虽说各有侧重，实际并无抵牾，而是各自从不同角度阐述了养生的要旨，他们的学说对中医养生学基础的奠定起着重要的作用。

（八）《吕氏春秋》集先秦养生学大成

《吕氏春秋》是先秦时的重要典籍，对研究先秦的历史和文化具有极大价值。有关养生，《吕氏春秋》可谓是当时集大成者，它保存了先秦诸家论养生的丰富资料，在养生学史上影响深远。《吕氏春秋》亦称《吕览》。战国末秦相吕不韦集合门客共同编写，为杂家代表著作，内容以儒、道思想为主，兼及名、法、墨、农及阴阳家言，汇合先秦各家学说，在议论中引证了许多有关天文、地理、历数、音律、养生等方面的知识。其基本精神如下：

1. 法天顺时 《吕氏春秋》中记载了不少有关四时养生的内容，如其将一年设为十二纪，即春、夏、秋、冬各分为孟、仲、季三季。如春天分为孟春季、仲春季、季春季，分别代表了春季的前期、中期、后期，其他夏、秋、冬季依此类推。摄生必须顺乎春生、夏长、秋收、冬藏的自然规律。除应了解春、夏、秋、冬每个季节的总体特点外，更应明了每季中阴阳消长、寒暑转化，人体才能更好地适应天地自然，安然无恙。如论夏季，《吕氏春秋·孟

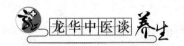

夏季》言孟夏值立夏，盛德在火，"是月也，继长增高，无有坏隳，无起土功，无发大众，无伐大树"，即此时物类继续生长，人类亦应顺和阳气，不得损害。《吕氏春秋·仲夏季》曰："是月也，日长至，阴阳争，死生分。君子斋戒，处必揜（深，引申为掩盖）身。身欲静无躁，止声色，无或进，薄滋味，无致和，退嗜欲，定心气。"意为炎热的夏天昼长夜短，最热时应避免光照，力求身心宁静，远房帏，饮食清淡。《吕氏春秋·季夏季》曰："无举大事以摇荡其气。"意为夏季将过，阴气渐生，阳气日退，养生当心宁神静，以养阴固气为要务。如《吕氏春秋·仲冬季》说："是月也，日短至，阴阳争，诸生荡。君子斋戒，处必揜，身必宁，去声色，禁嗜欲，安形性，事欲静，以待阴阳之所定。"说明冬季水冰地坼，养生尤当节欲保精，以合"养藏之道"。而"开春始雷，则蛰虫动矣；时雨降，则草木育矣；饮食居处适，则九窍百节千脉皆通利矣"，说明春回大地，万物复苏，饮食起居应做相应调整，以遂春生之机。

总之，春天生发，夏天茂盛，秋天收藏，冬天藏匿，是自然界的总体规律，人体养生既要顺应自然变化，又要避免可能造成的伤害。诸如此类，均阐明了古人治身，必法天地的道理。《素问·金匮真言论》所强调的冬必藏精，以免春生温病，以及元代朱丹溪所说的"古人于夏，必独宿而淡味，兢兢业业于爱护"，冬月"潜伏闭藏以养其本然之真，而为来春发生升动之本"（《格致余论·阳有余阴不足论》），实是受到上述论说的启发。

2. 知本去害　《吕氏春秋·尽数》专论养生。"尽数"又称"毕数"，即尽其天年之意。该篇立论基于谨察阴阳、善辨利害，认为"天生阴阳寒暑燥湿，四时之化，万物之变，莫不为利，莫不为害。圣人察阴阳之宜，辨万物之利以便生，故精神安乎形，而年寿得长焉"。《吕氏春秋》指出：五味、五志及气候变化太过，均可致害为病。如甘、酸、苦、辛、咸过甚，"五者充形则生害"；喜、怒、忧、恐、哀过极，"五者接神则生害"；热、寒、燥、湿、风、霖、雾，"七者动精则生害"。因此，如欲"尽数"必先"知本"，而知本即在于"去害"。否则，"万物章章，以害一生，生无不伤"，其势如"万人操弓，共射一招，招无不中"。

运动形体，是先秦养生家所强调的。《吕氏春秋》记载："流水不腐，户枢不蠹，动也，形气亦然。形不动则精不流，精不流则气郁。郁处于头则为肿为风，处耳则为挶为聋，处目则为䁾为盲，处鼻则为鼽为窒，处腹则为张为疛，处足则为痿为蹶。"说明运动可使精气流畅，减少发病。

调节饮食，同样是《吕氏春秋》论摄生的重要内容，其称烈酒致病为"疾首"，其论饮食之道说："凡食无疆厚，无以烈味重酒……食能以时，身必无灾。凡食之道，无饥无饱，是之谓五藏之葆。口必甘味，和精端容，将之以神气。百节虞欢，咸进受气。饮必小咽，端直无戾。"对饮食的宜忌、时间、数量、调味，乃至进食时的精神状态和姿势，论述得颇为详细。另在《吕氏春秋·本味》还提出了调和五味的具体要求："凡味之本，水最为始。调和之事，必以甘酸苦辛咸，先后多少，其齐甚微，皆有自起……熟而不烂，甘而不浓，酸而不醋，咸而不减，辛而不烈，淡而不薄，肥而不腻。"洵为烹饪、营养学之要论。

此外，先秦时人们已经认识到水土与疾病的关系，因而《吕氏春秋》重视择居。如谓"轻水所多秃与瘿人，重水所多尰与躄人……辛水所多疽与痤人，苦水所多尪与伛人"，惟"甘水所多好与美人"，故居处当择水土甘美之乡，这对于地方性疾病的预防是有重要意义的。

与老子、庄子"静以养神"的养生主张相对应的，是吕不韦主张动以养形的观点。《吕氏春秋·尽数》认为欲尽天年则当重视养生，而运动可使精气顺畅，疾病可除而天年可得。若过度安逸，形体静而不动，经络之气壅滞不通，则会产生全身的病变。如郁在头部则为肿病、风病；郁于耳部则失聪重听；郁于目则不明而盲；郁于鼻则窒而不通；郁于腹则为胀为跳动；郁于足则痿软难行。《吕氏春秋·达郁》阐述疾病机理为："精气，欲其行也……病之留，恶之生也，精气郁也。故水郁则为污，树郁则为蠹，草郁则为蕡（枯）。"郁乃滞而不通之义，吕氏强调疾病产生的关键是"精气郁"，反映了其重视生命流动的学术思想。针对人们贪图安逸，"出则以车，入则以辇"的状况，吕氏发出"命之曰招蹶之机"的警言，"招蹶"意为弯曲将倒，为颠覆之端，吕氏借此提醒人们应重视四肢形体的锻炼。

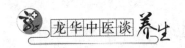

3. 顺性、养生　其核心内容当为顺乎自然，凡事有节制，珍爱生命。有关情欲的问题，《吕氏春秋》认为此乃人之本性。《吕氏春秋·贵当》曰："性者万物之本也，不可长不可短，因其自然而然之，此天地之数也。"

《吕氏春秋·情欲》更清楚地说"天生人而使有贪有欲"，无论贵贱愚智，对声色滋味皆"欲之若一"。正因如此，若言禁欲，则是违反自然之性的，也是不现实的，吕氏把这种违反自然之性的倾向，称为"非性"，"非性"反而不利健康。正确的做法是"顺性"，意为顺乎自然，凡事皆有节制。若不知修节，恣情纵欲，则为大患，如《吕氏春秋·本生》指出："世之富贵者，其于声色滋味也多惑者，日夜求幸，而得之则逋（放纵不禁）焉。逋焉，性恶得不伤？"若过度贪求声色之乐，"靡曼皓齿，郑卫之音，务以自乐，命之曰伐性之斧"，则可危害生命。吕氏指出圣人的全性之道为："今有声于此，耳听之必慊（快也），已听之则使人聋，必弗听。有色于此，目视之必慊，已视之则使人盲，必弗视。有味于此，口食之必慊，已食之则使人瘖，必弗食。是故圣人之于声色滋味也，利于性则取之，害于性则舍之，此全性之道也。"利与害的区别，关键在于有节与否。

《吕氏春秋》中多次论及"贵生"。所谓贵生，就是厚养其生，贵重生命的意思，"由贵生动则得其情矣，不由贵生动则失其情矣。此二者，死生存亡之本也"。意为应当节制情欲，情欲之动，必自贵生出发，然后生命可长而人身可安，否则就是伐生之举。而"治欲"的方法不在于强制，而在于"胜理"，"胜理以治身则生全，生全则长寿矣"，强调了以理制欲的重要性。

4. 胜理、归朴　胜理之义，是说"治欲"不在强制，而在以理制欲。若能胜理则生全、寿长；若不能胜理则重伤、无寿类矣。

归朴：保精、全神、得道，凡事超脱无所求，返璞归真，知足常乐，生活淡泊，生性乐观，无所贪欲。

《内经》中有道家所谓"真人"之称，《吕氏春秋》也有这种说法，但它认为"真人"即善于养生而能终其天年的人，如《吕氏春秋·先己》所说："凡事之本，必先治身，啬其大宝。用其新，弃其陈，腠理遂通。精气日新，邪气尽去，及其天年，此之谓真人。"在这一问题上，《吕氏春秋》之见是十分高明的。

综上所述，足见《吕氏春秋》的医学内容是深受道家及阴阳家思想影响的，其精湛的养生思想不仅集先秦养生学之大成，且奠定了中医养生学的基础。

（九）《淮南子》中的养生思想

西汉淮南王刘安（前179～前122年）集其门客苏非、李尚、伍被等著《淮南子》，亦称《淮南鸿烈》。《汉书·艺文志》著录内21篇，外33篇，内篇论道，外篇杂说，现只流传内21篇。刘安是西汉时思想家、文学家，沛郡丰（今江苏丰县）人，汉高祖之孙，袭父封为淮南王，好读书、鼓琴，善为文辞，才思敏捷，后以谋反事发自杀，受株连者达数千人。以其为首集体编写的《淮南子》，《汉书·艺文志》列为杂家，其内容以道家的自然天道观为中心，并综合先秦道、法、阴阳等各家思想，其基本倾向是"以道绌儒"，书中有比较丰富的养生内容。

1. 知性 《淮南子》主张静默恬淡以养性，其记载："静清恬愉，人之性也"，所以"人性欲平，嗜欲害之""知人之性，其自养不勃"。为顺应人性，应当："静默恬淡，所以养性也；和愉虚无，所以养德也。外不滑内则性得其宜，性不动和则德安其位，养性以经世，抱德以终年，可谓能体道矣！若然者，血脉无郁滞，五藏无蔚气，祸福弗能挠滑，非誉弗能尘垢。"

2. 胜心 生活于世间，虽人性安静却易为嗜欲乱之，贪婪多欲之人精神日耗，易致形神相失之患。为避免这种不良后果，应当以高尚的道德修养来克制不正当的妄念，"是故至人之治也……去其诱慕，除其嗜欲，损其思虑"（《淮南子·原道训》）。《淮南子·诠言训》记载："圣人胜心，众人胜欲，君子行正气，小人行邪气。内便于性，外合于义，循理而动，不系于物者，正气也。重于滋味，淫于声色，发于喜怒，不顾后患者，邪气也。邪与正相伤，欲与性相害，不可两立。一置一废，故圣人损欲而从事于性。目好色，耳好声，口好味，接而说之，不知利害，嗜欲也。"气将"胜心"与"胜欲"指为一正一邪，晓以利弊，关键在于告诫人们要清静无为，主之以静，因为"夫精神气志者，静而日充者以壮，躁而日耗者以老"，这里的"静"并非指

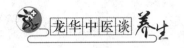

消极静养，而是心境平和，顺其自然，不妄贪求的意思。正确的做法应当是
"量腹而食，度形而衣，容身而游，适情而行"。

3. 顺情 《淮南子》还主张"不以欲伤生，不以利累形""去其诱慕，
除其嗜欲，损其思虑"，并重于"法天顺情"，而反对儒者"迫性违情"。其认
为："儒者不本其所以欲，而禁其所欲；不原其所以乐，而闭其所以乐，是
犹决江河之源而障之以手也。"这种扬汤止沸的方法，"欲修生寿终，岂可得
乎"。因之，认为当"量腹而食，度形而衣，容身而游，适情而行"，无非
"顺情"而已。

4. 主静 要使五脏安定，当先清理环境，清心淡泊不为所动，"使耳目
精神玄达而无诱慕，气志虚静恬愉而省嗜欲，五脏定宁充盈而不泄，精神内
守形骸而不外越"。

总之，《淮南子》论养生重视神、气、形，而以神、气为最要，欲达到养
神、养气、养形的目的，必须知晓人性，顺应人性，去除贪欲，主之以静，
最终达到"治身养性，节寝处，适饮食，和喜怒，便动静，使在已者得而邪
气因而不生"的目的。

第二节　秦汉至隋唐——中医养生学的形成与发展时期

《内经》奠定了中医养生学的基础

在《内经》以前，养生学处于实践阶段，尚无系统养生理论可言。《内
经》的问世，使中医养生学在中医理论的指导下蓬勃发展。因此在中医养生
史上，《内经》的成书是一块里程碑，它奠定了中医养生学的基础。

《内经》对中医养生学的贡献主要体现在下述几个方面。

（一）强调精、气、神为人身三宝

《内经》认为精是构成人体的基本物质，"人始生，先成精，精成而脑髓生"（《灵枢》）。同时，精又是人体生命活动的原始动力，是身体强壮、不老延年的本源，"夫精者身之本也""精气夺则虚"（《素问》）。气，指精微物质，又指脏腑活动的能力。气又分为精气、真气、宗气、营气、卫气、脏气、经气，人的生命结束就是"五脏皆虚，神气皆去，形骸独居而终矣"（《灵枢》）。神为生命活动现象的总称，是精神、意识、知觉、运动等一切生命活动的集中表现。"得神者昌，失神者亡"（《素问》）。由是，精、气、神谓之为人身"三宝"。因此后世养生家多注重养精、益气、治神。

（二）划分了人体生长发育衰老的不同时期

《内经》把人的生长、发育、衰老分为十个阶段，每一阶段为十年，其谓："人生十岁，五脏始定，血气已通，其气在下，故好走。二十岁，血气始盛，肌肉方长，故好趋。三十岁，五脏大定，肌肉坚固，血脉盛满，故好步。四十岁，五脏六腑，十二经脉，皆大盛以平定，腠理始疏，荣华颓落，发颁斑白，平盛不摇，故好坐。五十岁，肝气始衰，肝叶始薄，胆汁始减，目始不明。六十岁，心气始衰，苦忧悲，血气懈惰，故好卧。七十岁，脾气虚，皮肤枯。八十岁，肺气衰，魄离，故言善误。九十岁，肾气焦，四脏经脉空虚。百岁，五脏皆虚，神气皆去，形骸独居而终矣。"在《素问·阴阳应象大论》中也基本上采用了十年为期的划分法。而在《素问·上古天真论》中则以男七、女八为周期。这些方法既是我国医学史上最早的人体生长、发育、衰老的周期划分，又为以后中医养生学及老年病学提供了借鉴。

（三）确立了"天人相应"的养生原则

《内经》认为"人以天地之气生，四时之法成"，所以养生的要旨是"顺四时而适寒暑，和喜怒而安居处，节阴阳而调刚柔"，并提出著名的"春夏养阳，秋冬养阴"的四时顺养原则。

（四）创立经络学说，为气功养生的发展打下基础

长沙马王堆出土的帛书《足臂十一脉灸经》《阴阳十一脉灸经》，虽然成书早于《内经》，但内容简单，尚属原始的经络学说。而《内经》的经络学说

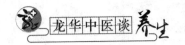

则较为完整，它分为十二正经、奇经八脉等内容，尤为可贵的是指出经络的作用为"行血气而营阴阳，濡筋骨，利关节"，能够"决死生，处百病，调虚实"，这些均是气功练功、治病、养生的理论基础。

（五）总结、保留了战国以前许多行之有效的养生方法和原则

如"恬淡虚无，真气从之，精神内守"就是对道家练功法的总结，"七损八益"保留了古代房中术的精髓。还提出了食养与食疗、动静结合、形体锻炼等行之有效的养生原则与方法。

总之，《内经》对中医养生学的贡献是巨大的，它牢固奠定了中医养生学的理论基础。自此之后，尽管中医养生学在理论上有所提高，在方法上有所创新，但却始终以《内经》为宗始。

 ## 方士的出现与服饵金石风气的兴起

秦始皇灭六国后，建立了中国历史上前所未有的封建帝国。战争结束后，秦始皇的奢欲越来越大，一方面大兴土木，建造豪华宫殿，极尽享受之能；另一方面又担心不能长久享受这种荣华富贵，于是听信诡言，拼命追求长生之术、不老之药。上有所好，下必甚焉，一部分人为了迎合这种需要，将古代一些荒诞的神仙之说、奇方异术与道家的思想糅合在一起，大肆宣扬所谓"长生不老"之道，广为炼制长生不老"仙丹"，于是，我国历史上出现了一批以专讲神仙之道、炼长生"仙丹"为职业的人——"方士"。当然，还有一个客观因素不容忽视，就是当时我国冶金手工业已经较为发达。《史记·秦始皇本纪》记载："葬始皇郦山。始皇初即位，穿治骊山……以水银为百川江河大海，机相灌输，上具天文，下具地理。"还有山西省长治县战国墓中出土的镀金"车马饰器"，也是应用水银来镀金的工艺品。这些足以说明前4世纪～前3世纪已经在制用水银了。

当时，秦始皇身边聚集了一大批方士。一个最明显的例子就是前219年，方士徐福奉秦始皇之命，携带童男、童女千余人出海寻求"仙人"和长生不老之药，此人一去而不复返，使秦始皇颇为恼火。前212年，秦始皇身边的方士因怯于众非，又相邀逃亡，成了秦始皇"坑儒"的导火线，将咸阳城内的四百六十多名儒生方士活埋。方士的活动及炼制"仙丹"的风气暂时才有所收敛。

到汉代，这股风气又死灰复燃。汉武帝刘彻时（前 2 世纪），出现了炼丹的文献，在《淮南子》和《淮南万毕术》这两本书中，都提到了隶、铅、丹砂、雄黄等药物。据说武帝到晚年十分怕死，为了"长生、久视"，竟发诏书到民间，搜寻"长生不老药"，招纳方士筑炉开鼎炼丹，还在建章宫建造了高三十丈、大七围的"仙人掌"，以承接天上的甘露。到东晋元帝时代，出现了道家兼医学家的葛洪。葛洪又名抱朴子，研习炼丹术多年，著有《抱朴子》内外篇，在该书中，他旁征博引，援古证今，劝人学习炼丹术和服用"金丹"，对日后炼丹术和服丹风气的盛行起了关键性的作用。到唐代，服饵金石之风越演越烈，《旧唐书·薛颐传》载，唐高宗曾召方士百人"化黄金，冶丹法"。而唐太宗本人就服过仙丹以求长生。由于唐代统治者认道家始祖李耳为祖先，大力提倡道教，所以炼"仙丹"以求长生不老之药，服金石以求长生不老之道的风气炽盛一时，甚至有至死不悟者。据史载，唐代上自太宗，下迄僖宗，几乎每个皇帝都与炼丹家有过往来。唐宪宗服"金丹"后，性情暴躁，后被宦官陈弘志等害死。其后的穆宗、敬宗、武宗、宣宗等几个皇帝，以及一些大臣如杜伏威、李道古等人，都因服丹药而死。甚至文人墨客均服饵丹石成风，唐代著名诗人白居易曾作诗一首，嘲讽和悲叹这种风气，并庆幸自己没有服食丹药而延寿。诗云："退之（韩愈）服硫黄，一病讫不痊。微之（元稹）炼秋石，未老身溘然。杜子（杜牧）得丹诀，终日断腥膻。崔君（崔立）夸药力，终冬不衣绵。或疾或暴夭，悉不过中年。唯予不服食，老病反迟延。"（《白民长庆集》）

与服丹同时盛行的还有服石。所谓服石，就是长期服用由矿石类药物组成的方药，据说服后可以使人"心加开朗，体力转强"。由于方中多包括钟乳石、硫黄、白石英、紫石英及赤石脂等五种药物，故称为"五石散"。又因服后身体烦热，必须"寒衣、寒饮、寒食、寒卧，极寒益善"，所以又叫"寒石散"。

服石的起源，可追溯到战国。《史记·仓公列传》有"齐王侍医遂病，自

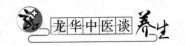

炼五石服之",并引扁鹊话说"阴石以治阳病,阳石以治阴病"。当然,这时的服石与晋唐时代服石的目的并不一样,当初仅作为一种药物治疗手段。如《针灸甲乙经·序》中就有张仲景为侍中王仲宣治病用石类药物的记载。张仲景见到仲宣时说:"君有病,四十当眉落,眉落半年而死。令服五石汤可愈。"

服石风的盛行大概始于三国时魏尚书何晏,皇甫谧说:"近世尚书何晏,耽声好色,始服此药,心加开朗,体力转强,京师翕然,传以相授。历岁之因,皆不终朝而愈,众人喜于近利,未睹后患。晏死之后,服者弥繁,于时不辍。"(《巢氏病源》)可知服石的盛行最早是从满足士大夫沉溺声色的腐化生活开始的,当然也有一部分人是为了治愈历岁的沉疴痼疾而服用。随着此风的盛行,其逐渐成了腐化颓废的士大夫中流行的一种怪癖,一种自我解脱的陋习。服用寒石散以后,全身发热,坐卧不安,神志癫狂,要宽衣解带,满街乱跑,史学上把这叫作"行散",当时的士大夫就是用这种"行散"的方法以解脱精神空虚,满足其虚荣心。据说唐代的长安街头就经常可见这种披头散发,满街乱跑的"行散"之人。

食丹服石风行一时,流弊颇多。至唐代以后,逐渐衰退下来,终未能成为我国养生学的主流,但它对我国养生学发展的影响也是不可低估的。归结而言之,有如下四个方面。

(一)促进动植物类养生药的发掘与应用

动植物类药,特别是植物类药,一直是药养中的主要用品,但由于服饵金石风气盛行,喧宾夺主,使动植物类养生药一直处于冷落地位。服饵金石的流弊唤起了广大医家的反思,孙思邈大声疾呼:"宁食野葛,不服五石,明其大大猛毒,不可不慎也。"(《备急千金要方·卷二十四》)明代谢肇淛也说:"与其服草木之实,纵无益而无害也,不犹愈于炼红铅,服金石,毒发而莫之救,求长生而反速毙乎。"(《五杂组》)所以唐宋以后动植物类药物养生蓬勃兴起,与此是有密切关系的。

(二)保留了一批有效的方药

有的丹药经过筛选逐渐成为中医养生补虚的有效方药,比如享负盛名的"龟龄集",是我国最早的中药复方升炼剂之一,系由人参、鹿茸、海马、蜻蜓、雀脑等多味中药配制而成，处方严谨，用料珍奇，炼制独特，经过长时间不同温度的丹鼎升炼而成，具有补脑益髓、滋阴壮阳等卓效。处方及升炼方法源于宋代著名道士张居房所辑著的炼丹书《云籍七笺》，该药沿用历数百年而不衰，饮誉至今，成为中医丹药中的珍宝。

（三）推动养生流派的形成

由于方士多信仰道教，而道教又崇尚修身养性、吐纳导引之术，这些均对养生流派的形成发挥了作用。

（四）促进气功的普及与发展

南北朝、隋朝之际，出现了一种新的气功理论——"内丹说"。该说的问世与炼丹术有密切关系，因为许多炼丹家擅长于气功，像葛洪等人既是炼丹家，又是气功家。这些气功家用丹药理论来解释气功原理，就产生了"内丹"理论。"内丹说"问世后在道教中师徒授受，并流传到社会上，对气功的发展与普及起了一定作用。

 ## 吐纳导引术的兴盛与发展

《内经》首先肯定了上古之人"终其天年，度百岁乃去"的重要措施之一是"和于术数"（导引术是"术数"之一），吐纳导引术却病延年的机理是"真气从之，精神内守"，导引术的主要方法是调神（心）、调气（息）和调身，即"呼吸精气，独立守神，肌肉若一"（《素问·上古天真论》）。在《素问·刺法论》中还记载有具体的练功方法和在防病治病中的应用，"肾有久病者，可以寅时面向南，净神不乱思，闭气不息七遍，以引颈咽气顺之，如咽甚硬物，如此七遍后，饵舌下津无数"。

在战国，由于道教的兴起，使得这一时期的吐纳导引术，乃至其后的气功都有一个鲜明的特点，就是糅合了道家的"清静无为"思想。如《内经》中的"恬淡虚无"，以及"辟谷食气"等。

1973 年，我国考古工作者在湖南长沙马王堆三号西汉墓出土文物中发现大量吊画书简，其中有两篇导引专著，一是《却谷食气篇》，其内容主要是讲"食气"的具体内容、做法及注意点，是目前所能见到的关于导引行气的较早

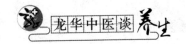

文献。二是帛书《导引图》，图上绘有各种姿势的导引图44幅，分为上下四层排列，每层11图。每图还有一个标题，这些标题有的以病名为题，如烦、温病，有的以动作为题，如熊经，以杖通阴阳（《文物》1975）。这些图画表明早在《内经》以前，已能针对不同病症采用不同的导引方式了。在导引图中，练功的人有男有女，有老有少，有的光膀子，有的穿衣服，而且所着衣冠都是当时一般下层庶民的式样，说明这一时期导引之术已经很普遍，不但在达官贵人中时兴，在平民百姓中也较为普及。

汉代、三国的导引术秉承战国、秦代，但在理论和方法上有所创新。汉末名医张仲景进一步阐述了导引在养生防病上的意义，指出"四肢才觉重滞，即导引吐纳，针灸膏摩，勿令九窍闭塞"（《金匮要略·脏腑经络先后病脉证第一》）。王充在《自纪》中记录了他本人"养气自守""服药导引"的一些方法。在汉末史学家荀悦《申鉴·俗嫌》中提到"邻脐二寸谓之关，道家常致气于关，是为要求"，这表明当时已注意到气功与经络穴位的关系，并已出现气贯关元、意守关元等功法。被誉为"神医"的华佗，也是一位著名的养生家。由于他养生有道，"年且百岁而犹有壮容"（《后汉书·华佗传》），特别是他在前人基础上创立的"五禽戏"，流传甚广，把导引术向前推进了一步。另外，被誉为中国炼丹史上"丹经"的东汉魏伯阳的《周易参同契》也有许多有关导引的内容，它反映了这一时期的一些导引情况。

魏晋南北朝时期，导引术在理论、内容和方法上又有了进一步的发展。嵇康的《养生论》，涉及了大量导引的内容，阐述了"导养得理，以尽性命"的道理。葛洪在《抱朴子》一书中对气功更有许多精辟的论述。他强调了人与气的关系："夫人在气中，气在人中，自天地至于万物，无不赖气以生者也。"指出气功的作用是"内以养身，外以祛邪"，探讨了导引的机理是"宣动营卫""疗未患之疾，通不和之气，动之则百关气畅"，这是对张仲景"勿令九窍闭塞"之说的发挥。他还提倡导引术应动静结合，不拘形式，"或屈伸，或俯仰，或行卧，或倚立，或蹢躅，或徐步，或吟，或息，皆导引也"，对后世导引术形式多样化产生了一定的影响。同时，葛洪还强调导引要注意起居有时，饮食有节，房事有度，只有这样才会加强练功的效应，否则无效。

晋代还有个叫许逊的道士也值得一提，他所著的《净明宗技录》一书，是传讲道教的，但书中也载有一些导引方法，尤其是"气功若成，筋骨和柔，百关通畅"中的"气功"二字，很有可能是现存文献中"气功"二字的最早记载。南北朝的陶弘景是我国历史上第一个把导引资料辑录为专集的人。他的《养性延命录》，"上自农黄以来，下及魏晋之际，但有益于养生，乃无损于后患诸本"的养生理论和方法尽行收入，其导引内容颇为丰富，有十二种调气法、六字诀吐纳法、八势动功等，至今仍在广泛运用。

到隋唐时代，导引术得到了朝廷的正式承认，被确定作为一种养生及医疗手段。两个朝代的太医署都设有按摩博士，唐代又增设了按摩师，"掌教导引之法以除疾，损伤，折跌者正之"（《隋书·百官志下第二十三》）。由于朝廷的重视及长期实践积累的丰富，隋唐时代导引术的发展达到高峰。隋朝太医博士巢元方《诸病源候论》所论述的1729种病候中，其他疗法、方法或简述，或未述，唯有"补养宣导"的方法，几乎在每种疾病中都附有内容具体、形象生动、具有实效的说明。如《虚劳膝冷候》说："舒两足坐，散气向涌泉，可三通，气彻到，始收。"又说："立，两手搦腰遍，使身正，放纵气下，使得所……令脏腑气向涌泉彻。"又如《腹痛候》说："正偃卧，口鼻闭气。腹痛，以意推之，想气往至痛上，俱热，而愈。"巢氏还著有《养生方导引法》一书，散录于《诸病源候论》之中，记载了许多导引养生的内容。被誉为"药王"的唐代大医孙思邈，也是一个十分讲究导引的养生家。在《备急千金要方》和《摄养枕中方》中都载录了大量涉及导引和行气的内容。如"和神导气之道，当得密室闭户，安床暖席，枕高二寸半，正身偃卧，瞑目闭气于胸膈中，以鸿着鼻而不动，经三百息，耳无所闻，目无所见，心无所思"，这一描写，生动地展示了练功的情景。尤为可贵的是，孙氏是导引养生的积极普及和推广者。他在前人"六字诀"基础上，总结介绍了十二种行之有效的调气法。他提倡健康人也应练用导引之术，"每日必须调气、补泻、按摩、导引为佳，勿以健康便为常然"。此外，孙氏的《备急千金要方》中还记录了佛家功的一些内容，表明这一时期吐纳导引术已出现了多流派并存的局面。

还有唐代司马承桢的《天隐子养生书》、王焘的《外台辑养生导引法》等

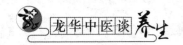

书，也辑录了大量的导引内容。

总之，在远古时代萌芽的导引吐纳之术，经过春秋战国、秦汉、魏晋南北朝的不断积累和发展，到隋唐时代已成为中医养生学的重要组成部分，登上了大雅之堂，并在普及与提高方面也成绩斐然。

四 房中术的形成与兴盛

早在春秋时期，人们已经注意到性生活对人体的影响，《左传·昭公元年》谓："晋侯有疾……求医于秦。秦伯使医和视之，曰：疾不可为也，是谓近女室……公曰：女不可近乎？对曰：节之。"可见当时已认识到性生活过度对人的危害及应采取的措施。房中术的形成与道家学说的兴起有密切关系。房中术又名"玄素"之术，是当时道家的修炼内容之一。他们认识到有节制的性生活有助于心身健康。这对《内经》有很大影响，《内经》多次提到纵欲的危害及节欲的好处，如"若入房过度……则伤肾"（《灵枢·邪气脏腑病形》），"淫邪不能惑其心……所以能年皆度百岁，而动作不衰者"（《素问·上古天真论》）等。尤其是书中提到的"七损八益"，是房中术的一大总结，但《内经》未注明何谓"七损"，何谓"八益"，1973年长沙马王堆三号汉墓出土的《养生方》揭开了这个谜："八益：一曰治气，二曰致沫，三曰智时，四曰畜气，五曰和沫，六曰窃气，七曰寺赢，八曰定倾。""七孙（损）：一曰闭，二曰泄，三曰竭，四曰勿，五曰烦，六曰绝，七曰费。"还对七损八益做了具体的解释，如"智时"："先戏，两乐，女欲为之曰智时"；"闭"："为之而疾痛曰内闭"；"泄"："为之出汗曰泄"。并强调："故善用八益去七孙（损），耳目葱（聪）明，身体轻利，阴气益强，延年益寿，居处乐长。"

上述表明，先秦时期房中术已基本形成。不仅有专门从事性研究的"房中家"，还有专门研究著作问世。《汉书·艺文志》有房中八家之代表作：《容成阴道》二十六卷，《务成子阴道》三十六卷，《尧舜阴道》二十三卷，《汤盘庚阴道》二十卷，《天老杂子阴道》二十五卷，《天一阴道》二十四卷，《黄帝三王养阴方》二十卷，《三家内房有子方》十七卷。可惜均已散佚失传。其书名所谓"阴道"，意即接阴之道，指性生活的原则和方法。

　　房中术形成后，发展很快，其重要性也逐渐被人们认识，《备急千金要方·养性》引葛洪之言已明确指出："然长生之要，其在房中，上士知之，可以延年除病，其次不以自伐。"唐代房中术的发展达到鼎盛时期，诚然，这与唐代君主崇尚道教有关，但更为突出的原因是客观的需要。唐代社会相对稳定繁荣，上至君主、王侯，下至士大夫、富豪等乐淫纵欲，"王侯之宫，美女兼千，卿士之家，侍妾数百。昼则以醇酒淋骨髓，夜则房室输其血气。耳听淫声，目乐邪气……王公得之于上，豪杰驰之于下，及至生产不时，字育太早，或童孺而擅气，或疾病而搆精"（《备急千金要方·养性》）。这可谓对当时情况的真实写照。由于纵欲成风，疾病层出不穷，迫切要求性医学发展完善。《辞源》认为房中术的兴起是为了"迎合剥削阶级糜烂生活的要求"（《辞源》"房中术"条），虽不可一概而论，但毕竟与纵欲有较大关系。

　　这一时期房中术发展的特点，一是对性生理、性心理的研究比较深入。如《素女经》指出："女人年二十八九，若二十三四，阴气盛，欲得男子，不能自禁，食欲无味，百脉动体。候精脉实，汁出污衣裳。"深刻描述了少女性成熟时的心理、生理。又如描述了女性性高潮的"五微"，是"气上面赤热，乳坚鼻汗，口嗡干、咽唾，阴滑股湿，尻传液"。二是强调性交时的性和谐。"凡御女之道，不欲令气未感动，阳气微弱，即以交合，必须先徐徐嬉戏，使料和意感"（《备急千金要方·卷二十七》）。三是节欲更加具体化。孙思邈强调"务存节欲，以广养生"，并因人而异地阐述了性生活的正常频率："御女之法，能一月再泄，一岁二十四泄，皆得二百岁，有颜色，无疾病。若加以药，则可长生也。人年二十者，四日一泄；三十者，八日一泄；四十者，十六日一泄；五十者，二十日一泄；六十者，闭精勿泄；若体力犹壮者，一月一泄。"这与现代性医学的认识在许多地方颇为相似。四是对"还精补脑"之说产生了不同看法。在古代房中术中，"还精补脑"一直是一条重要的经验。所谓"还精补脑"就是用按压阴囊或意识控制的方法使欲射之精返回精囊，上达于脑部。如《玉房指要》云："还精补脑之道，交接精大动欲出者，急以左手中央两指却阴囊后大孔前，壮事抑之，长吐气，并喉齿数十过，勿闭气也，便施其精。精亦不得出，但从玉茎复回，上入于脑也。"这与现代性

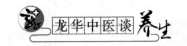

医学的认识显然是相矛盾的。精出何以能再返回于脑？况且现代医学发现，急欲射精而强忍，往往是前列腺炎的重要病因。当时孙思邈已认识到这个问题："凡人气力，自有盛而过人者，亦不可抑忍，久而不泄，致生痈疽。"（《千金要方·卷二十七》）"还精补脑"之说对节欲起过一定作用，但由于它变成了"御女术"的理论根据，反而又导致了纵欲。所以孙思邈提出了不同看法，有较大意义。明代冯时可在《雨航杂录》中指出："盖凡人欲动则精流，如蹶张之弩，孰能御之……强制逆闭，蓄秽蕴热，为疽为肿，其蓄蕴至二三年者，一败则如决渠，死且不旋踵。"这与孙氏所述颇为相似。

虽然房中术在唐代有了显著的进展，但由于腐朽的纵欲风在唐以后的封建社会中更为炽盛，房中术逐渐成了纵欲的一种武器，逐渐失去其原有的合理部分而庸俗化，许多人也就成了这种庸俗化的牺牲品。如明代冯时可在《雨航杂录》中列举了百岁扬、曹中丞、谭襄敏、周银台等人均因"御女术"而死，可见其影响之大。

中医养生流派的形成与发展

中医养生学在战国时期迎来了发展史上的第一个高峰，这就是《黄帝内经》奠定了中医养生学的理论基础，道家、儒家思想也渗入到养生学中，与养生理论嫁接，初步形成了不同风格的养生观点与方法。在这个高潮之中已经埋下了流派纷呈、门户林立的契机。

（一）道家养生派

首先是道家开始分流。从秦王政开始，道家首先得到重视。许多信奉老庄思想的学者和方士，大力提倡导引、吐纳等养生方法，如汉初张良从赤松子游，"乃学辟谷导引轻身"（《史记·留侯世家》），李少君、东方朔等人也宣讲"导气养性"之术（《论衡·道虚》）。除了导引，由于道家与方士是浑然一家，多崇尚炼丹服石，疯狂地追求长生不老、得道成仙，所以道家又称"丹家"。到魏晋时期，炼丹服石以追求"长生不老"之风盛行，一些"两栖"人物（指道家与医家合而兼之者）一方面为了迎合统治者与士大夫的需要，大讲炼丹服石，另一方面又从防病强身的实际出发，把老庄养生思想的合理部分加以整理提高。如嵇康著有《养生论》，重申了老庄学派的养生理论与方法。葛洪崇尚"神仙道"，企求长生，他笃信利用药物，炼制金丹，久服常饵，可与天地向寿，著有《抱朴子》内外篇，把服饵丹石之风推上高峰，在书中又广泛地论述了道家的各种养生理论与方法，使正统的道家养生术得以系统的发展。如果把老子、庄子称为道家养生派的奠基人，葛洪则是其当然的代表人物了，《抱朴子》也称得上是代表作。此外晋代还有《黄庭内景经》，相传由卫夫人传出，经过七代，至陶弘景始正式有道家茅山七祖的门户记载。

陶弘景，南朝丹阳秣陵（今江苏句容县，一说南京）人。少时就爱读葛洪的《神仙传》，颇受其影响。《梁书·处士传》载："十岁得葛洪神仙传，昼夜研寻，便有养生之志。"陶氏后虽为朝廷命官，但在道家思想影响下，产生了求仙之志，于是脱下朝服挂在武门上，上书辞禄，弃官不做，隐居于金坛华阳之茅山，自号为华阳居士。陶氏推崇道家养生思想，著有《养性延命录》，提倡导引、调气、按摩、服石等养生方法，是继葛洪之后的道家养生学派代表人物之一。由于陶氏在晚年又皈依了佛教，是一个以道教为主的佛道合一论者。这一时期还有一本出自道家之手的《胎息经》，主要内容是讲通过练功，返回到无知无欲的"胎儿状态"。

总之，以"长生不老"为养生目的，以"返璞归真""清静无为"作为养生的指导思想，以导引和服饵丹石为主要养生方法，这是道家养生派与医家养生派的根本区别点。

（二）佛家养生派

佛教产生于印度，经由中亚传入我国新疆地区，西汉末年传入内地（关于佛教的传入年代，有多种说法，本书采用翦伯赞主编《中国史纲要》之说）。佛教传入我国后，最早是与黄老学说并列的，恒帝"宫中立黄老浮屠之祠"（《后汉书·襄楷传》），民间流传的"老子入夷为浮屠"（《三国志·吴志·刘繇传》）之说，都表明佛教与黄老学说在早期是作为同一体系对待的，因此佛家养生法尽管随着释教的传入有所流传，但早期多附于道家养生法之中，无大发展。直至隋唐时期，才开始异军突起，并作为养生流派而分化独立。《隋书·经籍志》曾载有《龙树菩萨养性方一卷》。孙思邈《千金要方》

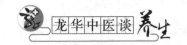

中收入了古天空国的按摩导引法。从所载内容看，属于一种动功。两手交叉、相捉，前后运动，身体前后左右蜷屈，两脚与手相交，起立，前后虚踏等，记载详细，能使人"百病除，行及奔马，补益延年，能食，眼明轻健，不复疲乏"（《备急千金要方·卷二十七》）。在《修真秘诀·释氏修炼正经》中，把佛教理论与我国的五行学说结合起来，使之更加容易流传，如："心属南方丙丁火，外应舌，内含于金阙。何名金阙？横者是也。金阙则为地，遂动即言，地不动，动即不言语摄口，正面于丙丁，出入居朱雀，太佛母以摄正，释义昔满想化为普满佛……""一二三四五，佛而种善根，一名开五眼，二名安十法身，此方是也。"其次，尚有达摩易筋经、天台宗六妙法门、西藏密宗金刚拳、宝瓶气、九级风等养生方法，都是属于佛家养生术范畴。佛家注重"禅定"（静虑为禅，安静地沉思为禅定）、"顿悟"，谓："菩提只向心觅，何劳向外求玄？所说依此修行，西方只在眼前。"（转引任继愈主编《中国哲学史》）认为佛法只在心中，不用向外而求。因此，佛家养生派在养生理论上以"见性"为主，在方法上以静养为长。

（三）儒家养生派

儒家养生的大旨，是中和观和修身养性。在战国时期，由于儒学只是作为"九流十家"之中的一个流派而存在，还只能对中医养生学产生影响，而作为一个独立的流派尚处于萌芽状态。到汉代情况就不同了，汉武帝时的董仲舒从维护统治者的立场出发，提出"独尊儒术"，并得到当权者的维系，汉武帝建元五年（前136年）设置五经博士，把儒学抬高为官学，从此儒学作为一种官学统治着中国各个领域。随着儒学地位的上升，儒家养生也开始逐渐分化为一个独立流派。首先是董仲舒将养生与中庸思想结合，强调养气与中和，他说："循天之道，以养其身，中者，天地之所始终；和者，天地之所生成也。能以中和养身者，其寿极命。"（《春秋繁露》）在西汉成书的《淮南子》，尽管基本倾向是"以道绌儒"，但书中对儒家的许多合理部分做了尽情发挥，提出了"邪与正相伤，欲与性相害，不可两立，一置一废"（《诠言训》）的命题，主张"适情辞余，无所诱惑"（《氾论训》），"以恬养性，以漠处神"（《原道训》），发展了儒家的修身养性说。其后经过刘向父子的进一步发挥。荀悦则对性与命的关系做了淋漓尽致的阐述。他认为人都有生而俱有的性和命，"夫生我之制，性命存焉尔"。至于什么是"性"呢，他解释为包括人的形体与精神两个方面，"生之谓性也，形神是也"。而形神又均来源于所禀受之气，"凡言神者，莫近于气，有气斯有形，有神斯有好恶喜怒之情矣"。并指出气、形、神、情，都属于性，情、意、心、志都是性的发动。"凡情、意、心、志者，皆性动之别名也"。人的气、形有白黑，神、情有善恶，都是由性决定的。"善有白黑，神有善恶；形与白黑偕，情与善恶偕。故气黑非形之咎，性恶非情之罪也"，提出要"循性安命"（《申鉴·杂言下》）。由于荀悦把儒家的养性学说与气、形、神等相结合，并从理论上做了阐述，使儒家的养性学说与人体生理病理变化联系更为紧密，更加具体，也更便于普及与推广。到隋唐时代，儒家养生派在政界和知识界已经很盛行了。唐代著名医家、养生家孙思邈是一个儒、释、道兼而融之的人物，他著《备急千金要方》专列养生一卷，名之曰"养性"，并强调"德行不克，纵服玉液金丹，未能延寿"（《备急千金要方·养性序》)，由此可见一斑。到宋代，经过程颐、朱熹、陆九渊、王守仁等人的补充、发挥，儒家养生学说更加盛行。总之，儒家养生派是从西汉以后，历代儒生把孔孟学说中的道德修养、道德意识及中和观等思想与中医养生方法联系在一起而逐渐形成的，它与中医养生学既有必然联系，又具有自己的特色，其中有许多内容至今仍有学术价值。

（四）医家养生派

概言之，医家养生派是除上述三大流派以外的养生派别；具体而言之，是指以药物、饮食为主要手段的养生流派。在医家养生派中，又有许多细的分支，以饮食调养为主者称为食养派，以药物调补为主者称为药养派，在药养派中因用药习惯的不同又分为理脾、补肾、养阴、壮阳诸家。

必须指出的是，所谓养生流派，只是为了研究和继承的方便，根据各自的特点，采用医学史上通常划分流派的方法，人为地划分的，各流派之间并无决然区别，特别是唐代儒、佛、道存在着"三教合一"的趋势，许多养生家及养生著作也是兼收并蓄、相互渗透的，这是在研究养生流派时必须注意的。

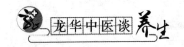

第三节 宋金元——中医养生学的完善时期

宋金元是我国医学史上的又一个辉煌时期,中医养生学也进入新的阶段。因为宋代所产生的道、儒、佛三教于一炉的"理学",对养生学有所影响;更重要的是医学流派的兴起,致使养生流派的划分,营造出创新的氛围。

宋代对医学事业尤为重视,加上活字印刷术的发明,给医药卫生知识的传播与普及带来了极大的便利。1057年,专门设立了校正医书局,大批唐以前的医学文献得以校正。由于官刻、增刻齐上阵,医药学著作大量出版发行,仅《宋史·艺文志》收载的医书就多达500部,在医学史上形成了全面整理、研究的高潮。宋代官方编著的《圣济总录》与《太平圣惠方》两部医学巨著,工程浩大,赅各种疾病的治疗、理法方药于一体,又都对养生保健有详尽阐述。这两本书的问世,也显示了宋代宫廷对医药事业的重视程度。

民间,宋元医家们对前代本草大规模整理,深化了药物性味功能的认识,在当时的世界药物学领域中占有领先地位。代表性著作如寇宗奭的《本草衍义》、张元素的《八珍囊》、李杲的《用药法象》、朱震亨的《本草衍义补遗》等,对后世药物学影响深远。此外,还有对道家书籍《正统道藏》及其辑要本《云笈七签》的整理,其中的导引、气功与按摩等方法,对防病保健具有重大价值。

由于"针灸铜人"和大批针灸专著在宋元时期出现,以及子午流注针法的创建,也将针灸治疗与保健的结合运用推向高峰。

 一 服石养生的反思

魏晋南北朝时期,是服饵金石风气盛行之时,比较著名的是晋代的葛洪和南朝的陶弘景。在葛洪的《抱朴子》中,大肆宣传服饵金石药物,将许多人引入歧途,成为金石药物的牺牲品。陶弘景的《神农本草经集注》载药730

种，书中也收录了诸如五加、柏叶等传统延年益寿药，但由于他崇尚神仙术，同葛洪一样主张服用金石类药物，也产生了许多消极影响。

唐代以后，服饵金石的流弊引起了一些医家的反思。巢元方在《诸病源候论》中专列一卷来讨论服饵金石所产生的病候。孙思邈更是疾呼："有识者遇此方，即须焚之，勿久留也。"（《备急千金要方·卷二十四》）但由于孙思邈是一个道、儒、佛、医合而兼之的人物，其对道家所极力提倡的东西，不可能全盘否定，所以一方面反对服石，另一方面又提倡服石，自相矛盾。加上服石这股风气非一日之寒，已冰冻三尺，衰退要有一个过程。直到宋金元时代，人们对服饵金石的毒副作用认识更深，废金石、服草术的呼声越来越大。《梦溪笔谈》的作者沈括指出："神仙羽化之方，亦不可不戒也。"寇宗奭在《本草衍义》中强调："水银烧成丹砂，医人不晓，研为药衣，或入药中，岂不违误，可不慎哉。"南宋的张杲在《医说》中也指出"五石散不可服"。宋代还有一位叫蒲处贯的司仪郎，自幼多病，留心养生，在所著《保生要录》中对服石延年提出了质疑，并提倡服草术之药。

宋代开始，自朝廷到民间都很注重药方的收集和研究。982年，医官使尚药奉御王怀隐、副使王祐等人对各地所献之方进行整理，费时十年，于992年集成《太平圣惠方》百卷，1670门，16834方，其中记载了大量的药物养生方剂。由宋代名医陈师文等人奉旨编撰的《太平惠民和剂局方》全书十卷，载方297首，也收载了诸如青娥丸、四君子汤等著名养生方剂。《圣济总录》是在《太平圣惠方》的基础上广泛收集当时民间验方，并结合内府所藏秘方，由政府召集全国名医加以整理，于1111～1117年编成的。全书共200卷，收载药方近两万个，汉以后官府所藏和民间流传的延年益寿、强身驻颜单方、验方均收罗殆尽。如养生名方菟丝子丸就收有16个不同组成、功用的处方，鹿茸丸收有15个不同组成、功用的处方。书中还对金石类药服后的毒副作用如壮热、目昏赤痛、口舌疮烂、上气喘嗽等的症状特点及治疗方药做了详细记载。还有宋金元时代张锐的《鸡峰普济方》、王褒的《博济方》、严用和的《济生方》、杨倓的《杨氏家藏方》等书也载有大量的药物养生内容，上述著作反映了宋金元时代药物养生的发展状况和取得的巨大成就。

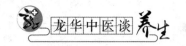

由于在药物养生方面服饵金石的不良倾向逐渐得到纠正，当时已开始崇尚草木养生，许多养生方剂都用草术之药，以草木命名，诸如"草四神煎""草还丹"等。元代王好古的《医垒元戎》、邹铉的《寿亲养老新书》、沙图穆苏的《瑞竹堂经验方》等均载有不同组成和功用的"草还丹"。其中《瑞竹堂经验方》所载之草还丹还明确指出："夫草还丹者，不用金石，不加燥热，不伤五脏，只以草药为用，全在制度之妙，得水火既济术，夺丹砂烧炼之功，大壮脾胃，能进饮食。"（《医方类聚·诸虚门》）。

食物养生的深化和普及

到唐代，由于社会比较稳定，却病延年、保障健康已成为当权者和医学家乃至一般百姓所考虑的问题，我国第一部由政府组织编写的药典《新修本草》就诞生在这一时代。加上炼丹服石流弊日益显露，已开始由顶峰走下坡路，在这种情况下，重药养的同时，食养也自然兴起。孙思邈在《备急千金要方》一书中专列第二十六卷讨论食养、食治，是现存最早的食养专篇，所以在医学史上许多人认为是孙思邈奠定了中医食养食疗的基础。其中记载了果实类 30 种，蔬菜类 63 种，谷米类 24 种，鸟兽类 45 种，共计 162 种，其中大部分都是有补养之功的日常食品。并强调"安身之本，必须于食"，认为"不知食宜者，不足以存生也"（《备急千金要方·卷二十六》）。他提出了许多食养原则与方法，诸如"食欲数而少""厨膳勿使脯肉常盈，常令俭约为佳""食饱不得行""觉脏空，即须索食，不得忍饥""久饮酒者，伤神损寿"，与现代营养学不谋而合。孙思邈的弟子孟诜，在老师经验的基础上，广泛搜集民间所传及实践所见，汇集成册，名为《补养方》，后又由其门人增补为《食疗本草》，于唐显庆年间（659 年）问世。该书是我国第一本食养食疗专著，惜原书已佚，现存本是复辑本，由敦煌石室的残卷及后世方书如《证类本草》《本草纲目》等所引用的资料集辑而成。该书颇重食物的营养价值，对食物的加工、烹调等皆予阐明，对食养有较大的参考价值。在唐代还出现了另一部规模巨大的综合性医学著作，即王焘的《外台秘要》，其中亦载有许多食养的方法。其余有唐代咎殷的《食医心鉴》（原书已佚，现存为复辑本）、杨日华的《膳夫经手录》和陈士良的《食性本草》等，均载有许多唐代及唐以前的食养方面的内容。总之，在唐代食物养生已有专科化的趋势，为食养的深入和普及建立了良好的基础。

宋代食养发展愈加迅速。在《太平圣惠方》和《圣济总录》这两部医学巨著中，记载了许多食养的内容，如《太平圣惠方》提出了食养与药治的不同点及意义："安身之本，必须于食；救病之道，惟凭于药。不知食宜者，不足以全生。"指出："人子养老之道，虽有水陆百品珍馐。每食必忌于杂，杂则五味相扰。食之不已，为人作患。是以食啖鲜者，务生简少。饮食当令节俭。"并辑录了"耆婆汤""乏气力方"等一大批食养名方（卷九十七）。还有陈达叟著的《本心斋蔬食谱》，载蔬菜20谱，别具一格。林洪著的《山家清供》，载有各种食品102种，有荤有素，有茶点饮料、糕饼果品、粥饭羹菜等。

宋代对食养食治贡献最大者要算陈直。陈直又名陈真，宋代元丰中曾为泰州兴化县（今江苏兴化市）县令（生平已无法考证），他上承《内经》，总结了唐宋以来在老年养生方面，特别是食养食治方面的成就，撰成《养老奉亲书》。全书分上籍、下籍两大部分，上籍专门介绍食养食治的内容，全书共列方232首，其中食养食疗方竟有162首之多，可见其对食养的重视。该书所载食养食治方剂，具有很高的科学价值和实用价值。如"益气牛乳方"，陈直云："牛乳最宜老人，性平，补血脉，益心，长肌肉，令人身体康强润泽，面目光悦，志不衰。故为人子者，常须供之，以为常食，或为乳饼，或作断乳，恒使姿意充足为度，此物胜肉远矣。"（《养老奉亲书·食治养老益气方第一》）现代将牛乳列为三种长寿乳制剂之一，其抗衰强身的作用已得到肯定。陈直对牛乳的适用范围、作用机理及剂型等做了详细的说明，对牛乳的普及与推广无疑起了很大的推动作用。他不仅收集了大量的食养方剂，对食养的机理也进行了深入的研究。过去对食养的意义多注重于强调主观，而陈直却认识到饮食在调节人体阴阳平衡、五行生克上的重要作用，从理论上阐明了食养的重要性"一身之中，阴阳运用，五行相生，莫不由于饮食也"（《养老奉亲书·饮食调治第一》）。他还认为："尊老之人，不可顿饱，但频频与食，使脾胃易化，谷气长存。若顿令饱食，则多伤满，缘衰老人肠胃虚薄，不能

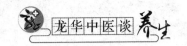

消纳，故成疾患。为人子者，深宜体悉，此养老人之大要也。"（《养老奉亲书·饮食调治第一》）。这种重视脾胃在人体中作用的观点，不能不认为是李东垣"脾胃内伤，百病由生"观点的先肇。

金元时期出现了历史上著名的"金元四大医家"，从四大医家的著作分析，都对食养很重视，李东垣极力提倡补脾胃以养元气。素有攻下派之称的张从正也认为"养生当论食补"，"精血不足当补之以食"（《儒门事亲》），可见食养在当时已十分流行。成书于天历三年（1331年）的元代饮膳太医忽思慧的《饮膳正要》，是我国古代食养史上一部学术价值很高的专著。该书继承了长期以来食养与食治相结合的传统，对每一种食品既载其养生作用，又载其医疗效果，并详细注明所载食品的制作及烹调方法。全书共分三卷，图文并茂，收录常用食物203种，绝大部分都是保健食品，像"荔枝膏""桃煎"等均素著盛名，书中还有"养生避忌""妊娠食忌""饮酒避忌""乳母食忌""四时所宜"等与食养相关的论述。特别值得注意的是，它突破了以往食养书籍多注重有病之人的藩篱，而从健康人的饮食保健立论，给中医食养学注入了新的内容。《饮膳正要》还收载有西域或其他民族的食品，对食养的推广与普及起了重大促进作用。另外，元代贾铭所著的《饮食须知》，也是元代一部有名的食养著作。

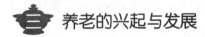 养老的兴起与发展

早在西汉就有了养老尊老的法律，在甘肃武威新发现的"王杖诏书令"中记载了对七十岁以上老年照顾和优待的条款（《文汇报》1983年4月21日）。《史记·扁鹊列传》也有扁鹊过周国，闻周人爱老人而为"耳目痹医"的事迹。但老年人作为养生保健的重点对象，还是唐代孙思邈在《千金翼方·养性》中提出"养老大例"之后，特别是宋以后，养生学研究的重点才真正转向老年养生。

宋代陈直根据多年的研究体会及唐以来对老年保健的研究成果，撰成《养老奉亲书》，这是我国现存最早的一部老年保健医学著作，该书对老年人

保养、饮食调治、用药宜忌及老年人护理等问题均有论及。如提出了老年人的"七养"："一者少言语养内气，二者戒色欲养精气，三者薄滋味养血气，四者咽津液养脏气，五者莫嗔怒养肝气，六者美饮食养胃气，七者少思虑养心气。"还继承发扬了《内经》以来的四时顺养思想，提出四时养老论："当春之时，其饮食之味宜减酸增甘，以养脾气""当夏之时，其饮食之味宜减苦增辛，以养肺气""当秋之时，其饮食之味宜减辛增酸，以养肝气""当冬之时，其饮食之味宜减咸而增苦，以养心气"。这些都极大地丰富了老年养生学的内容。元代泰宁总管邹铉之高祖、叔祖等人，用此书之法备极荣养，"皆年过九十"，邹铉本人依之调理，亦寿至稀年（《寿亲养老新书》）。于是邹铉在1307 年将《养老奉亲书》加以整理，续增第二、三、四卷，更名为《寿亲养老新书》。该书在中医养生学史上也是一本有名的老年保健养生专著，其"征引方约（注：当为药）类多奇秘，于高年颐养之法，不无小补。因为人子，所宜究心也"（《四库全书提要》）。元刊、明刊等版本中刊行者皆署以"居家必用本"，并且还传至朝鲜和日本等国，可见影响之深。到明代出现了另一本老年保健养生专著——《遵生八笺》，该书在学术上与《养老奉亲书》有渊源关系。原题为屠隆纬真人著，书中内容也多引用道教养生之说，看来恐为道教传人所作。书中有"清修妙论笺""四时调摄笺""起居安乐笺""延年却病笺"等篇章，对四时顺养、饮食调治、起居合宜、药物补养等问题的探讨有一定深度和广度。所以此书自万历十九年（1591 年）刊行后，颇受欢迎，到新中国成立前已刊行过 5 次。这几部书的流行速度和传播范围如此之快、之广，在中医养生史上也是不可多见的，这与宋以后老年养生保健的方兴未艾是有密切关系的。

四 "金元四大家"对中医养生学的影响

我国医学发展到宋代已有良好的基础，积累了丰富的经验，加上宋代"改革派"的革新思潮对医学界的影响颇大，"古方新病，不相能也"（《金史·列传第六十九》）已成为当时医界的一种呼声。又由于曾已长期战乱，人民生活困苦，疾病严重，也迫切要求医学有进一步的发展。历史孕育了新的

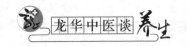

医学流派，产生了一大批著名医家，其中影响较大者莫过刘完素、张从正、李东垣、朱丹溪等人，史称"金元四大医家"。他们不仅是临床家、理论家，也是养生家，精于养生，并将其医学观点、理论运用到养生学上，对中医养生学，尤其是养生学理论的创新与发展起了很大的作用。

刘完素强调了气是生命的最基本物质，并阐述了气、神、形三者的关系。认为："故人受天地之气，以化生性命也。是知形者生之舍也，气者生之元也，神者生之制也。形以充气，气耗形病，神依气住，气纳神存。"所以养生之要"以神为本，以气为用，神气相合，可以长生"。并强调了精、神的重要性及与肾、心的关系，批评了那些只知道一味求补的人，说："夫一身之间，心居而守正，肾下而立始。故精太劳则竭，其属在肾，可以专啬之也。神太用则劳，其藏在心，静以养之。唯精专然后可以内守。故昧者不知于此，欲拂自然之理，谬为求补之术，是以伪胜真，以人助天？其可得乎。"提出"补泻六腑，陶炼五精，可以固形，可以全生"（《素问病机气宜保命集》）。认为调息、导引、内视、咽津及起居适时、乡情志和畅等均是调气、补精、养神的方法。

张从正的学术思想与刘完素有渊源关系，用药多寒凉，善用攻法，人称"攻下派"。然而善于攻下，并非无补，他认为能使病人进食，才是真补之道，反对唯人参、黄芪是补的论点。因其祛邪常用药石针砭，所用补法则注重饮食调摄，借谷肉果菜以养正，用食养以补虚，食疗以治病，食养以尽之，对食养的发展有一定的贡献。刘张的学术思想对明清中医养生学尤重精、气、神及补法的形式多样化起了很大的作用。清代曹廷栋提出的"养生之道，惟贵自然"（《老老恒言》），实际上就是刘氏"以伪胜真，以人助天，其可得乎纱"的承续。

李东垣力倡脾胃中心论，认为"内伤脾胃，百病由生"。其《脾胃将理法》就旨在阐明调理脾胃而养生。李氏认为人身之元气滋生于脾胃，而"气乃神之祖""精神之根蒂也"，所以养生的根本在于调理脾胃，脾胃健运则"积气以成精，积精以全神"（《省言箴》）。自李东垣之后，调理脾胃以养生形成了一个新的高潮，并且把当时蓬勃兴起的食物养生推上了一个新的台阶。如"人非脾胃无以养生，饮食不节，病即随之，多食辛辣则火生，多食生冷则寒生，多食浓厚则痰湿俱生"（《医方论》），"人以食为养，而饮食失宜，或以害身命"，"粥饭为世间第一补人之物"（《随息居饮食谱》）等，均是后人对李氏脾胃养生观点的继承与补充。

朱丹溪提出著名的"阳常有余，阴常不足"论点，不仅在治疗上主张养阴，成为滋阴派的鼻祖，在养生方面也提出以护阴为主。他根据《内经》"年四十，而阴气自半也，起居衰矣"的理论，认为随着年龄的增长，阴气渐衰，所以老年病多为阴虚所致。朱氏除了在理论上阐明阴虚与衰老及老年病的关系外，还提出了一整套有效的滋阴养生方法。如药物养阴则创制了"大补阴丸"等养阴诸方，并反对滥用乌附等辛燥劫阴之品。节欲保阴则谓"男女之欲，所关甚大；饮食之欲，于身尤切"，作《饮食色欲箴》一篇，告诫后人，以补药物养阴之不足。食物养阴则云"谷菽菜果，自然冲和之味，有食人补阴之功"（《格致余论·茹淡论》）。因之，朱丹溪从阴精立论，所著饮食箴、色欲箴、养老法等莫不是围绕护阴养阴立论的，对纠正当时养生界习用《太平惠民和剂局方》等温燥壮阳方药之弊起了一定作用。

 第四节　明清——中医养生学的鼎盛时期

明清时期，中医养生学不但在理论上大有建树，而且越来越切合实际，注重实践，普及民众。期间，产生了许多著名的医学养生家，养生学著作迅速增加，其势头之迅猛与传播之广泛，在历史上是空前的。

一　藏象学说与养生理论相结合

自《内经》提出"藏象"之名，并初步构建其学说的基本体系后，代有补充发挥，使之不断成熟。至明清时期，藏象理论又有了新的突破，对命门、脾胃等的研究日趋深化，一批名家崭露头角，各种学说纷至沓来，出现了藏象探索的繁荣景象。明代藏象研究最有成就的是擅长于甘温补益先后天

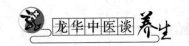

根本的温补学派，其理论突出脾胃、肾与命门的主题，强调其对生命的主宰作用，张景岳便是代表人物。《类经》《景岳全书》等在"真阴""真阳"论的基础上，大力阐扬命门学说，以其为先后天"生命门户"，认为脏腑之精归之于肾，而肾又藏精于命门。因此，命门主精、元气，为化生脏腑精气之根本。诸脏的生理功能虽出于肾，但从本而论，实为命门之用，"五脏之阴气非此不能滋，五脏之阳气非此不能发"。又以命门与脾胃之关系为例，虽脾胃为灌注之本，得后天之气，但命门为化生之源，得先天之气，二者有本末先后之分，故命门之气为脾胃之母。基于上述理论，张景岳认为养生重在命门，而其实质是养真阳、元气，有"阳强则寿，阳衰则夭"（《景岳全书·传忠录》）的观点，重用温补真元的方法来养生并防治疾病。与张景岳同时，赵献可亦言肾命水火，强调命门与脏腑相关，命门乃十二官"真君真主"，十二官的功能活动皆以命门之火为原动力。《医贯·内经十二官论》载："余所以谆谆必欲明此论者，欲世之养身者，治病者，得以命门为君主，而加意于火之一字。"因此，主张养生、治病均以保养真火为要。清代医家尤乘于《寿世青编》中从调神、节食、保精的角度，明确了五脏调养的养生法则。高濂的《遵生八笺》创五脏坐功，于药物调养五脏之外补充了气功调养五脏之法。对于五脏在养生中的主次，各家见解有异。尤乘认为，五脏调养当以脾肾为中心，然补肾又分水火，补脾又分饮食、劳倦。万全也持同一观点，其《养生四要·却疾》载："肾为元气之根，脾胃为谷气之主……无元气则化灭，无谷气则神亡，二者当相交养也。"王文禄《医先》则认为"养生贵养气，养气贵养心""脾之系于生人大矣……是以养脾者，养气也"，似以心脾为养生大要。汪绮石的《理虚元鉴》则主张补虚当肺脾肾三脏俱重。可见，藏象学说的完善更加夯实了养生的理论基础。任何养生手段与方法，无论是调养气血精神或是阴阳，最终的落脚点都不离脏腑。藏象学说与养生理论及实践的紧密结合，既突显了其应用价值，也使中医养生学有了质的飞跃。

全面开发综合调养法

明清时期，中医养生学的调养方法表现出多角度、多方位、多元化的特点。

（一）治形宝精养生法

以前的养生家养生推崇精气神，鲜有将"养形"为首务者。而张景岳却辩证地阐述了形与神及生命的关系，认为形为神与生命的物质基础，不可忽视。《景岳全书·传忠录》专设"治形论"，言"凡欲治病者，必以形体为主"。当然，其所言之形，实乃精血，又曰："欲治形者，必以精血为先，此实医家之大门路也。"可见，形与精血可分不可离，善养生者必先治形保精。

（二）药饵与饮食养生法

明代李时珍《本草纲目》对于药饵与食疗皆有大量阐述。李时珍尖锐地批评服用金石之谬误，重视动植物药养生，书中收载众多"不老增年"药物，可谓集明之前养生药物之大全，多以无毒易食之补益类药延年益寿，并将辩证论治引入养生，为后世辩证施养之奠基。明代《普济方》载方61739首，其中就有许多著名的延年益寿方。万全《养生四要》认为，饮食五味"稍薄，则能养人"，而药养则以脾胃为要，"古人制参苓白术散，谓补助脾胃，此药最妙"。李梴重药饵保健，用药当平和、中和、温和，补虚当扶培、缓补、调补，反对峻补峻攻，其《医学入门·茹淡论》载："能甘淡薄，则五味之本足以补五脏，养老慈幼皆然。"陈继儒《养生肤语》指出："人生食用最宜加谨……多饮酒则气升，多饮茶则气降，多肉食谷食则气滞，多辛食则气散，多咸食则气坠，多甘食则气积，多酸食则气结，多苦食则气抑。"胡文焕《类修要诀》以顺口溜的形式编成养生口诀，如"莫吃空心茶，少食中夜饭""晚餐岂若晨餐，节饮自然健脾，少餐必定神安""饮酒一斛，不如饱餐一粥"等。清代药食专著较明代逊色，赵学敏《串雅》等医书中辑录了一些养生药物和方剂。食养方面最著名的是咸丰年间王士雄编撰的《随息居饮食谱》。

（三）动静结合养生法

动静结合的养生方法早在先秦已初步奠立，明清时期在理论与方法上进一步得到确定。《医学入门·保养说》基于"精神极欲静，气血极欲动"的观点，明示静养精神、动养形体的辩证关系，将养生之功分为动功与静功两大类。方开《摩腹运气图考》（又名《延年九转法》）指出："动静合宜，气血和

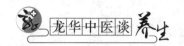

畅,百病不生,乃得尽其天年。"养生切忌过动过静,"过动则伤阴,阳必偏盛;过静则伤阳,阴必偏胜",阴阳失衡,人必生病。这一时期的气功、导引、武术之类蓬勃展开。其特点一是气功与中医学结合,可补针药之不足;二是导引术流行,出现八段锦、易筋经和太极拳等。徐春甫《古今医统大全》结合古代练功经验,将以气功为主的养生科列为十三科之一。曹元白在《保生秘要》中列46种病症的导引方法。陈继儒《养生肤语》将行功之法列为"却病之本"。张景岳强调养生必练气功,"若摄生者,必明调气之故"。清代医家汪昂《医方集解·勿药元诠》详细描述了练功方法。沈金鳌《沈氏尊生书》对行动功时排除杂念,以一念代万念之"意守"有论述。王祖源等编著《内功图说》,将气功的动功名之为"八段锦""十二段锦"和"易筋经",结合按摩术,并以图解加以说明。此期,中国的武术流派纷呈,练功习武之风盛行于民间、寺院,使武术健身术普及甚广,发挥了健身防卫的作用。

老年养生保健再度兴盛

继宋代老年养生学确立之后,明清时期更为普及。明代徐春甫《老老余编》是一部老年学专著,并将养老与"忠孝"联系起来,把养老尊老问题上升到伦理道德的层面来认识,书中选录了大量前人的养生诸说综合阐释。御医龚廷贤著有《衰老论》,对变老的原因做了专题研究,其《寿世保元·老人》对老年人养生提出"五戒",涉及处事、衣着、起居、饮食多方面。最具代表性的是清代著名养生家曹廷栋,其曾患童子瘠,但恬淡养生,寿至90余岁。他据自己的长寿经验,参阅300余家养生论述,从日常琐事、衣食住行等方面,总结了一整套简便易行的方法,著成《老老恒言》(又名《养生随笔》)。特别是他根据老年人脾胃虚弱的特点编成粥谱,以"备老年之颐养",也为饮食保健增添了色彩。温病大家叶天士的《临证指南医案》载300余例老年病的治验,并指出中年以"阳明脉衰"为主,60岁后以"肾虚"为主。其治疗老年病除重阳明与肾之外,还有"久病入络"的新理论,为老年治病与养生疏通脉络、活血化瘀开拓了新思路。

第五节 近代与现代——中医养生学的恢复 与继续发展时期

19世纪以后，清代政治日益腐败，人民生活日益贫困，阶级矛盾不断尖锐，并由于鸦片战争彻底打破了清政府"闭关自守"的梦幻，中国门户洞开，陷入了半封建半殖民地的地位，外国势力大肆入侵。在医学方面，国外殖民主义者派来了大批的传教士和医务人员，在华办医院、开诊所、建立医学院校、创办医学杂志。特别是清政府与外国列强于1858年签订的《天津条约》和1860年签订的《北京条约》，重新肯定和扩大了侵略者在华开办医院和类似机构的特权。同时，由于19世纪以后西医的发展很快，特别是外科、眼科、妇科等疾病的手术疗法的进步，使许多过去中医药治疗需要较长时间才能取效或疗效不佳的病证可迅速获效。所以西医传入我国后发展很快，得到了一部分人的信任。

在这种历史背景下，有人用西医的观点、方法来解释、看待中医，认为中医不科学，主张消除中医或废医存药。更有甚者，国民党政府于1929年通过了"废止旧医以扫除医事卫生之障碍案"，使摧残消灭中医的活动达到高潮。在这股逆流的冲击下，中医界为了求生存，对中医学发展方向、内容、方法被动地进行了调整。一部分中医学家试图熔中西医于一炉，对中西医的理论、方法进行"汇通"，这就产生了中国医学史上的"中西医汇通派"。另一部分人为了对付西医取效快、病理阐述清楚的挑战，在中医简、明、效、快上下了不少功夫。在这种历史条件下，中医养生学由于理论深奥、收效缓慢、直接效益不明显而必然受到冷落。加上这一时期外战不断，内战连绵，中国人民处于水深火热之中。皮之不存，毛将焉附？故中医养生学处于停滞不前、近于夭折的地步。

这一时期中医养生学无多创新，出版的专著也很少，主要着重在对前人

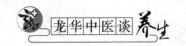

经验的汇集和解说，如蒋维乔的《因是子静坐法》、胡宣明的《摄生论》，以及席裕康的《内外功图说辑要》、沈宗元的《中国养生说集览》等书，均是对前人的气功功法、养生理论进行的解释和汇编，对中医养生学的普及和资料保存起过一定作用。另外任廷芳的《延寿新书》、王静斋的《养生医药浅说》、步云鹏的《养寿诗歌》等，也有一定的价值。

1949 年中华人民共和国的成立，标志着新旧两种社会制度的更替，给自然科学的发展送来了阳光雨露，也给奄奄一息的中医养生学带来了生机。中医养生事业受到政府重视，相应的机构开始建立，养生书籍、论文日益增多，养生术逐渐普及。20 世纪 50 ～ 60 年代，中医养生学被当作"封资修"横扫，受到了暂时的挫折。

十年改革，是中医养生学发展的春天。由于经济文化事业发展，对外交流增加，人民对身体素质有更高的要求，中医养生学以效果确切、使用方便、无副作用等鲜明的特点受到格外重视，以前所未有的速度发展，并将保持这种良好的势头，在普及与提高、学科的分化、人才的培养等方面取得更大的成就。

新中国的诞生促使中医养生学的复苏

自 1949 年始，随着社会制度的变革，经济、文化事业的发展，政府对人民的身体健康倍加重视，养生保健事业列入党和政府的议事日程，并在行政法规和机构建设上做了大量的工作。新中国成立以后，政府先后公布了劳动保险条例、搬运毒害物品的规定，以及试行限制加班加点、保护女工等办法。各大区、省市和各工业部门、厂矿单位相当普遍地建立起基层卫生组织，如西北区国营和公私合营厂矿的医疗预防机构比新中国成立前增加了 17 倍以上（《中华医学杂志》1955），这为保障广大劳动人民的身体健康起了巨大作用，也为养生事业的发展拓开了阵地。到 20 世纪 50 年代中期，我国的经济、文化建设逐渐走上正轨，中医养生事业开始复兴。由于这一时期受财力物力限制，中医药的研究重点是那些严重危害劳动人民身体健康的常见病、多发病，故而花钱少、普及快的气功养生就率先兴起。《因是子静坐法》的作者蒋维乔先生也将其多年研究所得"呼吸习静养生法"介绍给广大读者（《新中医药》

1955 年）。这一时期关于气功养生的研究文章也日益见多，"呼吸养生法的医疗预防意义"（《新中医药》1955），"肺结核患者适应的'呼吸养生法'"（《新中医药》1955），"谈谈呼吸养生"（《新中医药》1956），"小周天气功疗养法"（《上海中医药杂志》1956）等论文相继发表。1957 年 7 月 11 日上海市气功疗养所成立，标志着我国气功养生走上了一个新的台阶。该所成立后，开展了一些引人注目的气功养生项目，并对气功与经络的关系，以及对经络的探测与证实问题进行了探讨（《中医杂志》1958）。其他方面有陈学存对 300 多名拉萨藏族各阶层人的血浆蛋白等含量进行了测定，为改善藏族人民膳食提供了一定客观标准（《中华医学杂志》1955）。著名老中医秦伯未在《中医杂志》上连续撰文，介绍了学习《内经知要》的体会，并对"道生"做了阐述，认为"道生"就是防止疾病、充实体力和延长寿命的方法；从现在来说，就是养生的意义（《中医杂志》1956），对学习《内经》中的养生思想有一定影响。这一时期还有岳美中对黄芪用虚证的范围及禁忌证做了深入探讨，张冠煌就老子思想对《内经》养生思想的影响做了探讨（《中医杂志》1957）。朝鲜的中医药学者也撰文认为：中医理论将向预防医学发展，由于中医理论本身具有的特点，可能在预防医学上开辟一系列新的道路，并指出：将来预防医学必须要研究长寿者的长寿法，古今均有许多长寿者，他们可能采用了许多摄生方法，要研究这些问题是很重要的（《中医杂志》1957）。人民卫生出版社等出版单位，为了配合不断兴起的西学中热及中医养生研究的发展，出版了大量的中医书籍，从 1955 年初到 1957 年 4 月止，仅两年多时间就出版了中医药书籍 139 种，其中《黄帝内经亲问》《神农本草经》《备急千金要方》《诸病源候论》《太平圣惠方》《中医生理学之研究》等古今著作（《中医杂志》1957）均涉及许多养生学内容。1958 年中国科学院动物研究所成立了老年学研究室，进行老年生物学研究，整理传统延寿方药，并与北京医院一道开始进行某些中医药抗衰老作用的研究，武汉医学院长寿研究组也进行了中医药抗衰老研究。20 世纪 50 年代末到 60 年代初，李经纬探讨了孙思邈的养生思想，明确提出了"养生长寿学"这一学科名词（《中医杂志》1962）。武汉医学院卫生系 56 级科研组对武汉地区 90 岁以上长寿老人进行了调查（《中

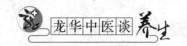

医杂志》1961），黄克林对广西都安、巴马等瑶族自治县长寿老人进行了调查（《中医杂志》1962），这些工作在当时的环境下是卓有成效的。20世纪60年代初，气功养生的发展又有喜人的势头。1961年，当时的卫生部副部长傅连暲在报上发表了《练气功好处多》的文章，总结了气功对人体各系统机能的影响，并谈到了练功的注意事项，号召人们练气功，以增强体质，防治疾病（《中国青年报》1961年7月25日）。许多有名的气功师如李少波（《甘肃日报》1962年4月5日）、周稔丰（《江苏中医》1962）、刘梦九（《江苏中医》1961）等人相继在报纸杂志发表文章，从上海第一医学院生理教研组发表的综述文章看来，当时对气功生理机制的研究水平已较高（《上海中医药杂志》1962）。1964年11月中华医学会在北京召开了第一次全国老年学与老年医学学术会议，会议制订了一系列继续开展工作的计划，其中包括了中医养生学方面的内容，可惜"文化大革命"使这一计划流产，之后中医养生学发展又进入"冬眠"状态，等待着科学的春天到来。

改革开放带来了中医养生学的春天

20世纪70年代末期，党和国家工作的重点转移到以经济建设为中心，将改革开放做为基本国策，成为我国社会主义建设的基本思想，党和政府尊重科学，重视科学，科学的春天到来了，中医养生学发展的春天也到来了。加上这一时期国际上老年医学发展很快，社会老龄化的趋势也很明显，均给中医养生学带来动力和机遇。1980年6月，中国中医研究院（现中国中医科学院）西苑医院成立了岳美中学术经验研究室，开始从事中医老年医学和抗衰老医药研究，曾先后发表了《补益类长寿植物药概述》《抗衰老动物药概述》等论文，后者还被译为日文，在日本发表（引自陈可冀主编《抗衰老中药学》）。1981年以来，《中华老年医学杂志》《老年学杂志》《中国老年》《长寿》及《中医杂志》《浙江中医杂志》等报道了大量的中医养生方面的论文和研究成果，如仅《浙江中医杂志》1982年就发表了10余篇中医养生学方面的研究文章。20世纪80年代以来，一方面对古代养生方面的珍本、善本进行整理出版，如《养老奉亲书》《寿亲养老新书》等；另一方面，今人的研究专著也不断问世，如林乾良等人的《养生寿老集》，樊润泉主编的《养生保健集》，李聪甫主编的《传统老年医学》，孙傅泉等人的《历代长寿方精选》，魏太星主编的《老年保健丛书》，乐依士等的《中国药粥谱》，王峻等的《延年益寿精方选》《延年益寿精方选续集》，陶秉福等的《气功疗法集锦》，江克明主编的《抗衰老方剂词典》，陈可冀主编的《抗衰老中药学》《慈禧太后医方选议》，王其飞等的《中医长寿学》，刘占文主编的《中医养生学》等，均是中医养生学研究中的新著，反映了这一时期中医养生学的研究进展与成果。1988 年 4 月在山东青岛召开了中国首届康复疗养养生学术研讨会，全国康复、疗养、养生专家薛效勤、王凤岐、王育学、孙光荣等 120 余人云集一堂，交流了养生学研究成果。

这一时期的中医养生学在下述几个方面取得令人满意的收获。

1. 对各地长寿老人进行调查，对他们的长寿经验进行整理，发现了许多有指导意义的经验，如生活有规律、劳逸结合、饮食适度、性格开朗、气功导引等均是抗衰延年的重要措施。并有许多名老中医如李聪甫、姜春华、刘炳凡等人也撰文介绍了他们的长寿经验。

2. 中药抗衰老研究取得了一定突破。对我国古代绝大部分延年益寿耐老药均进行药物化学成分分析，并从免疫、代谢、内分泌、微量元素等方面进行了大量的药理研究，有的研究甚至是从细胞传代和寿命试验等角度进行的，有一定的深度。

3. 一大批抗衰老新药不断推出，如"清宫八仙糕""清宫寿桃丸""春回胶囊""至宝三鞭丸""康宝液""人参果皂试片""刺五加片""还精煎""活力苏""青春宝""阿胶补浆""清宫长春丹""施今墨抗老方""古汉养生精""西汉古酒""华佗补酒"等先后问世，既满足了国内外抗老健身的需要，又推动了中医养生学的发展。

4. 气功养生在全国蓬勃开展，气功研究所、气功辅导站如雨后春笋，遍布全国，鹤翔庄气功、内养功、内丹功、强壮功、祛病延年功、不老回春功、大雁功、太极混元一气功、站桩功等，功法精研、普及，满足了各阶层人群的需要。

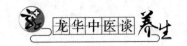

5. 在养生学的教育上有所创树。《长寿》《中国老年》《中医临床与保健》等杂志设立了"中医养生"等栏目，为养生的普及做出贡献。20 世纪 80 年代后期，通过反复的论证，经国家教委批准，在北京中医学院（现北京中医药大学）设立"中医养生康复专业"，编写了《中医养生学》等专业教材，并正式开始招收本科生，中医养生教育从此被纳入正规教育，有了专门人才。

由于中医养生事业的发展，养生理论与方法的普及，我国人民的身体素质提高，寿命延长。据有关部门统计，我国人均寿命在 20 世纪 30 年代为 35 岁，50 年代为 51.2 岁，80 年代跃为 67.9 岁。少数民族平均寿命的延长也很显著，以云南省为例，新中国成立前该省平均寿命仅为 26.2 岁，20 世纪 50 年代初期提高到 40 岁左右，80 年代初期已延长到 61.25 岁（《中国卫生信息报》1989 年 11 月 1 日）。随着中医养生学的不断发展与提高，定会为我国和世界人民的健身延寿做出更大的贡献。

中医养生学的发展方向

中医养生学经过漫长的历程，在改革开放及科学技术高速发展这股强大动力推动下青春焕发，尤其是近十几年的发展速度惊人。目前国内外已掀起了一股前所未有的中医养生热，对中医养生学的继承与发展既是机遇，也是挑战。中医养生学如何在新形势下进一步完善和提高，是制订中医养生学发展计划时必须考虑的，也是广大中医养生学研究者所关注的问题。根据国内外发展动态及已有的工作基础，推测下述几个方面将是中医养生学发展的重点。

1. 中医养生学将更注重社会、心理变化对人的影响，着眼于提高人们的心身健康。《内经》早已指出："上知天文，下知地理，中知人事，可以长久。"（《素问·著至教论》）天文、地理，指自然界对人的影响；人事，则是指社会环境对人的影响。据联合国 1977 年的调查，人类的平均寿命，安哥拉为 38.6 岁，喀麦隆为 41 岁，苏丹为 48.6 岁，阿尔及利亚为 53.6 岁，阿富汗为 40.3 岁，尼泊尔为 43.6 岁，缅甸为 50.1 岁，瑞典为 75.3 岁，法国为 73.5 岁，西德为 71.3 岁，日本男性为 72.69 岁，日本女性为 77.95 岁。调查结果表明，经济和科学文化发达，社会较为安定的国家，人口平均寿命较长（转引自《长寿之道》），因此研究社会环境对人的影响，及人如何适应社会环境，对长寿有重大意义。我国首代一直非常重视心理养生，在一定意义上说，儒家的修身养性就是一种心理养生。宋代张杲在《医说》中说得更明确："若非宽缓情意，则虽服金丹大药，亦不能已。治当令病者先存想以摄心，抑情意以养性。"《道藏·至言总养》也指出："伪道养形，真道养神。"当今，医学模式已从传统的"生物医学模式"向"生物－心理－社会医学模式"转变，这与中医养生学的历来主张不谋而合。在现代医学模式的影响下，中医养生学会更加重视社会、心理对人的影响，并采取积极主动的方法，适应环境，改造环境，陶冶性情，使中医养生学的优势充分发挥。

2. 老年养生将继续受到重视。据中国老龄问题全国委员会统计的资料，我国 60 岁以上的老人在 1983 年就已近一亿人，预计 2000 年，我国的老人将增长到一亿三千万，到 2025 年时将增长到二亿八千万人，约占总人口的 20%（《长寿》1983）。老年人的日益增多，必然对老年人的生理、心理保健有更高的要求，同时，老年人在养生上也与中青年人有不同的特点，老年人脾胃虚弱，肾气亏耗，骨弱腿软，怕热怕寒，凡此等均对养生学提出更高的要求，会促使老年养生学成为中医养生学的一个重要分支，格外受到重视。

中年人的保健将成为中医养生学的重点之一。中年人肩负着生活和工作两副担子，由于他们顽强的代偿能力，往往掩盖了其潜在的危险。养生学也一直未把他们作为重点对象，其实中年人的身体差、疾病多也是惊人的，世称中年为"多事之秋"。据我国 1979 年公布的主要死亡原因统计结果表明，35～54 岁中年人因癌症死亡已居首位，占总死亡的 21.58%；另外约 70% 的中风患者有动脉粥样硬化。而中年人常见的高血压病、糖尿病、高脂血症等均能促进并加重动脉粥样硬化，因此可以说中风是中年养生不慎的后果。解放军某医院曾对 1706 余例中风患者的发病年龄作过统计，发病在 51～60 岁者占 72.5%（以上资料引自余荣华主编《中年保健》）。中医学认为盛极则衰，"四八，筋骨隆盛，肌肉满壮；五八，肾气衰，发堕齿槁"（《素问·上古天真论》），"年四十而阴气自半也，起居衰矣"（《素问·阴阳应象大论》），这已经

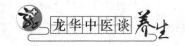

探讨了中年人的生理特点，提示了应注重中年养生，可惜一直未能引起后人注意。随着中年人社会负担的加重，如何提高其体质、防止其衰老已是刻不容缓。目前西医已有中年保健的专著问世，中医也有一定探索，如有人认为中医养生学研究的战略重点应是防止早衰，而防止早衰的三个关键是中年养生、心理养生和性保健，并对中年人的年龄区间、生理特点进行了一定探讨（孙光荣《论试养生医学研究的战略重点》）。预计在近一二十年内，中年人的养生研究将会成为中医养生学的重点之一，并取得较大成绩。中年人养生的进展，又将给中医预防医学增添新的内容。中医的"未病先防"实际上已包含未衰先养的内容，但如何未衰先养则不太具体，所以中年人的养生一般来讲就是一个未衰先养的问题，这个问题的突破将有较大的社会效益和学术价值。

3. 中医养生古方的发掘和抗衰老中药的研究将成为热点。在中医养生学发展的历史长河中，积累了大量的宝贵经验，养生方剂便是这座宝库里一颗灿烂的明珠。在《备急千金要方》《圣济总录》《太平圣惠方》《本草纲目》里保存有许多强身抗衰老方剂，这些方剂大多由植物药组成，强身抗衰老作用明显，毒副作用小，可以长期服用。如何利用现代科学的方法进行筛选、提炼，选择一批疗效确切、毒副作用甚微的抗衰老方剂，将是今后很长一段时间内，中医养生专家和药物研究工作者的重要任务之一。当前已从众多的古方中发掘了一批抗衰老药物，如杭州从明朝永乐太医院宫廷秘方中发掘的"青春宝"，湖南从马王堆出土医书中发掘的西汉古酒、古汉养生精等，尽管数量有限，但已显示了广阔的前景，受到了国内外人士的欢迎与关注。除了著名养生古方的发展前景诱人外，抗衰老中草药物的研究也方兴未艾。自《神农本草经》开我国古代记载延年益寿药物之肇始，立抗衰老药物研究的里程碑后，医学界乃至道、佛、儒各家都未停止过对抗衰老中草药物的研究，寻找理想的抗衰老药物一直是多少代人的追求。新中国成立以来，特别是近十几年来，在这方面已打下了良好的基础，从古代文献到现代实验方法及临床验证等方面都做了大量的工作，随着现代科学研究方法的不断引入及中医养生学自身的不断完善，这方面的研究成果将层出不穷。

　　总之，中医养生学在前人奠定的基础上，在我国政府对人民身体健康的关注及国际养生医学的突飞猛进影响下，经过广大研究者十几年乃至几十年的不懈努力，一定会以一个崭新的面貌出现。那时的中医养生学分科齐全，衰老生理病理学、抗衰老中药学、抗衰老方剂学、中老年养生学等均将更加完善和实用，中医养生学研究的方法也将更加形式多样，科学性更强，精确度更高，为中国和世界人民的健康长寿再谱新篇。

第三章

中医养生的基本理论

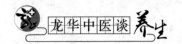

　　中医养生学是在中医理论的指导下，在继承传统中医养生理论、经验与方法的基础上，吸取现代科学手段与方法，通过对生命过程及其规律的研究，探求提高生存质量、延长生存时间的理论、原则和方法的一门学科。中医养生学的产生和存在，不仅在于研究健康人在疾病形成前的养生，更主要的在于对疾病形成中及形成后的养生问题的研究。它综合而合理地运用中国古代哲学、社会医学、医学心理学及临床医学学科的有关原理构成自己的理论体系。

　　养生本身是一种行为，但这种行为是与具体的理论指导分不开的。中医养生是以中医基础理论为指导，涉及多学科知识在内的一门学科。中医理论体系的特点深深地体现在中医养生中，并且指导着养生的具体方法。要对养生理论进行全面的探讨，就必须首先对人体的生理、病理、病因，以及疾病的防治原则等中医基本理论知识加以研究。因此，本部分通过综合分析整体观念、精气学说、阴阳五行、脏腑经络及病因病机等中医基本理论来论述中医养生理论体系中的一些重要观念。

第一节 整体观念

中医养生理论从最初的无意识行为直至体系的建构过程中，受到社会、哲学、思维、自然诸方面的影响，尤其是中国传统思维，在中医养生理论体系的建构过程中发挥着十分重要的作用，对中医养生理论的确立产生着深远影响。

中医学的理论体系是经过长期临床实践，在唯物论和辩证法思想指导下逐步形成的，它来源于实践，反过来又指导实践。这一独特的理论体系有两个基本特点：一是整体观念，二是辨证论治。其中，整体观念贯穿于中医学的生理、病理、预防、养生等各个方面，是中医养生基础理论的指导思想。

整体观念，是中医学关于人体自身的完整性及人与自然、社会环境的统一性的认识。整体观念认为，人体是一个由多层次结构构成的有机整体。构成人体的各个部分之间，各个脏腑形体官窍之间，结构上不可分割，功能上相互协调、相互为用，病理上相互影响。人生活在自然和社会环境中，人体的生理功能和病理变化，必然受到自然环境、社会条件的影响。而养生，从根本上说，就是一种整体干预，它要求人们顺应自然四时的变化，调和形体与精神的关系，沟通人体各部的联系，使人体处于天人相应、内外一致的最佳状态。所以，整体观念是中医养生理论体系建构中的主要思维模式。

整体观念是中国古代哲学思想和方法在中医学中的具体体现，是同源异构及普遍联系思维方法的具体表达，要求人们在观察、分析、认识和处理有关生命、健康和疾病等问题时，必须注重人体自身的完整性及人与自然社会环境之间的统一性和联系性。这种内外环境的统一性，机体自身整体性的思想，主要体现于人体自身的整体性和人与自然、社会环境的统一性这三个方面。

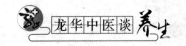

 一 人体是一个有机整体

人体是一个内外联系、自我调节和自我适应的有机整体。人体是由若干脏腑、形体、官窍所组成的，而各个脏腑、形体和官窍都有其各自不同的结构和功能，这些不同的功能又都是整体活动的一个组成部分，决定了机体的整体统一性。在生理上，这些脏腑、形体和官窍相互联系，以维持机体正常生理活动上的协调平衡，而在病理上，则又彼此相互影响。它们不是孤立的、肢解的、彼此互不相关的，而是相互关联、相互制约和相互为用的。因此，各个脏腑形体官窍实际上是人体整体结构的一部分；各个脏腑形体官窍的功能，实际上是整体功能的一部分。

人体自身的整体性主要体现于两个方面：一是构成人体的各个组成部分在结构与功能上是完整统一的，即五脏一体观；二是人的形体与精神是相互依附、不可分割的，即形神一体观。

机体整体统一性的形成，是以五脏为中心，配以六腑，通过经络系统"内属于腑脏，外络于肢节"的作用而实现。五脏代表着整个人体的五个系统，人体所有器官都可以包括在这五个系统之中。人体以五脏为中心，通过经络系统，把六腑、五体、五官、九窍、四肢百骸等全身组织器官联系成有机的整体，并通过精、气、血、津液的作用，来完成机体统一的机能活动。这种五脏一体观反映出人体内部器官是相互关联的统一的整体。

中医养生在整体观念指导下，认为人体正常生理活动一方面要靠各脏腑组织发挥自己的功能；另一方面又要靠脏腑间相辅相成的协同作用和相反相成的制约作用，才能维持生理平衡。每个脏腑各自有不同的功能，又有整体活动下的分工合作，这是人体局部与整体的统一。这种整体观对中医养生的发展有重要的意义，它使得中医养生在探索生命活动的规律时，首先着眼于整体，着眼于把局部病理生理变化与整体动态平衡地统一起来，在指导预防养生的过程中，既重视局部保养和与之直接相关的脏腑、经络，又不忽视其可能会影响到的其他脏腑、经络及整个机体的动态平衡。

形神学说是整体观念表现于中医养生基础理论之中的一个方面，其内容是探讨物质与精神的关系。中医学认为形神二者既相互依存，又相互制约，是一个统一的整体。在机体中，形与神是相互依附，不可分离的。形是神的藏舍之处，神是形的生命体现。神不能离开形体而单独存在，有形才能有神，形健则神旺，而神一旦产生，就对形体起着主宰作用。形神统一是生命存在的保证。这种形体与精神动态平衡结合与统一的观念，即所谓形神一体观。

中医养生非常重视对形神的保养，提出形神共养的观点，并成为中医养生有别于西医保健的理论特色。形神一体观对中医养生理论体系的建构也产生了重要影响，使得中医养生在建构自己的理论体系时，没有割裂形神关系，而是在形神一体的整体思维模式下，建构了更为客观和全面的形神共养的养生原则和方法。

在中医养生的理论中，形神一体观是养生防病、延年益寿的重要理论根据。人体是形神统一的整体，形病可引起神病，神病亦可致形病，故中医养生强调形神共养，以养生防病，主张既要"饮食有节，起居有常，不妄作劳"，并加强身体锻炼以养其形，使形健而神旺；又要"恬惔虚无"，怡畅情志以养神，使神清而形健，从而达到"精气不散，神守不分""故能形与神俱，而尽终其天年"。

 二 人与自然环境的统一性

人类生活在自然界中，自然界存在着人类赖以生存的必要条件。同时，中医学认为人类不仅依赖自然界而生存，同时在漫长的岁月中还形成了与四时气候相应的生理节律，四时气候的变化无时无刻都影响着人体，使之发生着相应的变化，如寒暑的更替、地域的差异就必然会对人体的生理病理产生直接或间接的影响。故曰："人与天地相参与，与日月相应也。"因而人的一切生命活动，包括物质和精神的机能，都必须与大自然的客观规律相适应。

中医学认为，人对生存环境的适应不是消极的、被动的，而是积极的、主动的。随着科学技术的发展，人们对客观世界的认识逐渐深入，人类自身不仅能主动地适应自然，而且能在一定程度上改造自然，美化环境，使大自然为人类服务。而在养生保健这一实践过程中，人类要善于利用自然所提供

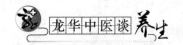

的条件，以维持人类的生存与身体健康。

在养生防病的过程中，中医养生主张要顺应四时气候变化的规律，"法于四时，和于术数""春夏养阳，秋冬养阴"，以与自然环境保持协调统一，使精神内守，形体强壮。正因为如此，中医养生强调养生必须"服天气而通神明"，先后确立了"顺四对雨适寒温""四时养味"等养生防病的大法。要求人们凡精神活动、起居作息、饮食五味等，都要顺应自然界的变化，进行适当的调节。

但是，由于人类适应自然环境的能力是有限的，如果自然环境过于极端，或者其变化过于剧烈或急骤，超越了人体的适应能力，或机体的调节机能失常，不能对自然环境的变化做出适应性调节时，就会导致疾病的发生。所以，在气候变化剧烈或急骤时，要"虚邪贼风，避之有时"，防止病邪侵犯人体而发病。

同时，由于人体的生理病理变化还受地域环境的影响，故在养生防病中，要选择适宜的地理环境，充分利用大自然所提供的各种条件，并积极主动地适应和改造自然环境，以提高健康水平，预防疾病的发生。

 人与社会环境的统一性

人不仅是自然万物之一种，更重要的还是社会之一员。社会环境的各种因素，如地位、经济、思想、文化、职业、语言，乃至家庭、朋友，均可影响于人的身体健康。而人也在认识世界和改造世界的交流中，维持着生命活动的稳定、有序、平衡、协调，此即人与社会环境的统一性。

社会环境不同，造就了个人的身心机能与体质的差异。这是因为社会的变迁，会给人们的生活条件、生产方式、思想意识和精神状态带来相应的变化，从而影响人的身心机能的改变。一般说来，良好的社会环境、有力的社会支持、融洽的人际关系，可使人精神振奋，勇于进取，有利于身心健康；而不利的社会环境，可使人精神压抑，或紧张、恐惧，从而影响身心机能，危害身心健康。同时，社会环境的变迁，人的政治、经济地位的变更，也都会对人的身心机能产生重要的影响。现代社会医学与医学社会学的研究也表明，社会因素是造成紧张状态的重要原因，在许多精神疾病和躯体疾病的发生、发展和转归中起着极其重要的作用。

因此，在预防养生的同时，必须充分考虑社会因素对人体身心机能的影响，尽量避免不利的社会因素对人的精神刺激，创造有利的社会环境，获得有力的社会支持，并通过精神调摄提高对社会环境的适应能力。中医养生主张静以养神、调和情志，以维持身心健康，预防疾病的发生。

四　整体观与现代养生医学模式

医学模式是医学对人的生命、健康和疾病的理论认识，是医学科学领域中一切实践活动的指导思想。生物医学模式是在生物科学的基础上，把人看作纯生物体，运用分析实验的方法，认为疾病完全可以用偏离正常的可测量的生物学变量来说明，从而形成的关于生命、健康、疾病的总的观点。

然而，随着科学的发展，生物医学越来越暴露出自身的局限性，尤其是在养生医学这一实践过程中，由于生命是一个非常复杂的系统，把复杂的生命现象仅仅归结为物理、化学过程是不够的，社会的、心理的因素在生命过程中起到非常重要的作用。

中医养生认为不仅人体本身是一个有机整体，而且人与自然、社会也是一个统一体。因此，中医养生在讨论生命、健康、疾病等医学问题时，在预防养生的过程中，主张既要顺应自然法则，因时因地制宜，又要注意调整病人因社会因素导致的精神情志和生理功能的异常，提高其适应社会的能力。

第二节　精气学说

精气学说，是研究精气的内涵及其运动变化规律，并用以阐释宇宙万物的构成本原及其发展变化的一种古代哲学思想。精气学说认为，精气是宇宙的本原，宇宙是一个万物相通的有机整体；人类作为宇宙万物之一，亦由精

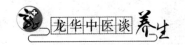

气构成；精气是存在于宇宙中的运动不息的极细微物质，其自身的运动变化推动着宇宙万物的发生发展与变化。

古代哲学的精气学说奠基于先秦至秦汉时期。这一时期正值中医学理论体系的形成阶段，故古代哲学的精气学说渗透到中医学中，对中医学理论体系的形成，尤其对中医学精气生命养生理论的构建产生了深刻的影响。

 精气学说的基本内容

中医学的精气学说是研究人体内精与气的内涵、来源、分布、功能、相互关系，以及与脏腑经络关系的系统理论。古代哲学精气学说关于精气是宇宙万物本原的认识，对中医学中精是人体生命之本原，气是人体生命之维系，人体诸脏腑形体官窍由精化生，人体的各种机能由气推动和调控等理论的产生，具有极为重要的影响。中医学的精气理论接纳了古代哲学精气学说的精髓，将其作为一种思维方法引入其中，与其自身固有的理论和实践相融合，创立了独特的中医学精气生命理论。

中医学的精，又称精气，是指藏于脏腑中的液态精华物质，是构成人体和维持人体生命活动的最基本物质。既包括父母遗传的生命物质，称先天之精；又包括后天获得的水谷之精，称后天之精。人体的各脏腑形体官窍，都是由精化生的"同源异构体"，它们之间存在着密切的联系；推动和调控人体生命活动的气与神，也都是由精化生的，精是气和神的化生本原。

中医学的气，是指人体内生命力很强、不断运动且无形可见的极细微物质，既是人体的重要组成部分，又是激发和调控人体生命活动的动力源泉，感受和传递各种生命信息的载体。气的不断运动，推动和调控着人体内外的新陈代谢，激发着物质与能量的转化，负载和传递着生命信息，推动和调控着脏腑的机能，从而维系着人体的生命进程。气的运动停止，则意味着生命的终止。

中医学精气生命理论认为，人类是由天地之精气相结合而生成的，天地精气是构成人体的本原物质，即所谓"人之生也，天出其精，地出其形，合此以为人""天地合气，命之曰人"。精气是活动力很强、运行不息的精微物质，这就使得由精气构成的宇宙处于不停的运动变化之中。精气自身的运动变化，分为天地阴阳二气，即所谓："积阳为天，积阴为地。天之阳气下降，地之阴气上升，二气交感相错于天地之间，氤氲和合而化生万物。"因此，天地阴阳二气的交感合和是宇宙万物包括人类生命的发生、发展与变化的根本原因。而最终，人生由天地阴阳精气凝聚而成，人死而又复散为气，即所谓："人之生，气之聚也。聚则为生，散则为死。"是以，人的生老病死的过程，实际上也就是气的聚散离合的过程。

精气学说在中医养生中的应用

精，是生命的物质基础，是构成人体及促进人体生长发育的基本物质。正所谓"生之来谓之精，两精相搏谓之神""两神相搏，合而成形，常先身生，是谓精"。这就说明人体的产生必先从精始，精是人体的起源，同时，精也是人体生命活动的物质基础，是身体健康、长寿的本源。

精为真阴，是人身元气的基本物质，人能使阴精内藏，不虞匮乏，不但春不病温，而且机体结实，行动矫健，年老不衰。精盈则生命力强，不但能适应四时气候的变化，抗御外邪的侵袭，而且还能推迟衰老。人身阴精若能充盈，还可抵抗不良因素的刺激，从而免于疾病，"冬不藏精，春必病温"即是最好的说明。是以，在养生保健的过程中，中医养生提倡清静养神、节欲葆精的生活方式。

气，是不断运动着的充养人体的精微物质，是维持生命活动的动力和功能，人的生命活动的维持，必须依靠于气。《内经》认为气也是构成人体的基本物质，并以气的运动变化来说明机体的各种生命现象："在天为气，在地为形，形气相感而化生万物矣。"也就是说，气是人体一切生命活动的根本，万物赖之以生化。

同时，正因为气是一切生命活动的根本和动力，是以，《圣济总录》中提出"万物壮老，由气盛衰"的观点，并认为"人之有是形也，因气而荣，因气而病"。这就完全说明，气是人体生命的动力和根本，它充盈全身，运行不息，关系着人体的健康与长寿，正所谓："故人受天地之气，以化生性命者。

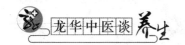

是以形者生之舍也，气者生之元也，神者生之制也。形以气充，气耗形病，神依气立，气纳神存。"是以，中医养生非常注重气在防病延寿中的重大意义，并指出气是人体盛衰寿夭的根本，提倡调息养气的运动方式。

中医学认为，人体中的气是感应传递信息的载体，这无疑是受到古代哲学精气学说中"气是宇宙万物之联系中介"思想的影响。在古代哲学的精气学说中，精气的概念涵盖了自然、社会、人类的各个层面，精气是自然、社会、人类及其道德精神获得统一的物质基础，是宇宙万物的构成本原。运行于宇宙中的精气，充塞于各个有形之物间，具有传递信息的中介作用，使万物之间产生感应。人类为自然万物之一，与自然万物有着共同的化生之源并通过其与万物之间产生感应。这些哲学思想渗透到中医养生中，促使中医养生形成了同源性思维和相互联系的观点，构建了表达人体自身完整性及人与自然社会环境统一性的整体观念，使得中医养生的理论体系强调从宏观上、从自然与社会的不同角度，全方位研究人体的生理病理调摄及疾病的预防保健。

与此同时，由于人体内的各种生命信息皆可通过在体内升降出入运行的气来感应和传递，外在的信息感应可传递于内在的脏腑，内在脏腑的各种信息可反映于体表，且内在脏腑之间的各种信息亦可相互传递。如此，内在脏腑精气的功能正常与否，其信息可以气为载体，以经络为通道反映于体表相应的部位，可通过观察外在体表的症状来推测内在脏腑的情况，从而达到辨证施治的效果。而外部体表感受到的各种信息和刺激，也可由气来负载以向内在的脏腑传导。正是通过对运行于经络之中的经气的负载以传导于内脏而发挥的整体调节作用的运用，中医养生才得以发展出针刺、艾灸和按摩等独具特色的养生保健方式。

三 精气学说的实质研究

近些年来，对于精气实质的研究范围很广，涉及哲学、分子生物学、物理学、免疫学等多个学科，取得一定成效，所获得数据和线索对揭示气的实质具有一定帮助。有代表性的研究有以下几种。

1. 气与"场"说 有人认为，气与近代物理学中量子场的概念有着惊人的相似，提出"作为万物本原的气，就相当现代物理学中的统一场"，"气是连续物质世界的本原，它以两种不同的形态存在，即弥散态和聚集态。弥散态是元气散而未聚、未成形质、无形无象、能量密度低的本然状态；聚集态则是元气聚而成形、有形有象、能量密度高的能量激发态或能量凝聚区"。人是一个具有耗散结构的超级系统，存在着控制整体行为的各种分系统。但其中任何一个系统都不足以代表人体的整体状态，而人体气（场）就处于统帅全局的最重要位置，是能代表人体整体状态的系统。人体气场是类似于电磁场，但内涵更为广泛的无形的场。人体气场具有复杂结构，具有开放性、可变性、全息性与相关性、层次和级别性、意念调控性、自然调控性、信息性等特性。

2. 气与"熵"说 有人运用现代科学熵理论对中医学中的"气"进行了阐述，认为人体系统中，气是物质、能量、信息三个量综合运动的概括。中医将"气"升华到与生命互为转换的高度，气是生命的本质。中医对气的认识方法上，体现了取象运数的特点，"即将动态属性、功能关系、行为方式相同相近或相互感应的'象'归为同类，按照这个原则，可以类推世界万物"，"运数之'数'，实质上就是'象'，它并不偏向定量，而是偏向定性"。气机的升降出入运动是熵流代谢过程，气机调畅意味着人体处于低熵有序的健康状态，气是信息的载体，共有传递、保存、交换的性能，信息也可给以量的规定，从熵理论发展而来的信息论指明"信息就是负熵"。因此以熵理论解释气的结构生理是必要的。熵涵括了气的功能与物质性，熵理论与气的关系探讨为中医学气的定量化研究提供了一种可能性。

3. 精气与生物能 有人从近代基础医学理论和中药药理学的角度，探讨了精气的实质与近代生物能学有关内容的联系，认为精气与三磷酸腺苷（ATP）的前体物质都是食物和空精气（氧），具有共性的物质基础；中医学对精气功能的认识与 ATP 的生物功能内涵有许多共同之处；精气或 ATP 生物能都具有专一性。有人将中医学精气理论与人体的线粒体能量代谢相比较，提出人体的精气与人体的线粒体有许多密切关系，线粒体可能为人体精气的重要组成部分。

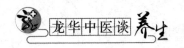

 第三节　阴阳五行

阴阳学说和五行学说均属于唯物辩证观的哲学，渗透到医学领域后，促进了中医药学理论体系的形成和发展，并且还贯串于整个中医药学理论体系的各个方面，成为中医药学理论体系的一个重要组成部分。

一　阴阳学说的基本内容

阴阳学说，是研究阴阳的内涵及其运动变化规律，并用以阐释宇宙间万事万物的发生、发展和变化的一种古代哲学理论。阴阳最初的含义是非常朴素的，是指日光的向背而言，朝向日光则为阳，背向日光则为阴。以后随着观察面的扩展，阴阳的朴素含义逐渐得到引申。如向日光处温暖、明亮，背日光处寒冷、晦暗，于是古人就以光明、黑暗、温暖、寒冷分阴阳。如此不断引申的结果，就几乎把自然界所有的事物和现象都划分为阴与阳两个方面。这时的阴阳不再特指日光的向背，而变为一个概括自然界具有对立属性的事物和现象双方的抽象概念。

阴阳学说贯穿于中医学理论体系的各个方面，广泛用来说明人体的组织结构、生理功能、病理变化，并指导养生保健及疾病的诊断和治疗。

中医学认为，人体是一个有机整体。组成人体的所有脏腑经络形体组织，既是有机联系的，又都可以根据其所在部位、功能特点划分为相互对立的阴阳两部分，正所谓"人生有形，不离阴阳"。人体脏腑组织的阴阳属性，就大体部位来说，上部为阳，下部为阴；体表属阳，体内属阴。就其背腹四肢内外侧来说，则背属阳，腹属阴；四肢外侧为阳，四肢内侧为阴。以脏腑来分，五脏属里，藏精气而不泻，故为阴；六腑属表，传化物而不藏，故为阳。总之，人体组织结构的上下、内外、表里、前后各部分之间，以及内脏之间，无不包含着阴阳的对立统一。对于人体的生理功能，中医学也以阴阳学说来加以概括说明，认为人体的正常生命活动，是阴阳两个方面保持对立统一的协调关系的结果。如以功能与物质相对而言，则功能属于阳，物质属于阴，物质与功能之间的关系，就是这种对立统一关系的体现。人体的生理活动是以物质为基础的，没有物质的运动就无以产生生理功能。而生理活动的结果，又不断促进着物质的新陈代谢。人体功能与物质的关系，也就是阴阳相互依存，相互消长的关系。如果阴阳不能相互为用而分离，人的生命也就终止了，所以说："阴平阳秘，精神乃治；阴阳离决，精气乃绝。"

阴阳学说作为中医学特有的思维方法，广泛用来阐释人体的生命活动、疾病的发生原因和病理变化，并指导着疾病的诊断和防治，成为中医学理论体系中的重要组成部分。阴阳学说的基本内容，可以从阴阳对立制约、阴阳互根互用、阴阳交感与互藏、阴阳消长、阴阳转化和阴阳自和与平衡等几个方面加以说明。

阴阳的对立制约、互根互用、交感互藏、消长转化及自和与平衡，是从不同角度来说明阴阳之间的相互关系及其运动规律的，表达了阴阳之间的对立统一关系。阴阳之间的这些关系及其运动规律并不是孤立的，而是彼此互相联系的。阴阳的对立互根是阴阳最普遍的规律，说明了事物之间既相反又相成的关系。事物之间的阴阳两个方面通过对立制约而取得了平衡协调，通过互根互用而互相促进，不可分离。阴阳交感是万物产生和发展的前提，万物就在阴阳交感过程中产生。阴阳的互藏则是阴阳交感的动力根源，同时也是阴阳消长转化的内在根据。阴阳的消长和转化是阴阳运动的形式。阴阳消长是在阴阳对立制约、互根互用基础上表现出的量变过程，阴阳转化则是在量变基础上的质变，是阴阳消长的结果。阴阳的动态平衡由阴阳之间的对立制约、互根互用及其消长转化来维系，而阴阳自和表达了其自动维持和自动恢复这一动态协调平衡的能力与趋势。如果阴阳的这种动态平衡遭到破坏，又失去了自和的能力，在自然界就会出现反常现象，在人体则会由生理状态进入疾病状态，甚至死亡。

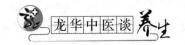

 阴阳学说在中医养生中的应用

人体的正常生命活动，是阴阳两个方面保持着对立统一的协调关系，处于动态平衡的结果。因此阴阳的相对协调是健康的表现，而阴阳失调就会导致阴阳的偏盛偏衰而发生疾病，故阴阳失调是疾病发生的基本病机之一。

所谓阴阳平衡，是指阴阳双方在相互斗争、相互作用中处于大体均势的状态，即阴阳协调和相对稳定状态。阴阳双方虽然不断地处在相互斗争、相互排斥、相互作用的运动之中，彼此之间随时发生着消长和转化，但阴阳双方仍然维持着相对稳定的结构关系。阴阳之间的这种平衡，是一种动态的平衡，而非绝对的静态平衡，也就是指阴阳双方的比例是不断变化的，但又是稳定在正常限度之内的状态。维持这种平衡状态的机制，是建立在阴阳对立制约与互根互用基础上的阴阳双方在一定限度内的消长和转化运动。

由于疾病发生发展的根本原因是阴阳失调，因此，在养生保健的过程中，注重调整阴阳，补其不足，泻其有余，维持阴阳的相对平衡，就成为其基本原则，故曰"谨察阴阳所在而调之，以平为期"。调整阴阳，使之保持或恢复相对平衡，达到阴平阳秘，是防治疾病的基本原则，也是阴阳学说用于养生保健的主要内容。而在这一过程中，阴阳自和，被中医养生认为是一个十分重要的概念。

阴阳自和的概念，脱胎于中国古代哲学中的"阴阳贵和"思想，是指阴阳双方自动维持和自动恢复其协调平衡状态的能力和趋势，是阴阳双方自动地向最佳目标的发展和运动、维持事物或现象协调发展的内在机制。对生命体来说，阴阳自和是生命体内的阴阳二气在生理状态下的自我协调和在病理状态下的自我恢复平衡的能力。

中医学运用阴阳自和的理论来说明人体阴阳自动协调，促使病势痊愈和机体健康恢复的内在机制，用以阐明人体内的阴阳二气具有的自身调节能力。阴阳自和是阴阳的深层次运动规律，它可以揭示人体疾病预防和自愈的内在机制。是以，在养生保健的过程中，如何充分发挥阴阳自和这一自身特性，以促使阴阳保持或恢复相对平衡的状态，就成为一个非常关键的问题。

　　中医养生学认为，其最根本的原则就是要"法于阴阳"，即遵循自然界阴阳的变化规律来调理人体之阴阳，使人体中的阴阳与四时阴阳的变化相适应，以保持人与自然界的协调统一，使人体内阴阳本身的内在特性得以充分良好的发挥而不受阻碍。正如其所提倡"春夏养阳，秋冬养阴"的原则，对"能夏不能冬"的阳虚阴盛体质者，夏用温热之药预培其阳，则冬不易发病；对"能冬不能夏"的阴虚阳亢体质者，冬用凉润之品预养其阴，则夏不得发病。此即所谓"冬病夏治""夏病冬养"之法。

　　另外，中医养生学还从阴阳平衡的角度出发，主张在养生的实践过程中把动与静、形与神有机地结合起来，提倡动静结合、形神共养。因此，不但提出了"恬淡虚无，真气从之，精神内守，病安从来""志闲而少欲，心安而不惧"；同时，也提出了"出入废则神机化灭，升降息则气力孤危""形劳而不倦"。是故，"动静节宣，所以养生也"，动静互涵，静以养神，动可养形，形神共养，并保持协调平衡，生命活动统一协调，才能维护身心的健康，符合生命运动的客观规律而健康长寿。

 ## 五行学说的基本内容

　　五行学说，是研究木火土金水五行的概念、特性、生克制化规律，并用以阐释宇宙万物的发生、发展、变化及相互关系的一种古代哲学思想，属于中国古代唯物论和辩证法范畴。五行学说认为，宇宙间的一切事物都是由木、火、土、金、水五种基本物质所构成的，自然界各种事物和现象的发展变化，都是这五种物质不断运动和相互作用的结果。

　　中医学理论体系在其形成过程中，受五行学说的影响极其深刻，它同阴阳学说一样，也已成为中医学独特理论体系的组成部分，在历史上对中医学术的发展有着深远的影响。

　　五行学说在中医养生中的应用，主要是以五行的特性来分析研究机体的脏腑、经络等组织器官的五行属性；以五行之间的生克制化来分析研究机体的脏腑、经络之间和各个生理功能之间的相互关系；以五行之间乘侮来阐释病理情况下的相互影响。因此，五行学说作为一种思维方法贯穿于中医养生

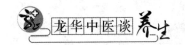

理论体系的各个方面，用以说明人体的生理病理，并指导疾病的预防和保健，成为中医养生理论体系的重要组成部分。

五行的特性，是古人在长期的生活和生产实践中对木、火、土、金、水五种物质的直观观察和朴素认识的基础上进行抽象，而逐渐形成的理性概念，是用以识别各种事物的五行属性的基本依据。一般认为，"水曰润下，火曰炎上，木曰曲直，金曰从革，土爰稼穑"是对五行特性的经典性概括。与此同时，五行学说以五行特性为依据，运用取象比类和推演络绎的方法，将自然界千姿百态、千变万化的各种事物和现象分别归属于木、火、土、金、水五大类，而每一类事物和现象之间都有着相同的或相似的特定属性，彼此构成了一定的联系，从而构建了一个完整的五行系统。

中医学在天人相应思想指导下，以五行为中心，以空间结构的五方、时间结构的五季、人体结构的五脏为基本框架，将自然界的各种事物和现象及人体的生理病理现象，按其属性进行归纳，从而将人体的生命活动与自然界的事物或现象联系起来，形成了联系人体内外环境的五行结构系统，用以说明人体及人与自然环境的统一。

在这里，五行学说的基本内容主要由五行的相生与相克、五行的制化与胜复、五行的相乘与相侮和五行的母子相及四个方面组成。其中五行的相生相克是指五行间存在着动态有序的相互资生和相互制约的关系；五行的制化和胜复，是指五行系统中具有的自我调节机制。由于五行之间存在着相生、相克与制化、胜复的关系，从而维持五行结构系统的平衡与稳定，促进事物的生生不息。五行的相乘、相侮与母子相及是五行之间异常的生克变化，主要用于阐释某些异常的气候变化和人体的病理变化。

四 五行学说在中医养生中的应用

五行学说在中医养生中的应用，主要是以五行的特性来分析归纳人体脏腑、经络、形体、官窍等组织器官和精神情志等各种功能活动，构建以五脏为中心的生理病理系统，进而与自然环境相联系，建立天人一体的五脏系统，并以五行的生克制化规律来分析五脏之间的生理联系，以五行的乘侮和母子相及规律来阐释五脏病变的相互影响，指导养生过程中的预防与保健。因此，五行学说作为中医学主要的思维方法在中医养生理论体系的建立中起着重要作用，而且还对中医养生保健实践过程具有重要指导意义。

同阴阳学说一样，五行学说中的五行结构系统所保持着的动态平衡与稳定，是机体健康的标志；而五行之间异常的生克变化则会导致疾病的发生和发展。是以，调整五行结构，使之保持或恢复相对的平衡，同样是防治疾病的基本原则，也是五行学说用于养生保健的主要内容。

所谓五行生克的平衡与稳定，是指五行之间既相互资生，又相互制约，维持平衡协调，推动事物间稳定有序变化与发展的关系。而在保持和恢复这一相对平衡的过程中，同样有一个非常重要的概念，那就是五行的制化与胜复。

五行制化，是指五行之间既相互资生，又相互制约，维持平衡协调，推动事物间稳定有序的变化与发展。五行制化的规律是：五行中有一行过于亢盛时，则必然会有随之而来的制约，以防止其过亢而为害，即在相生中有克制，在克制中求发展。五行胜复，是指五行中一行的亢盛（即胜气），则会引起其所不胜（即复气）的一行报复性的制约，从而使五行之间复归于协调和稳定。五行胜复的规律是"有胜则复"，即五行中一行亢盛（包括绝对亢盛或相对亢盛），则按相克次序克制，引起其所不胜（即复气）旺盛，以制约该行的亢盛，使之复归于常。

通过这样一对制化与胜复的调节机制，五行系统在局部出现不平衡的情况下，即可自行调节以维持其整体的协调平衡。而在中医养生保健的过程中，充分发挥并利用五行这一制化与胜复的调节机制，可以更好地促使五行结构保持或恢复相对平衡的状态。

五行学说的这一特性在中医养生中被充分应用于情志疗法中。中医学认为，情志生于五脏，五脏之间有着生克关系，所以情志之间也存在这种关系。由于在生理上人的情态变化有着相互抑制的作用，在病理上和内脏有密切关系，故在临床上可以用情志的相互制约关系来达到治疗的目的。如"怒伤肝，悲胜怒……喜伤心，恐胜喜……思伤脾，怒胜思……忧伤肺，喜胜忧……恐

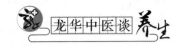

伤肾，思胜恐"。其制化与胜复的具体调节机制详述如下：

悲为肺志，属金；怒为肝志，属木。金能克木，所以悲胜怒。

恐为肾志，属水；喜为心志、属火。水能克火，所以恐胜喜。

怒为肝志，属木；思为脾志，属土。木能克土，所以怒胜思。

喜为心志，属火；忧为肺志，属金。火能克金，所以喜胜忧。

思为脾志，属土；恐为肾志，属水。土能克水，所以思胜恐。

总之，精神意志活动是五脏精气活动的体现，但反过来，意志在一定程度上又能控制自己的精神和脏腑的活动。所以充分发挥人的意志作用，重视精神的调养，既是养生防病、预防早衰的重要原则，也是五行学说在中医养生理论中的体现。

与此同时，饮食有节、以和五味则是五行学说在中医养生理论中的另一代表。中医养生学认为，饮食是人类赖以生存和维持健康的基本条件。人类通过对饮食物的正常消化和吸收，来摄取各种必要的营养物质，以维持人体正常的生长发育和生理功能，其质量好坏直接影响人类健康。要达到养生的目的就要做到五味调和、饮食有节。

五味调和是指饮食结构合群，五味无所偏颇。五味和五脏有对应关系，五谷、五畜、五果、五菜具有不同的五味，其对五脏的营养各有其相应的作用，并且指出只有合理而全面的搭配，才能有益于人体的健康，而如果五味太过或偏嗜，反能为其所害。因此，中医养生学提出，养生的要求是"谨和五味"，方能"长有天命"。

 五　阴阳学说和五行学说之间的关系

综上所述，阴阳学说和五行学说虽然各有特点，是两种学说，但两者之间是有关联的，在养生医学领域中是综合运用的。阴阳学说和五行学说，均是以阴阳、五行的各自属性及其各自相互联系的法则为理论指导，以各种生理、病理现象为客观指标，去分析、研究、探讨和阐释人体内在脏腑、经络等的生理功能和病理变化，并以此去指导养生保健过程中所遇到的各种实际问题。

阴阳学说着重以"一分为二"的观点来说明相对事物或一个事物的两个方面存在着相互对立制约、互根互用、消长平衡和转化的关系。阴阳学说用以解释宇宙，则认为整个宇宙即是一个对立的统一体；用以解释人体，就把人体看作是由各种对立的组织结构、功能活动所组成的统一体；用以解释人和自然的关系，则就认为人和自然又是一个对立的统一体。

五行学说着重以"五"为基数来阐释事物之间生克制化的相互关系。五行学说用以解释宇宙，则认为整个宇宙是由木、火、土、金、水五种基本物质的生克制化所组成的整体；用以解释人体，就以五行配属五脏、五官、五体、五志等来阐释其间相互生克制化的整体；用以解释人和自然的关系，则认为自然界的五运、六气、五方、五季、五化等都内应脏腑，人体脏腑的生理活动与自然环境之间同样存在着生克制化的相互关系。

由于人的生命活动、人和自然的关系是非常复杂的，其间还有许多东西还未被人们所发现和认识，而且阴阳学说、五行学说又受到历史社会条件的限制，还不能完全解释人体的生理活动，所以在养生医学领域中，非常强调二者综合运用。正所谓："五行即阴阳之质，阴阳即五行之气。气非质不立，质非气不行。行也者，所以行阴阳之气也。"这就充分说明了在实际运用中，论阴阳则往往联系到五行，言五行则必及阴阳。如在探讨脏腑功能时，不仅脏腑可以分阴阳，各脏都有阴阳，而且各脏生理功能之间确也存在着相互生克制化的关系。反之，以五行的生克制化来探讨五脏之间相互关系时，又离不开五脏阴阳之间的相互联结和制约。因此，在分析研究和探讨人体生理活动和病理变化时，必须把阴阳和五行结合起来，才有利于正确指导养生保健的具体行为。

此外，又须指出，阴阳五行学说是属我国古代的辩证唯物观，但不能否认还受到社会历史的限制，而存在着相当的局限性。因此，在研究人体生命活动、生理功能和病理变化并指导养生保健的行为方法时，不能停留于阴阳或五行的抽象概念；必须从实际出发，认真研究各种生理功能和病理变化，才能更实际、更具体地继承和发展中医养生，保护人类身体的健康长寿。

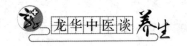

第四节　脏腑经络

藏象学说，是研究藏象的概念内涵，各脏腑的形态结构、生理功能、病理变化及其与精、气、血、津液、神之间的相互关系，以及脏腑之间、脏腑与形体官窍及自然社会环境之间的相互关系的学说。而经络学说，是研究人体经络系统的概念、构成、循行分布、生理功能、病理变化及其与脏腑、形体、官窍、精气、血、神之间相互联系的基础理论。

人体是一个统一的有机整体，它是由脏腑、经络等许多组织器官所构成的。各脏腑、组织、器官的功能活动不是孤立的，而是整体活动的一个组成部分，它们不仅在生理功能上存在着相互制约、相互依存和相互为用的关系；而且还以经络为联系通道，在各脏腑组织之间，相互传递着各种信息，在气、血、津液环周于全身情况下，形成了一个非常协调和统一的整体。

藏象学说与经络学说均是中医学特有的关于人体生理病理的系统理论，也是中医养生理论体系的核心部分，对养生延寿和预防保健具有重要的指导意义。

一　藏象学说的基本内容

藏象，又写作"脏象"，是指藏于体内的内脏及其表现于外的生理病理征象及与自然界相通应的事物和现象。藏象学说是以脏腑的形态和生理病理为研究目标的中医学基本理论，是古代医家在长期生活医疗实践中，以古代解剖知识为基础，在认识了内脏的某些功能的基础上，运用察外知内、取象类比、整体观察等方法，经过概括、抽象、推理，逐步归纳出来的理论体系。

藏象学说，于《内经》中已基本形成一个完整的理论体系，其形成基础主要来源于古代解剖学的认识、长期生活实践的观察、古代哲学思想的渗透及长期医疗实践经验的积累。

　　"藏"，是藏于体内的内脏，包括五脏（肝、心、脾、肺、肾）、六腑（胆、胃、小肠、大肠、膀胱、三焦）和奇恒之腑（脑、髓、骨、脉、胆、女子胞）。由于五脏是所有内脏的中心，故"藏"之所指，实际上是以五脏为中心的五个生理病理系统。"象"，是指以五脏为中心的五个生理病理系统表现于外的生理病理征象，以及与外在自然环境的事物与现象类比所获得的比象。中医学通过"藏象"把形与象有机地结合起来，较确切地反映了中医学对人体生理活动的认识方法。中医学既通过解剖分析的直接观察方法认识脏腑的形态和功能，又运用哲学思维，以整体观察的方法认识脏腑的生命活动规律，并以脏腑精气的贮藏、运动和代谢来解说脏腑机能。因此，中医学的脏腑不仅仅是形态学结构的脏器，而是在其形态学结构的基础上，赋予了某些特殊机能的生理病理学系统。

　　藏象学说的主要特点是以五脏为中心的整体观，五脏是心、肺、脾、肝、肾的合称。五脏的生理功能虽然各有专司，但是五脏之间各种生理功能活动同时相互依存、相互制约和相互协调平衡。藏象学说认为，人体是一个极其复杂的有机整体，人体各组成部分之间，结构上不可分割，功能上相互为用，代谢上相互联系，病理上相互影响。藏象学说以五脏为中心，通过经络系统"内属于腑脏，外络于肢节"，将六腑、五体、五官、九窍、四肢百骸等全身脏腑形体官窍联结成一个有机的整体。

　　中医养生以阴阳学说说明五脏阴阳之间既相互制约又互根互用的动态平衡关系，以五行学说阐释五脏功能之间既相互资助又相互制约的协调统一关系，并认为五脏机能的协调共济、相互为用是维持人体生理平衡的重要保证。此外，中医藏象学认为，五脏的生理活动与精神情志密切相关，人的精神活动属于人体整体生命机能的体现，与五脏的生理功能正常与否密切相关。

藏象学说在中医养生中的应用

　　中医藏象学说提出人是以五脏为中心的有机整体，中医养生学认为，脾和肾对于养生保健尤为重要。

　　中医养生学认为，脾为"后天之本"。由于饮食物是人类出生后所需营

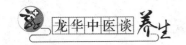

养的主要来源，是生成精、气、血、津液的主要物质基础，而饮食物的消化及其精微的吸收、转输都由脾所主，脾气不但将饮食物化为水谷精微，为化生精、气、血、津液提供充足的原料，而且能将水谷精微吸收并转输至全身，以营养五脏六腑、四肢百骸，使其发挥正常功能，并能充养先天之精，促进人体生长发育，是维持人体生命活动的根本。是以，中医养生学认为，顾护脾胃对养生保健有着重要意义。在日常生活中注意保护脾胃，使脾气充实，运化功能健全，则正气充足，不易受邪气的侵袭，即所谓"四季脾旺不受邪"。否则，脾气不健，气血亏虚，人体易病，即所谓"百病皆由脾胃衰而生也"。

胃是机体对饮食物进行消化吸收的重要脏器，主受纳腐熟水谷，有"太仓""水谷之海"之称。机体气、血、津液的化生，都依赖于饮食物中的营养物质，是故，胃又有"水谷气血之海"之称。胃气的受纳水谷功能，既是其主腐熟功能的基础，也是饮食物消化吸收的基础。因此，胃气的受纳功能对于人体的生命活动十分重要。

胃气，是中医学的一个含义较广的概念。在中医养生学中，胃气指推动胃肠道的运动以发挥受纳腐熟水谷功能的一类精微物质，是一身之气分布到胃的部分，属脏腑之气之一。中医养生学认为，胃气的受纳、腐熟水谷功能，必须与脾气的运化功能相互配合，纳运协调才能将水谷化为精微，进而化生精、气、血、津液，供养全身。是以，胃气又可被认为是脾气与胃气的合称，即推动和调控整个胃肠道的运动，以使饮食物消化及精微物质吸收转输的两类不同运动趋向的精微物质，又可称为中气，或指代一身之正气。此气的强弱影响到整个消化系统的功能，直接关系到整个机体的营养来源。因而此气的盛衰有无，关系到人体生命活动的强弱及生命的存亡。所以，在养生保健的实践过程中，要时刻注意保护此脾胃之气，正所谓："土气为万物之源，胃气为养生之主。胃强则强，胃弱则弱，有胃则生，无胃则死，是以养生家必当以脾胃为先。"

中医养生学提倡"人以脾胃中元气为本"的思想，认为脾胃伤则元气衰，元气衰则人折寿。所以，"内伤脾胃，百病丛生"，正说明脾胃虚衰是生百病的主要原因。是故，调理脾胃、扶正益气也是预防保健的重要原则，正所谓"养脾者，养气也，养气者，养生之要也"。

与此同时，肾之精气主宰人体生命活动的全部过程，即明确指出肾精对健康长寿的重要性。扶正固本，同样要从肾入手，肾之精气的盛衰直接关系到人体衰老的速度。所以，中医养生学同样把保精护肾作为抗衰老的基本措施，认为益精补肾对于防病、延寿、抗衰老是有积极意义的。至于调养肾精的方法，中医养生学提出要从多方面入手，节欲保精、运动保健、导引补肾、按摩益肾、食疗补肾、药物调养等。通过调补肾气、肾精，可以协调其他脏腑的阴阳平衡。肾的精气充沛，有利于元气运行，增强身体的适应调节能力，更好地适应于自然。

总之，养生保健就是保养正气，就是保养精、气、神。从人体生理功能特点来看，保养精、气、神的根本，在于护养脾肾，正所谓："故善为医者，必责其本，而本有先天后天之辨。先天之本在肾，肾应北方之水，水为天一之源。后天之本在脾，脾应中宫之土，土为万物之母。"在生理病理上，脾肾二脏的关系都极为密切，先天生后天，后天充先天。脾气健运，必借肾阳之温煦；肾精充盈，有赖脾所化生的水谷精微的补养。是以，要想维护人体生理功能的协调统一以养生防病、延缓衰老，保养脾肾至关重要。

三 经络学说的基本内容

经络，是经脉和络脉的总称，是运行全身气血，联络脏腑形体官窍，沟通上下内外，感应传导信息的通路系统，是人体结构的重要组成部分。经脉和络脉虽有区别，但两者紧密相连，共同构成人体的经络系统，担负着运行气血、联络沟通等作用，将体内五脏六腑、四肢百骸、五官九窍、皮肉筋脉等联结成一个有机的整体。

人体由脏腑、形体、官窍和经络构成。它们虽然各有不同的功能，但又共同组成了有机的整体活动。人体全身内外、上下、前后、左右之间的相互联系，脏腑、形体、官窍各种功能的协调统一，主要是依赖经络的沟通联系作用实现的。

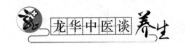

其中，内在脏腑与外周体表肢节的联系，主要是通过十二经脉的沟通作用来实现的。十二经脉中，每条经脉对内与脏腑发生特定的属络关系，对外联络筋肉、关节和皮肤，即十二经筋与十二皮部。外周体表的筋肉、皮肤组织及肢节等，通过十二经脉的内属外连而与内在脏腑相互沟通。这种沟通主要表现在体表的一定部位和体内的不同脏腑之间的内外统一关系，以及周身体表肢节与体内脏腑的整体性联系。

与此同时，脏腑之间的联系也与经络的沟通联系密切相关。十二经脉中，每一经都分别属络一脏和一腑，这是脏腑相合理论的主要结构基础，而且，经络系统各部分之间也存在着密切联系。十二经脉有一定的衔接和流注规律，除了依次首尾相接如环无端外，还有许多交叉和交会，这就使得经络系统成为一种具有完整结构的网络状的调节系统。

依此网络调节系统，经络发挥其运输渗灌气血的作用，具体体现为经脉作为运行气血的主要通道而具有运输气血的作用，以及络脉作为经脉的分支而具有布散和渗灌经脉气血到脏腑形体官窍及经络自身的作用。正是由于经脉的运输渗灌作用，才能使气血内溉脏腑，外濡腠理，而脏腑腠理在气血的不断循环灌注濡养下，生理机能得以正常发挥，则机体强健，自能抵御外邪的侵袭。

经络学说贯穿于人体生理、病理及疾病的诊断和防治各个方面，与藏象、精气血津液等理论相互辅翼，深刻地阐释人体的生理活动和病理变化，对养生保健，尤其是针灸、推拿、按摩、气功等，都起到极其有效的指导作用。

四 经络学说在中医养生中的应用

中医养生认为，经络系统可以通过其沟通联系、运输渗灌气血作用及其经气的感受和负载信息的作用，对各脏腑形体官窍的功能活动进行调节，使人体复杂的生理功能相互协调，维持动态的平衡状态。

这其中，由于经络系统可以通过运行于经络之中的经气对信息的感受负载作用而具有感应及传导针灸或其他刺激等各种信息的作用。是以，中医养生认为，经络的调节作用可以被用来促使人体机能活动维持或恢复其协调平衡。

针灸、推拿疗法，是以经络学说作为理论基础的重要养生及保健方法。经络能够通行气血，沟通上下内外，联络脏腑形体官窍，感应传导信息，协调阴阳，同时又是病邪入侵和疾病传变的通道。利用经络的这些特性，中医养生提倡运用针灸、推拿等多种方式刺激腧穴，以达到调理经络气血及脏腑功能，扶正祛邪，维持机体脏腑气血阴阳的动态平衡。

腧穴是经络气血转输交会之处，又是病邪侵入脏腑经络的门户，所以刺激特定腧穴，通过经气的传导作用和脏腑的反应来调整人体气血和脏腑机能，可恢复体内阴阳的相对协调平衡。由于经络在人体分布上呈密切联系的网状结构，因而针灸推拿学中也呈整体性调节的特点，即刺激腧穴可在不同水平上同时对机体多个器官、系统的正常或异常功能产生影响。因此，针灸、推拿的调节作用大多不是直接针对致病因子或病变组织，而主要是通过调节体内失衡的经络气血和脏腑功能而实现的，这是一种既可纠正异常的功能状态，又不会干扰正常的生理机能的治疗方式。

实验证明，针刺有关经脉穴位，可以对脏腑机能产生调整作用，而且在病理情况下尤为明显。如针刺足阳明胃经的足三里穴，可调节胃的蠕动与分泌机能。当胃的机能低下时给予轻刺激，可使胃的收缩加强，胃液浓度增加；而当胃处于亢奋状态时给予重刺激，则可引起抑制性效应。可见，经络的调节作用可表现出"适应原样效应"，即原来亢奋的，可通过它的调节使之抑制；原来抑制的，又可通过它的调节而使之兴奋。这一良性的双向调节作用，在针灸、推拿等疗法中，在中医养生的预防保健中，具有重要意义。

五 脏腑经络学说的理论研究

近年来，学术界围绕藏象学说，从理论、临床、实验等方面开展了部分研究工作，内容涉及藏象的一般问题、脏腑的生理功能、脏腑的病证等，目前研究已取得一定进展。

关于脏腑与藏象的概念，以往认为脏腑是功能性概念，近年的诸多研究表明，脏腑同样具有解剖学属性。有学者指出，中医脏腑概念最初不是对机

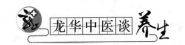

体表象综合抽象的产物，而是在解剖基础上建立起来的表征体内实在之物的本质属性和特征的真实概念。亦有学者从多方面对中医脏腑的解剖学属性加以探析，得出结论：中医脏腑的解剖属性在脏腑命名、脏腑生理、脏腑病证中均得到不同程度的体现，表明中医脏腑与实体脏器存在一定相关性。是以，藏象的内涵应包括"藏"与"象"两个方面，即藏于体内的具有不同活动规律的内脏及其所表现的解剖形态、生理病理征象，以及与自然界相通应的事物和现象；藏是藏象的主体，其结构是形态性结构与在此基础上形成的功能性结构的结合；五脏主藏精而为藏的核心，藏象实际上是以五脏为中心的生理病理系统。

近年来，有学者提出构建"脏腑－精气－阴阳"理论体系，为脏腑功能建立一种具有中医学特色的解释性模型。其构建的理论依据主要有历代文献的有关论述，尤其是《内经》的脏腑藏精、精化为气等理论，以及临床上脏腑精气阴阳病证的客观存在等。此外，理论研究在文献校勘、训诂、考据等基础上，呈现出多元化的局面，出现了比较研究、发生学研究等多种新的方式。如有学者对中医五脏和西医相应的实体脏器进行比较，揭示出两者的异同及联系，为五脏进一步的研究提供了思路和参考。也有从发生学角度对中医肺脏、肾脏有关理论加以研讨，亦为中医理论研究提供了可资借鉴的模式。

而对于经络学说，近年来许多研究者对于经络的实质提出了各种学术假说，如结构与功能说、经络皮层内脏相关说、体表内脏植物性联系系统说、神经体液综合调节机制相关说、第三传导平衡说、二重反射说、轴索反射接力联动说、电通路说、波导说、古老应激系统说等，这些都为经络的研究提供了各种新鲜的思路。而随着近年来经络研究不断深入，亦有许多领域都取得了新的研究进展。

在经络学说循经感传机制方面，许多学者在广泛调查循经传感现象的基础上，运用现代科学知识和手段，对经络进行了大量研究，在传感的激发控制、主要特征、机制及与传感相关的经络现象等方面都取得了可喜的成绩。鉴于已有的中枢论难以解释足三阳经及任督两脉等跨越身体多分区的循经感传路线、经络传导的可阻滞性，以及传导遇创伤瘢痕受阻现象和在关节沿经主要穴位停顿现象。因此，近年来许多研究者从神经系统不同水平入手，对皮层、脑干、脊髓、外周皮神经的传入和肌肉神经的传入对特定运动神经元影响及其外周神经末梢之间兴奋性进行研究，如用定量形态学方法在不同的物种上了解皮肤低电阻点穴位与经脉线的皮肤所具有的共同亚细胞结构特点；又如用电生理学方法研究循经感传机制与骨骼肌链的关系，以探讨感传的形成与外周和中枢协同作用相关的理论等。

与此同时，近年来许多研究者对经脉脏腑相关的规律和途径也进行了大量研究，将刺激单穴观察对相应脏腑功能的调控，进一步提高到将经脉作为一个整体功能进行研究。其中既有以临床为主的指标观察，如胃镜观察胃幽门括约肌压力、B超检测、心电图及微循环的改变等；又有动物实验，如心包经作为一条经，从整体上均可看到对实验性急性出血动物的调整作用，其在中枢和外周均有联系途径。此外，对药效反应循经特点和机理的研究也不断深入。

对于经络循行路线理化特性的检测，客观检测这些特性，显示经络的特殊轨迹，亦成为经络研究的一大课题。近年来许多研究者用已研制成功的中医传感针，观察经脉线下深部组织的物质和能量代谢特征，测定人体经穴深部组织的温度、pH值、氧分压、Ca^{2+}、K^+、Na^+等，为了解经脉的性质及其在人体机能调控中的作用提供更有意义的资料。而目前，对于经脉循行线路相关物质基础的研究，更是从组织细胞学水平、亚微观、微观层次进一步延伸到分子生物学水平；从细胞、细胞间质及其胶原到经脉线上钙离子活性等各项研究均取得一定程度进展。

对于经络实质的探讨，主要表现出多学科介入和以某些实验为依托提出各种新设想、新假说的特点。如根据量子理论，提出经络本质量子观；根据孤立波、液晶、混沌等理论探讨经络的研究结果，提出经络孤子说、液晶态说及混沌论等。除此以外，还有信息系统说、经络间隙说、类传导说、经络的超解剖功能性结构说、经络集合论、经络整体网络结构论等假说。目前还将经络声信息和电振荡特性、局部液晶变化及形态生化方面改变联系起来考虑，提出一些综合性的假说。如抵抗阻、高振动声、多层次、多形态、多功

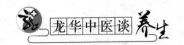

能立体结构假说。凡此种种，都为探讨经络实质开拓出新的研究思路。

第五节　病因病机

养生，古称"摄生""道生""保生"，即调摄保养自身生命的意思。其意义在于通过各种调摄保养，增强自身的体质，提高正气，从而增强对外界环境的适应能力和抗御病邪的能力，减少或避免疾病的发生；或通过调摄保养，使自身体内阴阳平衡，身心处于最佳状态，从而延缓衰老的过程。因此，在养生保健的过程中，预防发病具有十分重要的意义。预防是中医养生的重要组成部分，养生与预防在理论上常相互交融，在使用上常互为补充，相互为用。

预防，就是采取一定的措施，防止疾病的发生与发展。中医学历来注重预防，早在《内经》就提出了"治未病"的预防思想，正所谓："圣人不治已病治未病，不治已乱治未乱……夫病已成而后药之，乱已成而后治之，譬犹渴而穿井，斗而铸锥，不亦晚乎。"预防，对于健康人来说，可增强体质，预防疾病的发生；对于病者而言，可防止疾病的发展与传变。

因此，了解疾病发生发展的原因和过程，有针对性地进行预防保健措施，是中医养生理论体系的重要组成部分。

 病因

凡能导致疾病发生的原因，即病因，又称致病因素。致病因素多种多样，诸如六淫致病、疠气传染、七情内伤、饮食失宜、劳逸失度、持重努伤、跌仆金刃、外伤及虫兽所伤等，均可成为病因而导致发病。然而，在疾病过程中，原因和结果是相互作用着的，在某一病理阶段中是结果的，在另一阶段则可成为新的致病因素，即病理产物可成为病因，又称继发性病因，如痰饮、瘀血、结石等即是。此外，医、药失当及先天因素等，也可成为病因。

其中，六淫为外感病因之一。六淫，即风、寒、暑、湿、燥、火六种外感病邪的统称。在正常情况下，风、寒、暑、湿、燥、火是自然界六种不同的气候变化，是万物生长化收藏和人类赖以生存的必要条件，称为"六气"。人类长期生活在六气交互更替的环境中，对其产生了一定的适应能力，一般不会致病。但在自然界气候异常变化超过人体的适应能力，或人体的正气不足，抵抗力下降，不能适应气候变化而发病时，六气则成为病因。此时，伤人致病的六气便称之为"六淫"。淫，有太过和浸淫之意。由于六淫是致病邪气，所以又称其为"六邪"。

疠气是有别于六淫而具有强烈传染性的外感病邪。疠气，指一类具有强烈致病性和传染性的外感病邪。在中医文献中，疠气又称为"疫毒""疫气""异气""戾气""毒气""乖戾之气"等，指出疠气是有别于六淫而具有强烈传染性的外感病邪。自然环境变化剧烈时，疠气易产生流行，侵入发为疫疠病。疠气可以通过空气传染，经口鼻侵入致病；也可随饮食、蚊虫叮咬、虫兽咬伤、皮肤接触等途径传染而发病。疠气侵入，导致多种疫疠病，又称疫病、瘟病或瘟疫病。如痄腮（腮腺炎）、猩红热、疫毒痢、白喉、天花、霍乱等，都属感染疠气引起的疫病，实际上其包括了现代临床许多传染病和烈性传染病。

七情内伤，是引起脏腑精气功能紊乱而致疾病发生或诱发的一种致病因素。七情，是指喜、怒、忧、思、悲、恐、惊七种正常的情志活动，是人体的生理和心理活动对外界环境刺激的不同反应，属人人皆有的情绪体验，一般情况下不会导致或诱发疾病；只有强烈持久的情志刺激超越了人体的生理和心理适应能力，损伤机体脏腑精气，导致功能失调，或人体正气虚弱，脏腑精气虚衰，对情志刺激的适应调节能力低下时才会导致疾病的发生，而此时，七情则称之为"七情内伤"。七情内伤致病，因其直接损伤内脏精气，故可导致或诱发多种情志病和身心疾病。

饮食是人类赖以生存和维持健康的基本条件，是人体后天生命活动所需精微物质的重要来源。但是，正常的饮食要有一定的节制，如果饮食失宜，则可成为病因而影响人体的生理功能，导致脏腑机能失调或正气损伤而发生

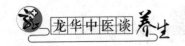

疾病，正所谓："凡饮食滋味以养于生，食之有妨，反能有害……若得宜则益体，害则成疾，以此致危。"由饮食失宜而导致疾病发生的称为"饮食内伤"。由于饮食物主要是依赖脾胃的纳运作用进行消化吸收，饮食内伤主要是损伤脾胃。

劳动与休息的合理调节，也是保证人体健康的必要条件。如果劳逸失度，或长时间过于劳累，或过于安逸静养，都不利于健康，可导致脏腑经络及精气血津液神的失常而引起疾病发生。因此，劳逸失度也是内伤病的主要致病因素之一。

最后，痰饮、瘀血、结石等是疾病过程中所形成的病理产物。这些病理产物形成之后，又能作用于人体，干扰机体的正常功能，可加重病理变化，或引起新的病变发生。因其通常是继发于其他病理过程而产生的致病因素，故称"继发性病因"，或称"内生有形实邪"。

病机

病机，是研究疾病发生的途径、类型、机制、规律及影响发病诸因素的理论。人体的生命过程自始至终受到自然环境和社会环境的影响，人体在适应和改造环境的过程中维持着自身的协调平衡，也维持着与环境的协调统一，从而维持着稳定有序的生命活动。

疾病，是在一定致病因素作用下，人体稳定有序的生命活动遭到破坏，出现阴阳失调、形质损伤或机能障碍，表现为一系列临床症状和体征的生命过程，即机体处于病邪的损害和正气的抗损害之间的矛盾斗争过程。若环境的影响超越了人体的适应能力，或人体自身调节功能失常，难以适应环境的剧烈或持久的变化，如剧烈的气候变化蕴生病邪侵入，或长期持久的情志刺激等，超越了人体自身的防御和适应调节能力，则会导致疾病的发生。因此，疾病的发生一般有两个方面的原因：一是机体自身的功能紊乱和代谢失调，二是外在致病因素对机体的损害和影响。这两方面的原因在发病过程中又是相互影响的，机体自身的失调最易导致外在致病因素的侵袭，而外在致病因素侵入之后，又导致或加重机体的功能紊乱和代谢失调。

疾病的发生和变化机制虽错综复杂，但概括起来不外乎是邪气作用于机体的损害与正气的抗损害之间的矛盾斗争过程。即任何一种邪气作用于人体，正气必然与之抗争，以祛除病邪和维护机体的健康。邪气对机体具有感染侵袭、损伤形质、障碍机能等各种致病作用，正气对邪气具有抗御、免疫、修复、调节等作用。如病邪被及时抗御消除，"阴平阳秘"的生理状态得以保持，则不发病，即"正能胜邪"；反之，病邪不能及时消除，机体的平衡协调状态遭到破坏，即"邪胜正负"，则发病。

正邪交争的结果决定着是否发病，这一基本原理已广泛地运用于中医养生保健的实践过程中。如六淫致病过程中，中医学指出自然界气候变化的异常与否是相对的。这种相对性表现在两个方面：一方面是指与该地区常年同期气候变化相比，或太过，或不及，或非其时而有其气，此时六气则变为六淫而侵入发病；而另一方面是指气候变化作为致病条件，主要还是与人体正气的强弱及调节适应能力相对而言的，若气候剧变，正气充盛者则可自我调节而不病，正气虚弱之人则可发病；而若气候正常，个体正气不足，却也仍可发病，这时对于病人而言，六气即成为致病邪气，所致病证也属六淫致病范畴。

是以，无论何种疾病，其共同的发病特点均与正邪有关。许多研究者认为，这里正气所概括的范围与现代免疫系统关系密切，免疫系统的正常功能既可免患传染性疾病，也可免生非传染性疾病，而正气旺盛也同样如此，既可避免外邪侵入，又可避免内在阴阳失调而产生的病理变化。中医养生在疾病的发病机理上强调人体内稳态与发病之间的紧密联系，认为人体是一个有机的整体，是一个具有极其复杂联系的网络系统，存在着许许多多的反馈与调节网络，它们之间的协调与统一，共同维持着机体内部环境的稳定。

三 预防保健

疾病的发生，主要关系到邪正盛衰，正气不足是疾病发生的内在因素，邪气是发病的重要条件。而预防，就是采取一定的措施，防止疾病的发生与发展。因此，预防的主要内容就在于在未病之前，采取各种措施，做好预防

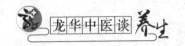

工作，以防止疾病的发生，而未病先防，就必须从增强人体正气和防止病邪侵害两方面入手。

首先，养生以增强正气，主要是指在未病之时的一种自身预防保健活动，从预防的角度看，可增强自身的体质，提高人体的正气，从而增强机体的抗病能力。正如《素问·上古天真论》所说："上古之人，其知道者，法于阴阳，和于术数，食饮有节，起居有常，不妄作劳，故能形与神俱，而尽终其天年，度百岁乃去。"即是对养生基本原则的精辟论述。这里，中医养生提出顺应自然、养性调神、顾护脾肾、增强锻炼、调摄饮食及针灸、推拿、药物调养等养生保健方式。

其次，防止病邪侵害主要通过规避邪气和药物预防来实现。邪气是导致疾病发生的重要条件，故未病先防除了养生以增强正气，提高抗病能力之外，还要注意避免病邪的侵害。正如《素问·上古天真论》说："虚邪贼风，避之有时。"就是说要谨慎躲避外邪的侵害，其中包括顺应四时，以防六淫之邪的侵害；避疫毒，以防疠气之染易；注意环境，防止外伤与虫兽伤；讲卫生，防止环境、水源和食物的污染等。

事先服食某些药物，可提高机体的免疫功能，能有效地防止病邪的侵袭，从而起到预防疾病的作用，这在预防疠气的流行方面尤有意义。对此，古代医家积累了很多成功的经验。《素问·刺法论（遗篇）》有"小金丹……服十粒，无疫干也"的记载。16世纪发明了人痘接种术预防天花，开人工免疫之先河，为后世预防接种免疫学的发展做出了极大的贡献。近年来，在中医预防理论的指导下，用中草药预防疾病也取得了良好的效果，如用板蓝根、大青叶预防流感、腮腺炎，用茵陈、贯众预防肝炎等，都是用之有效、简便易行的方法。

影响发病的因素很多，但中医养生认为可将其大概归纳为环境因素、体质因素和精神状态三个方面。首先，环境是指与人类生存密切相关的自然环境和社会环境，主要包括气候变化、地域因素、生活工作环境等。人与自然和社会环境息息相关，若这种"天人相应"的关系一旦遭到破坏，则会出现病理反映。其次，中医养生的发病观认为，正气在发病过程中具有主导作用，而作为反映正气盛衰特点的体质，往往会影响疾病的发生、发展和变化。最后，精神状态能影响内环境的协调平衡，故能影响发病，精神状态好，情志舒畅，气机通畅，气血调和，脏腑功能旺盛，则正气强盛，邪气难以入侵，或虽受邪也易祛除；而若情志不舒，则致气机逆乱，气血不调，脏腑功能失常而发病。正如《素问·上古天真论》所说："恬惔虚无，真气从之，精神内守，病安从来？是以志闲而少欲，心安而不惧，形劳而不倦，气从以顺。"所以，调摄精神，可以使内环境协调平衡，从而减少和预防疾病的发生。

总之，中医养生说认为，防止疾病的发生，是养生长寿的前提，要长寿必先防病，防病就是为了长寿，防止疾病发生的各种措施及方法，也就是养生的具体方法。防病是养生的主要目的之一，而养生又是最有效的预防手段。中医养生所提倡的顺应四时、调理饮食、调摄劳逸、节制婚育、调畅情志等多种预防法，其目的就在于增强体质，提高健康水平，预防疾病的发生。而这些具体防病方法，固然着眼于增强体质，但同时又具有防病作用，也是延缓衰老进程的重要举措。这就是中医养生说中的防病与延缓衰老两者统一的学术思想。

第 四 章

中医养生的基本原理

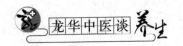

第一节　协调平衡

　　人体是一个统一的有机整体，脏腑是人体生命活动的中心。脏腑生理功能和相互之间的协调、平衡是维持机体内外环境相对平稳的重要环境。正如《寿世保元》中所说："夫善养生者养其内，不善养生者养其外。养内者以恬脏腑，调顺血脉，使一身之气流行冲和，百病不作。"所以，协调脏腑是养生保健的重要原则。

　　中医的脏腑包括五脏、六腑、奇恒之腑。五脏是指心、肝、脾、肺、肾五个脏器系统，主化生和贮藏精气。六腑是指胆、胃、大肠、小肠、膀胱、三焦六个脏器，具有消化食物、吸收营养、排泄糟粕的功能。奇恒之腑是指脑、髓、骨、脉、胆、女子胞。其特点是它们同是一类相对密闭的组织器官，却不与水谷直接接触，即似腑非腑；但具有类似于五脏贮藏精气的作用，即似脏非脏。机体各脏腑组织器官虽各有其生理功能，但它们并不是单独的个体，而是精密的系统组合。这种相关性，除了在解剖结构上得到一定的体现外，主要是在生理上相互依存、相互协同、相互制约，共同完成整个机体精密复杂的生理活动。具体表现为脏腑的系统分属关系、脏腑的气血阴阳表里关系，脏腑的生克制化关系等。脏腑之间以经络为联系通道，气血津液环周于全身，使各脏腑形成了协调统一的整体。只有机体的各个部分功能正常，人体才能组成一个有机的整体。

　　五脏在生理上相互联系，在病理上相互影响。如在五行生化克制关系中，木火刑金，即指肝失疏泄、气郁化火或肝气上冲，循经上行，灼伤肺津，以致肺气不降，而出现咳嗽、咯血、胸痛等肝火犯肺之证。反之，肺失清肃，燥热下行，亦可影响及肝，使肝失疏泄，气机不畅，出现咳嗽、胸胁引痛、头痛、易怒之候。

　　脏腑系统不仅在内部按五行规律相互联系，同时与外环境保持协调统一，构成一个和谐的统一整体而维持生命活动的正常进行。如脾性喜燥恶湿，在雨水过多的长夏季节或者长期居住在潮湿地带，脾易被湿困，出现腹满、食欲减退、大便溏泄等病。

五脏是以化生和贮藏精气为主要生理功能；六腑是以受盛和传化水谷、排泄糟粕为其生理功能。藏、泄得宜，机体才有充足的营养来源，以保证生命活动的正常进行。《本草衍义总论》说："夫善养生者养其内，不善养生者养其外……善养内者，使脏腑安和，三焦各守其位，饮食常适其宜。"其中任何一个环节故障，都会影响整体生命活动而发生疾病。协调脏腑是通过一系列养生手段和措施来实现的。协调的含义大致有二：一是强化脏腑的协同作用，增强机体新陈代谢的活力；二是纠偏，当脏腑间偶有失和，及时予以调整，以纠正其偏差。这两方面内容作为养生的指导原则之一，贯彻在各种养生方法之中，如精神养生中强调情志舒畅，避免五志过极伤害五脏（怒伤肝、喜伤心、思伤脾、忧伤肺、恐伤肾）；饮食养生中的五味入五脏；以及四时养生等。所以说，协调脏腑是养生学的指导原则之一，应予以足够重视。

第二节 畅通经络

经络是运行全身气血，联络脏腑肢节，沟通上下内外的通道。人身是一个统一的整体，以脏腑为中心，由经络外络肢体、官窍。《灵枢·经别》曰："十二经脉者，人之所以生，病之所以成，人之所以治，病之所以起。"就其养生理论而言，经络学说有着不可替代的作用。

畅通经络在养生方法中主要作用形式有三：

一是活动筋骨，以求气血通畅。中国传统养生功法通过运动导引、呼吸调息、意守静养等方法，"导其血脉，畅其筋骨"，来达到畅通气血经络、强健躯体筋骨的养生保健目的。具体而言有以下三种方式：其一，通过肢体的伸拉，牵拉肌肉经筋，进而引动经络，畅通气血，如易筋经；其二，通过牵

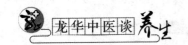

引经络之根结调动经络气机，如五禽戏；其三，通过意守或拍打刺激按摩某经络或其上的穴位，来激发经络气机。"行有车马，不如安步当车"，适当的运动可以促进气血的流通。气血脏腑调和，则身健而无病。

二是以刺激经络腧穴、调整气血为基本手段，从而激发卫气营血的运行，通经络、调虚实、和阴阳，达到促进新陈代谢、增强体质、预防疾病、养生保健的目的，确保生命活动顺利进行。常用的方法有推拿、针刺、艾灸、刮痧等。

三是在十二经络畅通的前提下，注意任督二脉的畅通。督脉行于背脊，"总督诸阳"，联系手足三阳经；任脉行于胸腹，为"阴脉之海"，可调节阴经气血。任、督二脉的相互沟通，可使阴经、阳经的气血周流，互相交贯，《奇经八脉考》中指出："任督二脉，此元气之所由生，真气之所由起。"因而，任督二脉的畅通，可以沟通十二经脉的联系，调节十二经的气血蓄积，从而整体调节身体的运行状态。故对于任督两脉不畅者，可捏脊、按摩胸腹。

经络是人体结构中的重要组成部分，它是体内通行气血、沟通表里上下、联络脏腑组织器官的庞杂系统。经络系统是生命活动中诸多生理联系的基础，在医疗实践中起着重要的指导作用。《灵枢·经脉》说："经脉者，所以能决死生，处百病，调虚实，不可不通。"所以，畅通经络作为养生的基本原则，常常贯穿于各种养生方法之中。如针推养生法，正是以经络学说为基础而产生的；如导引养生法、气功养生法等。

第三节　形神共养

动以养形，静以养神，动静相济，方能做到形神共养。"动"包括日常的劳动和各种行之有效的运动、健身方法，如舞蹈、散步、健走、气功、导引、五禽戏等。《吕氏春秋》曰："流水不腐，户枢不蠹，动也，形气亦然。"运动可以促进精气流动，气血畅达，增强抗病御邪的能力，增强生命力。现代科技研究也证明，经常运动能促进身体的新陈代谢，使器官充满活力，延缓机体的衰老。静意指清静，主要指心的清澈和平静。心为五脏六腑之主，易动难静。如果心神过于激动，精神不能内守，必然扰乱脏腑，耗伤气血，影响机体健康状态。所以，养生首要养心。《老子》曰："五色令人目盲；五音令人耳聋；五味令人口爽；驰骋畋猎，令人心发狂；难得之货，令人行妨。是以圣人为腹不为目，故去彼取此。"唯有少视、少听、少说、少欲，隔绝外界的声色名利，才能保持心灵的宁静清澈。其中闭目养神就是在生活中最简单的保持精神状态的养生方法，闭目则切断了外界传入的视觉信息，减少因此产生的大脑消耗，从而保护眼睛，减少消耗，提高大脑功能。

　　神，是指精神，即一切意识、知觉、思维等生命活动的集中表现，是人体脏腑气血活动的外在表现。《内经》曰："得神者昌，失神者亡。"说明了神的重要性。一方面，人的精神思维活动只能在人体内发生；另一方面，精神情志活动也能影响人的生理功能。"静者寿，燥者夭"，平静有序的情志活动能使人体气血和调；而七情过及，易使得人体气机紊乱，扰乱气血运行，从而导致疾病的发生。在机体新陈代谢过程中，神不仅主导着人体的精神活动，也主宰着物质能量代谢、调节适应、卫外抗邪等，故神易耗伤而受损。因而，养神就显得尤为重要。养神之道，贵在静养，所谓"静养"，主要是指静神而不用，或用神而有度、不躁动，使神不过用。《庄子·在宥》中也说道："无视无听，抱神以静，形将自正。必静必清，无劳汝形，无摇汝精，乃可以长生。"认为排除外界干扰，清除内心的烦恼，不要劳累，也不要费神，就可以得到长生。《素问》曰："是以圣人为无为之事，乐恬淡之能，从欲快志于虚无之守，故寿命无穷，与天地终，此圣人之治身也。""清静则肉腠闭拒，虽有大风苛毒，弗之能害。"心神安静者，神不费，精不失，精气日渐充实，形体随之健壮，既能益寿延年，又能预防疾病，从而达到养生保健的效果。

　　养神亦要养性，养性就是培养良好的性格品质。《浮生六记》："养生之道，只清净明了四字，内觉身心空，外觉万物空。破诸妄想，一无执着，是曰清净明了。万病之毒，皆生于浓；浓于声色，生虚怯病；浓于货利，生食饕病；浓于功业，生造作病；浓于名誉，生矫激病。"良好的性格品质有助于

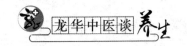

身心健康。保持清静、和顺、知足常乐的性格，是养神的重要基础。

清静养神的养生原则体现在众多的传统养生法中，如雅趣养生中的弈棋养生、垂钓养生法，功法养生中的虚静无为、意识导引、专一意守法，及作息养生等。

第四节　节欲保精

所谓节欲，一方面是指对于男女间性欲要有节制。男女之欲是正常生理要求，是人类的本性，合乎天地自然之道。欲不可绝，亦不能禁，但要注意适度，不使太过，做到既不绝对禁欲，也不纵欲过度，和谐适度即是节欲的真正含义。房事过度，失精过多，精微物质过量耗损，对身体各器官都会造成负担；而适度适当的房事则能疏泄精气，协调身体的各项内分泌及免疫功能，促进身体健康。另一方面，"节欲"中的欲不仅是指性的需求，更是指心理到身体对事物的渴望、满足。《庄子》曰："富贵显严名利六者，勃志也。容动色理气意六者，谬心也。恶欲喜怒哀乐六者，累德也。去就取与知能六者，塞道也。"列举了24种不利于人的志、心、德、道的欲望。节欲就是要在思想和行为上减少主观欲望需求，从而保持内心的宁静。心为一身之主宰，心静则身静，心动则五脏六腑具动。人如果每日汲汲营营于各种私欲，时时不能满足，必使心神不宁，五脏六腑之气机紊乱，精气渐亏，形体早衰易病。《素问·上古天真论》云："恬淡虚无，真气从之，精神内守，病安从来。""恬淡"，即指恬静淡泊，内无所蓄，外无所逐；"虚无"，即指心无挂碍。当人处于一种恬静淡泊、心无挂碍的状态时，人先天被赋予的"真气"就会随着指挥它的"神"去开始运作，做到机体内精神充盈，从而远疾病健体魄。节欲则能恬淡，情志畅达，精神内守，五脏六腑气机通畅，则精气充实，形体健壮。袁黄在《摄生三要》中提出寡欲、节劳、息怒、戒酒、慎味等"节欲"方法。同时，也可防止七情过极而伤脏腑，劳逸失常而伤精气。

故节欲保精被称为中医养生学的基本原则之一。

精分为广义之精和狭义之精。狭义上的"精"，是指与生俱来的、禀受于父母的男女生殖之精，是人体先天生命之源泉，即是肾精。保精应当保养肾精。男女生殖之精，是人体先天生命之源泉，不宜过分泄漏。"房中之事，能生人，能煞人。譬如水火，知用之者，可以养生；不能用之者，立可致死。"纵欲过度，则损伤肾精，耗散元气。因此，应当行房有度，适当安排性生活次数。广义上的"精"，是指禀于先天之精，由后天水谷化生而成的精微物质，是维系人体生长、发育与生殖的有形的精微物质。亦可通过整体调理、保养五脏的方式，使得五脏安和，精能够得到充分的滋养，则能精气充盈。即通过协调脏腑、调畅情志、不妄作劳，来达到养精葆精的目的，也就是《素问·上古天真论》所说"志闲而少欲，心安而不惧，形劳而不倦"。《类经》记载："善养生者，必宝其精，精盈则气盛，气盛则神全，神全则身健，身健则病少，神气坚强，老而益壮，皆本乎精也。"只有精气充盈，才能神旺身健，延年益寿。

节欲保精方能强身、防病、益寿延年，而它作为传统养生的指导原则，体现在房事养生、情志养生、四时养生、作息养生等诸法中。

第五节 调息养气

调息养气，即调整呼吸，吐故纳新，呼出身中浊气，吸入天地之精气，以使气聚精盈神旺。

调息，即调整呼吸。《河上公章句》中指出了调息的重要性和正确呼吸的方法。"天食人以五气，从鼻入藏于心。五气清微，为精神聪明。音声五性；其鬼曰魂。魂者，雄也。出入人鼻，与天通，故鼻为玄也。地食人以五味，从口入藏于胃。五味浊滞，为形骸骨肉。血脉六情，其鬼曰魄。魄者，雌也。出入于口，与地通，故口为牝也。玄牝之门，是谓天地根（根，原也。言鼻

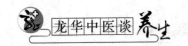

口之门，乃是天地之元气，所从往来也）。"鼻子吸入天之元气，入于心，因而与天相通，所以是玄；口食入地之元气，入于胃，因而与地相通，所以是牝。"鼻口之门，乃是天地之元气所从往来也。鼻口呼吸喘息，当绵绵微妙，若可存复，若无有也，用之不勤。用气当宽舒，不当急疾勤劳。"鼻口是天地元气往来的通道，其呼吸喘息，应当细长而轻微，若有若无，节律缓慢。呼吸应当宽广舒畅，而不是急促用力。《素问·上古天真论》中也有"呼吸精气"之论，说的就是调息以调养人体之气。调息所以养气，其通过调整呼吸调动人体之内气，使之逐步聚集，储存于身体某一部位，并循经络运行，可疏通经络气血，经络气血和调，则神自化生。

养气主要从两方面入手，一是保养元气，二为调畅气机。先天之元气禀受于父母，依赖于父母肾中之精气而化生，出生之后，又要得到后天水谷之气的滋养。元气充足，则生命活力充足，气机通畅，则机体健康。保养元气，多以培补后天、固护先天为基点，饮食营养以培补后天脾胃，使水谷精微充盛，以供养气。而节欲固精，避免过劳耗伤，则是固护先天元气的方法措施。

"百病因气而生"，人体之气运行全身，无处不在，与人体的各项生理功能密切相关，若气不能调，则疾病自生。调畅气机，则多以调息为主。《类经·摄生类》指出："善养生者导息，此言养气当从呼吸也。"故古有吐纳、胎息、气功诸法，重调息以养气，在调息以畅通气机的基础上，还有导引、按跻、健身术及针灸诸法。都是通过不同的方法活动筋骨、激发经气、畅通经络，以促进气血周流，达到增强真气运行的作用，以旺盛新陈代谢活力。

调息养气在传统养生运动中体现得最为充分。传统养生运动中强调调整呼吸以炼气。通过调息，人体经络畅通，气机升降有序，神行气行，神往气往，形神合一，达到调气安神、神旺体健之目的。不仅如此，气功养生、休闲养生、针推养生、静坐养生等养生方法都是以调息养气为基础的，足可见调息养气的重要性。

第六节 "审因"和"辨体"施养

中医养生强调"审因"施养，即养生活动应遵循因人、因时、因地制宜原则；"辨体"施养，即辨别体质，根据体质的不同而进行有针对性的施养，是中医学"天人合一"的整体观和辨证论治的辨证观在中医养生中的具体体现和运用。

因人养生就是根据年龄、性别、体质、职业、生活习惯等不同特点，有针对性地选择相应的摄生保健方法。人类本身存在着较大的个体差异，这种差异不仅表现于不同的种族，而且存在于个体之间。不同的个体可有不同的心理和生理，对疾病的易感性也不同，这就要求我们在养生的过程中，应当以辨证思想为指导，因人施养，才能有益于机体的身心健康，达到养生的目的。

因时施养又称为四时养生法，人体必须顺应自然界春夏秋冬四时阴阳消长、转化的客观规律，在饮食起居、情志摄生、运动、预防及药物调理诸方面调节自己的养生实践活动。

因地施养指人类养生必须考虑由于地理环境或居住环境的不同对不同体质、饮食与生活习惯产生的影响而进行施养。

中医养生学在长期的发展过程中所发展完善的具体养生方法种类繁多、不胜枚举，但其基本原则总是恒久不变的。遵循以中医理论为指导的原则，从协调脏腑、畅通经络、清静养神、节欲葆精、调息养气、"审因"和"辨体"施养等方面进行养生，即可达到祛病保健、延年益寿的效果。

第五章

五脏养生

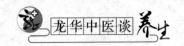

　　《黄帝内经》认为脏腑包括脏、腑和奇恒之府。其中脏有五，即肝、心、脾、肺和肾，合称为五脏。五脏是精、气、神的生成者和蕴藏者，是气血生成、储藏和运行的主管，因此，养生的重中之重在于五脏的养生。

　　《混元道经》云："谷神不死，是谓玄牝。玄牝之门，是谓天地根。绵绵若存，用之不勤。"陶弘景在《养性延命录》中对这句注云："谷，养也，人能养神则不死也。神谓五脏之神，肝藏魂，肺藏魄，心藏神，肾藏精，脾藏志。五脏尽伤，则五神去……不死之道，在于玄牝。"这句话强调了五脏保养在养生中的重要作用。五脏安和，人即安和，五脏受伤则发病。

　　人随着自然万物而春夏阳气升发、秋冬阳气潜藏。春夏秋冬每一季节、升发潜藏每一环节，都有相应的脏腑作为主角来完成"天人合一"，其他脏腑则主次分明、各尽其责地协助主角。所以，五脏养生要遵循"春夏养阳，秋冬养阴"的原则。春夏季以阳气升发蒸腾为主，生命朝气蓬勃，生机盎然。因此，春夏养以不伤、不损、不碍阳气的升发蒸腾为原则，让阳气生而勿乏，长而勿亢，保持一种温煦、和谐、适度的状态。

如果升发不及，则身心必然虚弱疲惫；升发太过，则会燥烈亢盛，内热火毒连绵不断。秋冬季则以阳气收敛潜藏为主，让生命休养生息，蓄积能量。因此，秋冬养阴以不伤、不损、不碍阳气的收敛潜藏为原则。让阳气收而勿亏，藏而勿僵，静中有动地积蓄"源头活水"的能量。如果收藏不足，则来年升发无力，日久必然影响生长发育；如果藏而不活，僵化不动，则容易生痰湿和瘀血。

《养性延命录》根据五味入五脏、五脏主四时的原理，提出了"春宜食辛，夏宜食酸，秋宜食苦，冬宜食咸"的养生观点。即食物有辛、甘、酸、苦、咸五味，分别与五脏相通：辛入肺、甘入脾、酸入肝、苦入心、咸入肾。谨和五味能补养五脏，如适食辛味能补肺、适食甘味能补脾、适食酸味能补肝、适食苦味能补心、适食咸味能补肾，但若偏食多食则会伤及各自相应的脏腑。

《内经》云："怒伤肝，喜伤心，悲伤肺，思伤脾，恐伤肾，百病皆生于气。"喜怒悲思恐这五种情志分属五脏，人的情绪亦能影响身体的健康。

《内经》曰："白色润肺，黄色益脾，红色补心，青色养肝，黑色补肾。"人体作为一个内外统一的有机整体，通过五色和身体调和并顺应五态，就可以调整人的容颜和身体。

《内经》有云："毒药攻邪，五谷为养，五果为助，五畜为益，五菜为充，气味合而服之，以补精益气。"五谷，是指小米、大米、高粱、小麦、豆类等种子的总称，分别与五脏健康相对应。其中小米养脾、大米养肺、小麦养心、大豆养肾、高粱养肝。《灵枢经》有"五果：枣甘、李酸、栗咸、杏苦、桃辛"，"牛甘，犬酸，猪咸，羊苦，鸡辛"，甘入脾、酸入肝、咸入肾、苦入心、辛入肺。五蔬，胡萝卜（红色入心）、牛蒡（黄色入脾）、白萝卜（白色入肺）、香菇（黑色入肾）、白萝卜叶（青色入肝）五种蔬菜。

《养性延命录》记载有华佗五禽戏，后世认为五禽配五脏，即虎戏主肝，鹿戏主肾，熊戏主脾，猿戏主心，鸟戏主肺，从而将五禽戏发展为一种用于养生保健的五脏导引术。

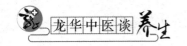

第一节　肝脏养生

肝主疏泄，为将军之官，决胜于千里之外，要指挥别人，受不得约束。肝木生发，犹如树木，枝枝叶叶，无拘无束，疏泄条达，生机勃勃。肝主血海，有贮藏和调节血液的功能。故肝能令人气血畅通、月经规律；脾胃健运、大便畅通；性情平稳开朗，睡眠安好。肝还与胆相表里，开窍于目，主筋，其华在爪。

适宜季节

春季自然万物阳气升发，天时天道最利于人体肝脏主疏泄的功能和喜条达的特性，而肝的疏泄功能可促进人体阳气的升发，实现天人相应。所以，肝脏养生宜在春季，春季一切以利于肝气的升发为要，不可郁闷生气。古人亦认为要"春捂秋冻"，初春气温回升时，人体气血趋向体表以助阳气外发趋表，此时，不宜过早把衣服减掉，否则会损伤阳气，阻碍肝的升发。

起居宜忌

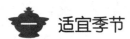**1. 早睡早起舒展筋骨**　《素问·四气调神大论》曰："春三月，此谓发陈，天地俱生，万物以荣。夜卧早起，广步于庭，被发缓形，以使志生，生而勿杀，予而勿夺，赏而勿罚，此春气之应，养生之道也。逆之则伤肝，夏为寒变，奉长者少。"早晨是一天中的春季，"早起三光，晚起三慌"，意思是"一天之计在于晨"，春季不睡懒觉，早早起床，有利于升发阳气，舒缓情志，调整机体状态。如果春困严重，升发不及，则浑身无力，心烦易怒。

肝主筋，经过寒冷的冬季，许多人的筋脉、韧带和关节比较僵硬，所以春季可以选择舒展形体的运动，通过抻拉牵引肌肉和韧带，活动四肢关节，尤其令颈椎、肩关节、肘关节、髋关节、膝关节柔韧、舒展和灵活。

2. 保持心情舒畅 肝的主要生理功能是主疏泄，包括调畅气机和调畅情志等。中医学认为肝在志为怒，所以七情中的"怒"与肝的关系最为密切。大怒可以伤肝，出现心烦易怒、面红目赤，甚至吐血、不省人事等症状。所以，在日常生活中注意调节情志，化解心中的不良情绪，使自己保持一个好心情是有益于肝养生保健的最好方法。心情不好时，可以将双手搓热，摩擦胸胁，即沿乳房下胸胁部位反复摩擦，有助于肝气条达畅通。

三 饮食宜忌

1. 宜减酸增甘 酸性食物，其性收敛，与春季阳气升发之势背道而驰。所以，在春季要顺势养肝，过食酸性食物会逆势束肝。但是，如果出现失眠烦躁、头胀面红、血压升高、眼睛充血、耳鸣口苦等症状时，反而要吃些酸性食品（食醋、山楂、乌梅等），养肝柔肝以收敛约束过于亢盛的肝阳。

甘性食物可以健脾。肝强则脾弱，春季肝气偏旺，容易削弱脾胃，中焦脾胃是阳气升发的枢纽。若脾胃虚弱，肝气升发必然受到影响。而且，脾胃虚弱会影响消化功能，夏天时容易疰夏。但需注意不要过食甘腻之品，否则反而阻碍阳气升发。

2. 需分清补虚清火 肝脏的饮食养生保健方法分为补法和清法，肝虚者宜用补法，肝火盛者宜用清法。

（1）补肝饮食 ①胡萝卜猪肝粥：胡萝卜 50g，猪肝 50g，粳米 100g，胡萝卜、猪肝洗净切碎，与粳米同煮成粥。有补益肝肾、养血明目的作用，适用于肝肾阴血不足所致的视物昏花、两目干涩、夜盲症等。②生地猪肝羹：生地 20g，猪肝 100g，生地洗净，猪肝切片，加入葱、姜、醋、盐调味，同煮 40 分钟，吃猪肝喝汤。有滋阴补血、养肝明目的作用，适用于肝血不足所致的面色苍白或萎黄、两目干涩、视物模糊、肢体麻木等。③枸杞甲鱼羹：枸杞子 30g，甲鱼 500g，将枸杞子洗净切碎，甲鱼宰杀去内脏切块，同放入砂锅中，煮 40～60 分钟，再放葱、姜、盐、醋少许调味。有补益肝肾、滋阴强壮的作用，适用于躯体虚弱，肝肾不足所致的体弱无力、阴虚盗汗、视物不清、面色无华者。

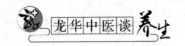

（2）清肝饮食　①罗布麻茶：罗布麻10g，代茶饮用。有平肝潜阳、镇静降压的作用，适用于肝阳上亢所致的头痛头胀、头晕目眩、烦躁易怒等。②菊花茶：菊花5g，代茶饮用。有清肝明目、清热降压的作用，适用于肝火上炎所致的目赤肿痛、头晕目眩及高血压症。③菊花决明茶：菊花3g，决明子10g，代茶饮用。有清肝明目、润肠通便的作用，适用于肝火上炎所致头胀痛、头目眩晕、目赤肿痛及便秘等。④天麻鱼头汤：天麻10g，鱼头1个，天麻洗净，鱼头洗净劈开，加入葱、姜、醋、盐调味，放入砂锅中煮半小时，食肉喝汤。有平肝潜阳、息风止痉的作用，适用于肝阳上亢、肝风内动所致的头晕目眩、头痛眼花、肢体麻木等。

3. 适宜多食时鲜果蔬　如荠菜、韭菜、香椿、枸杞苗、春笋、茼蒿、苋菜、胡萝卜、猴头菇、春茶、樱桃等。"三月三，荠菜赛灵丹"，其中荠菜是春季养肝的佳蔬，荠菜肉丝豆腐羹、荠菜炒冬笋、荠菜肉馅儿馄饨等都是常见的烹饪方法。苋菜可以加工成上汤红苋菜、苋菜蛋花滚汤等，视力下降、眼睛疲劳者不妨多吃。茼蒿性偏凉，清火化痰，可降低或防止血压升高，少油清炒最为合适。春笋性稍偏凉又有升发之性，最宜春季食用。笋配火腿、油焖笋、白煮笋等都是不错的菜谱。

四　适宜中药

春季如果肝阳升发太过，容易导致上火，如口干、口苦、咽痛、头胀、心烦、失眠时，可用决明子、夏枯草、菊花、莲子心、芦根、玫瑰花、天麻等泡茶喝，可适当配些五味子、乌梅、麦冬、白芍、桑葚子、当归、生地等中药。如果肝气升发不及而特别乏力疲倦，可以用党参、黄芪、白术、山药、大枣等制成药膳。

五　穴位按揉

1. 揉大敦穴　盘腿端坐，赤足，用左手拇指按压右足大敦穴（足大趾甲根部外侧），左旋按压15次，右旋按压15次，然后用右手按压左足大敦穴，手法同前。

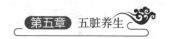

2.按太冲穴　盘腿端坐，用左手拇指按太冲穴（足背第一、二趾骨之间），沿骨缝的间隙按压并前后滑动，20次，然后用左手按压右足大敦穴，手法同前。

3.揉三阴交穴　盘腿端坐，用左手拇指按压三阴交穴（内踝尖上3寸，胫骨后缘处），左旋按压15次，右旋按压15次，然后用右手按压左三阴交穴，手法同前。

第二节　心脏养生

心藏神，为君主之官，统合五脏。心主血脉，搏动不息，维持着人体血液循环。血脉喜温恶寒，遇热则行，得寒则凝。心属火，为五脏的"阳中之阳"，因此，心脏阳气不可虚弱，否则人体生机不旺、血脉不畅；但是也不能"火性炎上"，否则人会躁动不安，心烦易怒，失眠健忘。心与小肠相表里，其华在面，开窍于舌。

一 适宜季节

《素问·四气调神大论》："夏三月，此谓蕃秀，天地气交，万物华实。夜卧早起，无厌于日，使志无怒，使华英成秀，使气得泄，若所爱在外，此夏气之应，养长之道也。逆之则伤心，秋为痎疟，奉收者少，冬至重病。"夏季阳气盛长，有助于鼓动心脏、畅通血脉，使江河满盈而奔腾。所以，心的养生宜在夏季，不可逆势受寒经冷。

二 饮食宜忌

1.宜清淡利口　心对应于夏季，汗为心之液，所以夏季汗出多会引起尿黄短赤，心烦失眠，舌尖边红等表现。因此，饮食上应清淡利口，多吃蔬菜瓜果，多喝汤水以清心火、去暑热和利小便。如苦瓜、黄瓜、冬瓜、西瓜、

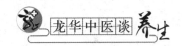

丝瓜、绿豆等，以凉拌、做汤、煲汤较好。苦瓜可以切片后在开水里焯一下，撒上糖醋或者蒜汁。丝瓜做汤，再撒蛋花、淋麻油、放点盐，既简单美味又利口清暑。绿豆汤、酸梅汤、鲜榨莲藕汁也是不错的选择，其中绿豆汤在煮的时候要在绿豆刚开花、皮还发绿的时候就关火，水碧绿，才清热。如果汗出过多，人软无力，心悸胸闷，需要益气养阴，适宜鸭肉煲汤、白木耳莲子羹、百合粥、西洋参炖麦冬瘦肉等。大汗后饮食中可以适当多放些盐。

2. 避免贪凉饮冷　在清热泻火时要避免贪凉饮冷，以免伤及脾阳。胃寒的人可以在凉拌菜中多放点姜丝、蒜汁，这样就既照顾脾胃又能清心火。

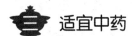 **三　适宜中药**

夏季心火旺盛，舌尖红赤，选用淡竹叶、白茅根、莲子心、麦冬、绿茶等泡水喝。如果小便热痛黄赤，可以选用导赤散、六一散等。气阴两伤，汗出过多，全身乏力，心慌气短，可以选用西洋参茶、生脉饮等。人参是一味对心脏非常有益的中药，如人参 1～3g，切薄片用开水浸泡代茶饮，有补虚益气、强心健脾的作用，适用于体质虚弱、心慌气短、失眠健忘等。人参 6g，川芎 10g，水煎服，有益气活血、通脉强心的作用，适用于气虚血瘀所致的心悸怔忡、心慌气短、心痛等。人参 10g，五味子 6g，酸枣仁 6g，水煎服，有益气养心、安神定志的作用，适用于心气虚损所致的心悸怔忡、气短乏力、失眠多梦等。

四　穴位按揉

1. 按内关穴　端坐位，将右手按于左手臂内关穴（前臂内侧，腕横纹上 2 寸，两筋间），用力按揉 30 次，然后用左手按揉右内关穴 30 次。

2. 按郄门穴　将右手按于左手臂郄门穴（前臂内侧，腕横纹上 5 寸，两筋间），用力按揉 30 次，然后用左手按揉右郄门穴 30 次。

3. 揉心前区　将左手放于左胸心前区，右手压于左手之上，顺时针旋转按摩 30 次，再逆时针旋转按摩 30 次。有疏通气血、调养心脏、增强心脏功能的作用。

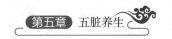

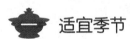第三节　脾脏养生

　　五行中脾属土，有厚土之德，化生气血，长养万物，是仓廪之官。脾为后天之本，主运化水谷精微，故为气血化生之源；脾亦主运化水液，若脾虚则水停中焦，痰湿内生，故"脾为生痰之源"。脾胃为气机升降枢纽，脾胃枢纽畅通则心火下降，肾水上升，心肾相交，才能睡好觉，故"胃不和则卧不安"。所以，养护好脾，则气血源源不断，气机升降不受干扰。脾主统血，统摄血液于脉管内而不外溢，若脾虚则崩漏、便血等。脾与胃相表里，主肉，开窍于口，其华在唇。

一　适宜季节

　　脾的阳气易衰，阴气易盛，特性为喜燥而恶湿，所以长夏期间，暑湿容易碍脾，最易伤害脾阳，造成脾的运化功能失常，表现为胃口不好，大便发黏，舌苔厚腻。长夏为农历六月，因下雨较多以湿气为主。所以，长夏时要特别注意预防湿邪困脾。

二　起居宜忌

　　1. 避寒保暖　脾喜温而恶寒，故夏季不可贪凉，腹部要注意保暖，不可过食生冷食物，少用清热解毒苦寒药物。

　　2. 避免久坐　脾主四肢肌肉，久坐伤肉，可致肌肉松软无力，故不宜久坐，应多进行有氧和无氧运动。故长夏期间尤其要心情舒畅，不宜久思多虑。运动锻炼可选择散步、慢跑、登山、游泳等。若是中老年人，则根据自己的体质状况选择适合于自己的运动方式。坚持锻炼、持之以恒，对脾胃的养生保健很有益处。

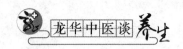

三 饮食宜忌

脾主运化，所以，饮食调养对脾胃的养生保健最为重要。在日常生活中，避免饮食不节，包括饥饱失常和饮食规律失常；避免饮食偏嗜，包括饮食有偏、寒热失宜、过食肥甘厚味、饮食五味偏嗜及嗜酒无度等；避免饮食不洁。

脾胃食疗不宜肥甘甜腻，宜清淡利口。可食用理气消滞、消暑去湿的食物。烹饪的方法适宜炖蒸。

1. 山药薏苡仁粥 山药 50g，薏苡仁 20g，粳米 100g，同煮成粥。有益气健脾、涩肠止泻的作用，适用于中老年人脾胃虚弱所致食欲不振、脘腹胀满、大便溏泄等。

2. 莲子芡实粥 莲子 10g，芡实 10g，补骨脂 5g，粳米 100g，同煮成粥。有健脾益气、补肾固精的作用，适用于脾肾两虚所致的食欲不振、脘腹胀满、形寒肢冷、腰膝酸软、五更泄泻等。

3. 参枣粥 党参 10g，大枣 10 枚，粳米 100g，同煮成粥。有健脾益气的作用，适用于体虚气弱、食欲不振、脘腹胀满等。

4. 茯苓糕 茯苓 10g，面粉 100g，将茯苓洗净粉碎成细粉，与面粉混合，加入白糖适量，发酵后蒸糕食用。有健脾燥湿、利水安神的作用，适用于脾虚有湿所致的脘腹满闷、食少纳呆、失眠多梦等。

5. 莲子猪肚汤 莲子 20g，猪肚 1 个，胡椒少许，同煮成汤，去胡椒后食用。有温胃健脾、益气补虚的作用，适用于脾胃虚弱所致的食欲不振、消化不良、饮食偏冷即胃痛者。

6. 山楂麦芽粥 山楂 10g，麦芽 5g，粳米 100g，同煮成粥。有健脾开胃，消食化积的作用，适用于肉食或米面食积不化所致的脘腹胀满，食欲不振，消化不良等。

（四）适宜中药

1. 四君子汤 党参 10g，白术 12g，茯苓 10g，炙甘草 5g，水煎服。有益气补中、健脾养胃的作用，适用于脾胃虚弱所致的四肢无力、食少纳呆、脘腹胀满、面色萎白等。

2. 人参健脾丸（由人参、白术、枳实、山楂等组成） 有健脾和胃、消食化积的作用，适用于脾胃虚弱所致的脘闷饱胀、饮食无味、脾虚泄泻等。

3. 参苓白术散（由人参、茯苓、白术、莲子等组成） 有健脾益气、和胃渗湿的作用，适用于脾胃气虚夹湿所致的面色萎黄、四肢无力、饮食不化、大便溏泄等。

4. 香砂六君子丸（由四君子汤加陈皮、半夏、木香、砂仁等组成） 有健脾和胃、理气止痛的作用，适用于脾胃虚寒所致的脘腹胀满疼痛、食欲不振、嗳气呕吐泄泻等。

5. 理中丸（由人参、白术、干姜、炙甘草等组成） 有温中散寒、补气健脾的作用，适用于中焦虚寒所致的脘腹冷痛、食欲不振、肢体倦怠等。

五 穴位按揉

1. 揉足三里穴 端坐位，两手拇指按压足三里穴（外膝眼下 3 寸，胫骨外侧），旋转按压 30 次。

2. 按揉三脘穴 平卧位，将左手掌心放于中脘穴（腹部中线，剑突与脐中间，中脘穴上 1 寸为上脘穴，下 1 寸为下脘穴），覆盖上中下三脘穴，右手压于左手背。向左旋转按揉 20 次，向右旋转按揉 20 次。

3. 揉隐白穴 盘腿端坐，赤足，用左手拇指按压右足隐白穴（足大趾甲根部内侧），左旋按压 15 次，右旋按压 15 次，然后用右手拇指按压左足隐白穴，手法同前。

4. 揉公孙穴 盘腿端坐，用左手拇指按压右足公孙穴（足内侧，第一跖骨下缘），左旋按压 15 次，右旋按压 15 次，然后用右手拇指按压左足公孙穴，手法同前。

5. 按揉天枢穴 平卧位，两手放于腹部两侧，中指按压天枢穴（脐旁开 2 寸处），上下按揉 30 次。

6. 推胃经 两手拇指按于足三里穴处，沿胫骨外侧自上向下推至踝关节处，推 30 次。

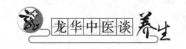

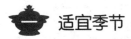

第四节 肺脏养生

肺脏为相傅之官。肺主气，司呼吸，通过一吸一呼带来肺气的宣发和肃降，从而起到辅佐君主的作用。肺主皮毛，正常的宣发可使皮毛汗孔开合适度而汗出畅通。肺开窍于鼻，主皮毛，凡皮肤、鼻咽喉诸症皆与肺有关。肺与大肠相表里，肺气的肃降可推动大肠蠕动排泄大便。肺为水之上源，通过肃降可通调水道，下输膀胱，生成小便。肺在排泄代谢废物的过程中有着很重要的作用。

一 适宜季节

肺气喜降，以降为顺。秋天凉时正合肺气肃降，故养肺宜在秋季。肺为"娇脏"，在秋季顺其自然、投其所好地养肺，就是要确保肺少受燥、热、寒等影响。

二 起居宜忌

1. 适当增加睡眠时间 苦夏无病三分虚，夏耗自有秋乏尝。秋季要有意识地早睡觉，适当增加睡眠时间是对人体夏季消耗的补益方法之一。

2. 运动要注意调呼吸 意守即气沉丹田以练气，动形即肢体运动以养精。以意领气，以气导形，形神一致，意气相随，形气相感，内外和谐，动静得益。《圣济总录》中说："斡旋气机，周流荣卫，宣摇百官，疏通凝滞，然后而神和，内外条畅，升降无碍，耳目聪明，身体轻强，老者复壮，壮者益智。"坚持不懈地运动，并在运动时注意调息，保持呼吸平稳均匀，气沉丹田，有利于肺气的升降，促进肺的宣发和肃降功能。所以，适宜选择太极拳、太极剑、八段锦、易筋经、五禽戏等养生健身术。

锻炼腹式呼吸就是一种最简单、最方便、最经济的养生方法。腹式呼吸还利于锻炼腹肌，促进胃肠蠕动，通畅大便，减少腹部脂肪。

3.调整情绪 秋季，随着气温下降、日照减少，情绪也会慢慢平稳、安静下来。但敏感的人看到秋风扫落叶，乌鸦空中叫，触景生情，容易出现悲伤、忧郁、思念的情绪反应。此时，要积极调整情绪，克服悲秋现象。

三 饮食宜忌

秋季多燥热，俗称秋老虎，故秋季皮肤容易干燥，饮食要注意补水补湿。民间言"朝朝淡盐水，晚晚蜂蜜汤"，蜂蜜可以润肺肠，适合秋季饮用。入秋应多喝粥，如山药粥：山药可以健脾养胃，培脾土以生肺金，还可以防治小儿秋季腹泻。秋梨粥：秋梨 50g 去核切碎，粳米 50g，同煮成粥，加冰糖适量；有生津止渴、润肺化痰的作用，适用于咽干口渴、干咳少痰等秋季干燥伤肺证。百合粥：百合 10g，粳米 50g，同煮成粥，加白糖适量；有养阴润肺、清心安神的作用，适用于肺热久咳、体虚劳嗽等证。玉竹粥：玉竹 10g，粳米 50g，同煮成粥，加蜂蜜适量；有滋阴润肺、生津养胃的作用，适用于燥咳痰黏、咽干喉痒、食欲不振等肺胃阴虚证。入秋亦多喝茶，如二冬茶：麦门冬、天门冬各 5g，洗净切碎，用开水浸泡 10 分钟，加入蜂蜜适量；有滋阴降火、润肺止咳的作用，适用于肺热燥咳痰黏、阴虚劳嗽证。其他如银耳羹：银耳 10g，大枣 7 枚，冰糖适量；将银耳用水泡发切碎，大枣去核，同煮一小时，加入冰糖适量，分早晚两次全部服用；有补益润肺、养阴生津的作用，适用于身体虚弱、干咳少痰、喉痒咽干、神疲气短等肺气虚证。杏仁豆腐：杏仁 5g，豆腐 50g，将杏仁用沸水浸泡数分钟，去皮，再加水 200mL 与杏仁同磨成杏仁浆，煮沸 10 分钟后放入豆腐，再煮沸后加入冰糖适量；有利肺化痰、止咳平喘的作用，适用于各种咳嗽气喘证等。秋季宜多吃酸甜的水果，因为酸甘化阴，可以润肺，酸又主收敛，符合秋季阳气收藏的趋势。"冬季进补，秋垫底"，由于夏季大多数人食欲不振，出汗多，体力消耗大，入秋时可适当多进食，适当补益以"贴秋膘"，有益于机体恢复体力。

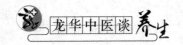

四　适宜中药

肺喜润恶燥，故秋季适宜选清凉润肺的中药来补肺，如沙参、麦冬、玉竹、杏仁、川贝、百合、西洋参、胖大海、白果等。

1. 补肺常用方剂

（1）玉屏风散　黄芪 10g，白术 12g，防风 5g，水煎服。有益气固表止汗的作用，适用于肺气虚弱、肌表不固所致的恶风自汗、不耐寒热、易感冒等。

（2）黄芪四君汤　黄芪 15g，党参 10g，白术 12g，茯苓 9g，五味子 6g，甘草 3g，水煎服。有健脾益气、补肺止咳的作用，适用于肺气虚所致的咳喘气短、神疲乏力、语声低微等。

（3）百合知母汤　百合 20g，知母 5g，麦冬 5g，水煎服。有养阴润肺、生津止渴的作用，用于肺阴不足、阴津亏虚所致的干咳少痰、痰质黏稠、不易咳出、咳声嘶哑等。

2. 清肺常用方剂

（1）杏苏汤　苏叶 6g，杏仁 10g，桔梗 6g，陈皮 5g，甘草 3g，水煎服。有宣肺化痰、散风止咳的作用，适用于外感凉燥、肺气失宣所致的咳嗽痰稀、鼻塞头痛等。

（2）清肺汤　百合 15g，麦冬 12g，桑叶 10g，杏仁 10g，甘草 6g，水煎服。有养阴润燥、清肺止咳的作用，适用于燥热伤肺所致的干咳少痰、痰稠不易咳出、咽喉疼痛、口燥咽干等。

五　穴位按揉

鼻为肺窍，常按摩相应穴位，可预防感冒，还能养肺。如按摩迎香穴和天突穴，迎香穴位于人体的面部，在鼻翼旁开约 1cm 皱纹中（在鼻翼外缘中点旁，当鼻唇沟中）；位于颈部，当前正中线上，两锁骨中间，胸骨上窝中央。

鱼际穴，是强肺的养生要穴。把大拇指伸直，在大拇指根部有一块泛白的地方，这便是大鱼际，在大拇指根部和手腕连线的中点，就是鱼际穴，常按摩具有解表、利咽、化痰功能。

风池穴，适用于伤风感冒、咳嗽流鼻涕者。风池穴在后颈部，发际向上一寸，左右各有一个按上去酸酸的小坑。双手抱拢头部，用拇指按揉风池穴，以出现酸胀感为佳。此穴不但能止咳，还能止头痛。

中府穴，是肺的募穴，是诊断和治疗肺病的重要穴位之一。男性乳头外侧旁开两横指，往上直推三条肋骨处即是本穴（平第一肋间隙）。经常用来治疗咳嗽、气喘、胸痛，因为此穴是手太阴、足太阴之会，故又能健脾，治疗腹胀、肩背痛等病。

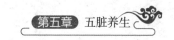

第五节 肾脏养生

肾藏精，包括生殖之精和五脏六腑之精，与繁衍生命、生长壮老密切相关，故称之"先天之本"。肾主封藏，与膀胱相表里，肾虚就会出现夜尿多、小便清长、腹泻下利清谷和滑精等现象。肾主水，主纳气，有助于肺气肃降，与肺、脾同司体内水液代谢和调节。"肾者，作强之官，技巧出焉"，这是因为肾主骨生髓，脑是髓海，所以心灵手巧和肾有关。牙为骨之余，其华在发，故牙齿和毛发的荣坚与否和肾有关。肾为元阴，元阴之所载，有"水火五脏""阴阳之宅"之称，上开窍于耳，下开窍于二阴。

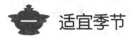 适宜季节

肾与冬气相应，冬季阳气收藏，万物蛰伏潜藏。为来年春季阳气生发而准备，故补肾宜在冬季。冬季户外寒冷，人们应少动而多食，注意养肾固精，防止肾中精气过度耗泄。

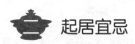 起居宜忌

1.早睡晚起保护阳气 "冬三月，此谓闭藏。水冰地坼，勿扰乎阳。早

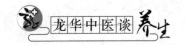

卧晚起，必待日光，使志若伏若匿……"所以，冬季宜早睡晚起，延长晚上睡觉的时间，减少午睡时间。

"老怕冬冷，少怕秋凉"，冬季要注意固护阳气。冬季不宜穿露脐装、露腰骶、露下肢。"寒从脚起，冷从腿来"，脚暖全身才暖，所以，冬季下肢保暖很重要。睡觉之前适宜热水泡脚，搓涌泉穴。涌泉穴在脚底，足心前三分之一的凹陷中，很容易就能找到。

2. 潜藏静养 肾主封藏，冬季人在精神上要学习沉思感悟来潜藏静养神志。在运动方面，不适宜剧烈运动，不宜大汗淋漓。

三 饮食宜忌

1. 枸杞猪腰粥 枸杞子 10g，猪肾一个（去内膜，切碎），粳米 100g，葱、姜、食盐少许，同煮成粥。有益肾阴、补肾阳、固精强腰的作用，适用于肾虚劳损、阴阳俱亏所致的腰脊疼痛、腰膝酸软、腿足萎弱、头晕耳鸣等。

2. 苁蓉羊腰粥 肉苁蓉 10g，羊腰一个（去内膜，切碎），粳米 100g，同煮成粥。有补肾助阳、益精通便的作用，适用于中老年人肾阳虚衰所致的畏寒肢冷、腰膝冷痛、小便频数、夜间多尿、便秘等。

3. 杜仲腰花 杜仲 12g，煎煮过滤备用。猪腰一对，去内膜，切为腰花。用杜仲药液做调料汁，加葱、姜、食盐爆炒后食用。有补肝肾、强筋骨、降血压的作用，适用于中老年人肝肾不足所致的肾虚腰痛、腰膝无力、头晕耳鸣、高血压等。

核桃仁 10g，炒香嚼食。有补肾温肺、润肠通便的作用，适用于肾虚腰痛脚弱或虚寒咳喘及便秘者。

四 适宜中药

1. 适宜中药 冬季根据肾主封藏的特点可适当服用具有滋补作用的中药。

（1）枸杞子 洗净嚼食，有滋补肝肾、明目润肺的作用，适用于肝肾不足所致的腰膝酸软、头晕目眩、视物昏花、虚劳咳嗽等。

（2）鹿茸酒　鹿茸 20g，白酒 500mL，将鹿茸放入白酒中浸泡 10 天后，每天饮用鹿茸酒 10mL。有补肾阳、益精血、强筋骨的作用，适用于肾阳不足、精血亏虚所致的畏寒肢冷、腰膝酸痛、筋骨痿软无力、头晕眼花等。

（3）六味地黄丸（由熟地、萸肉、山药、茯苓等组成）　有滋补肾阴的作用，适用于肾阴不足所致的头晕目眩、耳鸣耳聋、腰膝酸软、牙齿松动、足跟作痛等。

（4）左归丸（由熟地、山药、枸杞、牛膝等组成）　有滋补肾阴、填精补髓的作用，适用于元阴不足所致的头目眩晕、腰酸腿软、遗精滑泄、自汗盗汗等。

（5）右归丸（由熟地、山药、附子、肉桂等组成）　有温补肾阳、填精补血的作用，适用于肾阳不足、命门火衰所致的神疲气短、畏寒肢冷、阳痿遗精等。

（6）七宝美髯丹（首乌、茯苓、当归、牛膝等组成）　有补肝肾、益精血、乌须发的作用，适用于肾水亏虚、精血不足所致的身体虚弱、须发早白、牙齿动摇、腰膝无力等。

（7）参芪膏　由黄芪、人参、当归、大枣、红糖熬制而成。能补脾益肾，养血调经。由于肾虚引起月经过少或者腰背酸软、头晕耳鸣、小腹冷、夜尿多者适宜服用。

（8）龟鹿二仙膏　由龟板、鹿角、枸杞、人参、蜂蜜熬制而成。具有补益气血、填精益髓的作用，主治气血虚弱等证。

（9）琼玉膏　由地黄、茯苓、人参、蜂蜜熬制而成。适于阴虚内热体质者，表现为手足心热、消瘦、盗汗、口燥咽干、心烦失眠、皮肤干燥、黄褐斑等。

（10）十全大补膏　由党参、白术、茯苓、炙甘草、当归、川芎、白芍（酒炒）、熟地黄、炙黄芪、肉桂熬制而成。能双补气血、调和阴阳。可用于气血两虚、面色苍白、气短心悸、头晕自汗、四肢不温者。

2. 冬补四忌　缺什么就补什么，忌无虚烂补；忌蛮补呆补，导致进补过猛上火或呆滞脾胃，影响消化；"急则治其标，缓则治其本"，忌闭门留寇，

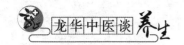

疾病急性期不适宜进补;"药补不如食补",药物是用来治病的,强壮健体预防疾病适宜食补为主,故忌守药待康。

五 穴位按揉

1.揉涌泉穴 盘腿端坐,赤足,用左手拇指按压右足涌泉穴(足底前1/3凹陷处),左旋按压30次,右旋按压30次,然后用右手拇指按压左足涌泉穴,手法同前。

2.揉太溪穴 盘腿端坐,用左手拇指按压右踝太溪穴(内踝尖与跟腱的中点),左旋按压15次,右旋按压15次,然后用右手拇指按压左踝太溪穴,手法同前。

3.按揉腰眼 立位,两足与肩平,两手按腹部两侧,拇指向前,四指向后,用中指按至腰眼(第四腰椎棘突下,旁开3寸凹陷处),旋转按压30次。

4.推揉命门穴 立位,将两手掌心放于命门穴(第二、三腰椎棘突间)上下推揉30次,以局部出现温热感为佳。

5.按揉关元穴 平卧位,左手手心放于关元穴(脐下3寸处),向左旋转按揉30次,向右旋转按揉30次。本保健操有补益肾气、强腰固精、增强体质的作用。

第六章

情志养生

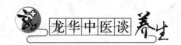

　　情志养生，就是在"形神合一"的整体观念指导下，通过调摄情志、怡养心神等方法，保护和增强人的心理健康，使达到形神合一的高度，以提高健康水平。在当代社会，人们承受着高频率的生活、工作压力，以及不断恶化的环境对身心的冲击，由精神所引起的心身疾患已是当代人类社会中普遍存在的多发病和流行病。"健康"不仅仅是没有疾病，同时还要有良好的精神状态和社会适应能力，因此，人的精神心理的保健也就是情志养生变得尤为重要。合理的情志保健是人体健康的一个重要环节，在人生中有重要价值，只有重视情志养生，才能从根本上提高全民健康水平。

第一节 情志变化

情志即喜、怒、忧、思、悲、惊、恐等七种情绪，它是人在认识和接触客观事物时，人体本能的综合反映。

 ## 情志变化的影响因素

人的情志变化一般是由内外刺激所引起的，可分为外源性因素和内源性因素。外源性因素主要有社会因素和环境因素，内源性因素主要是心理因素和病理因素。

（一）心理因素

心理因素主要从知、情、意三方面来探讨。在认知因素方面，主要是指个体对于外界刺激的认识、感知和个性因素，认知因素受个体的学识、经历、判断能力等各方面的影响，因此，对于同一社会事件，不同的人引起的情志变化不同，所起的作用也不同。在个性方面，个性因素不仅影响个体对于外界刺激的反映，而且影响个体的社会适应性。在意志方面，一个意志坚强的人能够长时间承受各种精神压力，并可逐渐化解，而意志薄弱的人在承受一定压力后，很容易引发各种心身疾病。

（二）病理因素

气血是情志产生的物质基础，机体脏腑气血病变，常会引起情志的异常变化。《素问·调经论》有"血有余则怒，不足则恐"，从气血的盛衰阐述了血与情志的关系。"血并于阴，气并于阳，故为惊狂。血并于阳，气并于阴，乃为炅中。血并于上，气并于下，心烦惋善怒。血并于下，气并于上，乱而喜忘。"这是说明气血影响情志的几种情况。《灵枢·本神》曰："肝气虚则恐，实则怒……心气虚则悲，实则笑不止。"《素问·宣明五气论》指出："精气并于心则喜，并于肺则悲，并于肝则忧，并于脾则畏，并于肾则恐，是谓

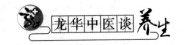

五并，虚而相并者也。"这是五脏精气乘一脏之虚而相并后引起的情志变化。五脏虚实不同，可引起不同的情志变化。凡此种种，都说明内脏病变可导致情志的改变。

（三）社会因素

社会因素可以影响人的情志，而人的情志变化又能影响健康。人的生活条件的变迁、社会地位的改变，可引起情志变化而生病。不和谐的家庭生活、男女之间的婚恋纠葛，或亲朋好友的生离死别等精神创伤，均可引起强烈的情志变化。《类经·论治类》注："离者失其亲爱，绝者断其所怀。茕谓思虑抑郁，结谓深情难解……"《素问·疏五过论》云："切脉问名，当合男女，离绝菀结，忧恐喜怒，五脏空虚，血气离守。"此外，出乎意料的重大收获、突发的灾难、巨大的打击，都会造成人们精神的异常变化，社会因素十分复杂，其对人精神上的影响也是很复杂的。

（四）环境因素

在自然环境中，有些非特异性刺激因素作用于人体，就可使情绪发生相应变化，引起情绪变化的机理在于它们影响了人体的生理功能活动，通过"心神"的主导作用而反馈在精神方面的表现。例如，四时更迭、月廓圆缺、声音、气味、颜色、食物等，都可影响情绪的变化。异常气候的剧烈变化更易对人的情绪产生明显影响。《素问·八正神明论》论述了月亮与气血的关系，谓："月始生则血气始精，卫气始行；月郭满则血气实，肌肉坚；月郭空，则肌肉减，经络虚。"说明人体气血可以随月亮的圆缺而发生盛衰变化。幽雅、安静、协调的生活环境，优美动听的乐曲，芬芳馨香的气味，可使人清爽舒畅、精神振奋、工作效率提高。在喧嚣、吵闹、杂乱的环境，人会感到心情压抑、沉闷，或厌倦、烦躁，工作和学习的效率会明显下降。环境和人类是一个不可分割的有机整体，因此环境因素是影响人情绪变化的重要因素。

二 情志变化的个体差异

人的年龄有长幼之殊，性别有男女之分，性格有刚柔之别，体质有强弱之异。因此，对同样的情志刺激也会有不同的反应。

（一）年龄差异

年龄是造成情志异常的初始原因，《灵枢·天年》曰："五十岁，肝气始衰，肝叶始薄，胆汁始减，目始不明；六十岁，心气始衰，苦忧悲，血气懈惰，故好卧；七十岁，脾气虚，皮肤枯；八十岁，肺气衰，魄离，故言善误；九十岁，肾气焦，四脏经脉空虚；百岁，五脏皆虚，神气皆去，形骸独居而终矣。"对于其他年龄段的情志变化，《内经》并没有详细描述，但从临床实践看，儿童脏腑娇嫩、气血未充，中枢神经系统发育尚不完备，多为惊、恐情志致病；青少年多活跃善变，情志则主要表现为喜怒惊恐；成年人气血方刚，奋勇向上，又处在各种错综复杂的环境中，易怒、思为病；老年人常有孤独之感，易为忧郁、悲伤、思虑的情志状态，说明年龄影响情志的说法具有充分的临床基础。

（二）性别差异

男性属阳，以气为主，其性多刚悍，对外界刺激有两种倾向：一是不易引起强烈变化；二是表现为亢奋形式，多为大怒、狂喜，因气郁致病者相对较少些。女性属阴，以血为先，其性多柔弱，易悲风伤秋，吟诗葬花，常比男性更易因情志为患，在《外台秘要方》有"女属阴，得气多郁"之说。女性对于情志的刺激，以忧思、哀伤致病为多见。正如《备急千金要方》所说："女人嗜欲多于丈夫，感病倍于男子，加以慈恋、爱憎、嫉妒、忧患、染者坚牢、情不自抑，所以为病根深，疗之难瘥。"诚然，妇女的禀性未必尽如以上所说，但女性多为情志所患已被临床证实。

（三）性格差异

性格是人们个性心理特征的重要方面。一般而言，性格抑郁悲观之人，心胸狭隘，情感脆弱，情绪易激烈波动，从而酿成疾患；性格开朗乐观之人，心胸宽广，遇事心平气和，情绪平和自安，故不易为病，这种耐受性的差异，还与人意志的勇怯密切相关。意志坚定者，善于控制、调节自己的感情，使之避免过激；意志怯弱者，经不起任何事情的刺激，易做感情"俘虏"，必然易产生疾病。《素问·经脉别论》中有："当是之时，勇者气行则已，怯者则著而为病也。"《医宗必读》中说："外有危险，触之而惊，心胆强者不能为

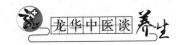
害，心胆怯者触而易惊。"说的也就是这个道理。

（四）体质差异

体质强弱不同，对情志刺激的耐受力也有一定的差异。《灵枢·通天》提出了被后世称为"阴阳五型人"的学说，认为人们的体质有阴阳之气，禀赋不同，对情志刺激反应也不同，即按人格特征把人分为太阳、少阳、少阴、太阴和阳明平和等五个类型。"太阳之人，多阳无阴"，感情易暴发；"少阳之人，多阳而少阴"，爱慕虚荣，自尊心强；"少阴之人，多阴少阳"，心胸狭窄，多忧愁悲伤，郁郁不欢；"太阴之人，多阴无阳"，精神易抑郁；"阴阳和平之人，居处安静，无为惧惧，无为欣欣，婉然从物，或与不争，与时变化，尊则谦谦"。《灵枢·行针》指出："多阳者多喜，多阴者多怒。"不同体质情志活动的差异，跃然纸上。

 ## 情志变化对健康的影响

七情六欲，人皆有之，是正常的精神生理现象。情志的表露乃人之常情，是本能的表现，正常情况下，各种情志活动都可以抒发自己感情，对机体生理功能起着协调作用。因为欢喜、愤怒、忧思、焦虑、悲伤、恐惧等各种情志都压抑在心中而得不到充分的疏泄，会对健康有害，甚至会引起各种疾病；若能恰当并且有目的、合理地表达和疏泄情志，则有益于身心健康。但若情志波动过于持久，过于剧烈，超越了常度，超过人体自身调节的范围，则会使脏腑功能和气血紊乱，从而导致疾病的产生。此时，七情便成了致病因子。因此情感对人体的损益效果不仅仅取决于情志本身，而同时取决于人们对情志的态度和使用情志的方式。

七情各有所主，情志对健康的影响也有一定的规律。喜是因事遂人愿或自觉有趣而心情愉快的表现，引起活泼而表现于外，故有火之机动、活泼、炎上之象，属火而配属于心。怒是因遇不到符合情理和自己心境的事情而心中不快，甚至愤恨不平的表现，缘其气机调达不畅而起，怒后又可引起气机上逆即升发太过，且怒象忽发忽止颇具木之象，故属木而配属于肝。忧是对某种未知结果而又不愿其发生的事情的担心，以至于形成一种焦虑、沉郁的情绪状态，因其内向而趋于气机之收敛，故属金而配属肺。思一般认为是指思考、思虑，古人认为其属土而配属于脾，但若单把思理解为思考、思虑，则与人的思维活动中的思相似而难与情感相符，思还有悲哀忧愁的多种含义，是悲哀忧愁等多方面、多层次的复杂情绪反应，因其特殊性在后文详细再论。悲是精神烦恼悲哀失望时产生的痛苦情绪，其象如秋扫落叶之凄凉、毫生无机、气机内敛，亦属金而主于肺。恐是机体面临并企图摆脱某种危险而又无能为力时，产生的精神极度紧张的情绪体验，由于其发自于内，且常引起气机下陷而属水主于肾。惊是在不自知的情况下突然遇到非常事件时，精神骤然紧张而骇惧的情绪表现，因其易导致气机紊乱使木之调畅异常，又具突然性而具风象，故属木而主于肝。

情志致病除与情志本身的性质有关，还与其刺激的程度强弱有关。情志刺激程度的不同，一般可分为暴发性刺激和渐进性刺激两大类。暴发性刺激，多指突如其来的情志刺激，如突如其来的巨大打击、巨大的事变或灾难、意料之外的重大收获、难以忍受的伤痛等，这些强烈的、突发性的刺激，使人气血逆乱，导致暴病、急病甚至猝死的发生。《淮南子·精神训》说："人大怒破阴，大喜坠阳，大忧内崩，大怖生狂。"因暴发性刺激致病，多发病急、病情重，甚至猝死。七情之中，喜、怒、惊、恐常以刺激量过大、过猛为致病条件。临床所见因情志剧变导致的心阳暴脱而猝死，肝阳化风而卒中，以及暴盲、暴聋、发狂等情况，大多与喜、怒、惊、恐有关。渐进性刺激，多指某些问题在很长一段时间内未获得解决或实现，而在这一段时间内保持着持续性的异常精神状态。如思虑忧愁、精神紧张、悲伤不已等，这类精神刺激伤人精气，引起气机失调，致人疾病。《素问·汤液醪醴论》说："嗜欲无穷，而忧患不止，精神驰坏，荣泣卫除，故神去之而病不愈也。"忧、思、悲的情志刺激常以刺激时间长为致病条件，持续不良的心境积久成疾。因此，要根据不同情志的致病特点，而采取相应的方法进行调节。

现代医学研究发现，一切对人体不利因素的影响中，最能使人短命夭亡的就是不良的情志。人的精神状态正常，机体适应环境的能力及抵抗疾病的能力会增强，从而可以起到防病作用；患病之后，精神状态良好能加快康复

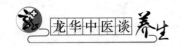

速度，还可以利用心理活动规律治病。总之，良好的情志不仅仅直接涉及健康与寿命，还影响到人们的日常生活。因此，在人的生活中保持良好的情志状态是很重要的。

第二节　调神养生法

历代养生家把调养精神作为养生寿老之本法，防病治病之良药，精神乐观，则气舒神旺；精神抑郁，则气结神颓；喜怒不节，则气耗神消。故清心寡欲可使心气平和、血脉流畅、精神安定，虽有大惊猝恐而不能为害。调神之法，参禅入定，或心有所恃，或弦歌自娱，或山林探幽，以气度从容，心思安定，志闲而少欲，心安而不惧，则神调。《淮南子》说："神清志平，百节皆宁，养性之本也；肥肌肤，充肠腹，供嗜欲，养性之末也。"《素问·上古天真论》言："精神内守，病安从来？"说明"养生贵乎养神"，没有养神，仅仅只有饮食调养、药物滋补，难以达到健康长寿的目的。由于人的精神活动是在"心神"的主导作用下，脏腑功能活动与外界环境相适应的综合反应，所以精神调摄必然涉及多方面的问题。调神之法概括起来可有清静养神、敛思养心、立志养德、形神合一等方面。

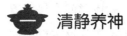
清静养神

在养生理论和方法中，养神居于首要地位，这是由神在整个人体中的主导作用所决定的。神对人的各种活动都起到支配作用，不仅对人体各种生理活动有重要影响，而且对人体病理过程也产生巨大影响。现代研究也发现，各种对健康产生不利影响因素中，最为突出的就是不良精神状态和情绪。所以道家说"上士养神，中士养气，下士养形"。那什么是养神？神，指的就是人体的生机及生命活力。俗话说"得神者昌，失神者亡"。人有"神"，则气机条畅，气血平和，脏腑功能平衡协调，人就健康少病。人若无"神"，则会

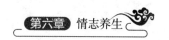

气机不畅，气血逆乱，脏腑功能衰败，恶病将至。但究竟如何"养神"呢？以下讲述最重要的两点，缺一不可。

（一）静

调神摄生，首在静养。这种思想源于老、庄、道家学说，后世在内容和方法上不断有所补充和发展。《内经》曰："静则神藏，躁则神亡。"《素问·生气通天论》说："清净则肉腠闭拒，虽有大风苛毒，弗之能害。"养神之道贵在一个"静"字，就是"清净养神"。清静，是指精神情志保持淡泊宁静的状态。精神调养，以虚静为本。心神属阳，宜静以养之，心清则神清，心定则神凝。心神清明，则血气平和，有益健康。心能与形相守，使形神相亲，才能保持人体健康。因神气清净而无杂念，可达真气内存、心神平安的境界。心神不用不动固然属静，但动而不妄动，用之不过，专而不乱，同样属于"静"。我们提倡的思想清静主要是思想专一，排除杂念，不见异思迁、想入非非，而是要思想安定，专心致志地从事各项工作、学习。

（二）恬淡虚无

《内经》从医学角度提出了"恬淡虚无"的养生防病思想。关键是要保持思想上的"恬淡虚无"，做到淡泊宁静，心无杂念，才能神思稳定；否则就会为世间浮躁之物所左右，神思躁动不安，神无所藏而离散，则生百病。

《素问·上古天真论》云："虚邪贼风，避之有时；恬淡虚无，真气从之，精神内守，病安从来？"这里揭示了恬淡虚无的重要性。对外，顺应自然变化和避免邪气的侵袭；对内，谨守虚无，心神宁静，这样外御内守，真气从之，邪不能害。可见，"恬淡虚无"之要旨是保持静养，思想清静，畅达情志，使精气神内守而不散失，保持人体形神合一的生理状态，有利于防病祛疾，促进健康。恬淡虚无不是要求人没有思想感情，而是要求人对思想感情的表达不压抑、不限制，任由思想翅膀自由翱翔。超然是对现实中功利的一种超越和淡然。这种超然并不是对现实的完全排斥，而是对现实利益的顺其自然的态度。自然对待自身整个精神活动，让自己精神情感活动自然流露，就是要将精神情感的存在、变化和需求看成是一种自然的也是必然的状态，所以可以尊重人的精神情感存在规律和需求规律，自然地去满足这些需求，而不要

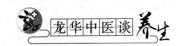

人为地抑制或消灭它。顺其自然地表达，合理加以引导，满足正常需求，才能减少它的消极影响。

近年来，国内外有关学者非常重视思想清静与健康关系的研究。生理学研究证实，人在入静后，生命活动中枢的大脑又回复到儿童时代的大脑电波波慢状态，也就是人的衰老生化指标得到了"逆转"。经测定，高水平的气功师的脑电波与一般人有明显的不同。社会调查发现，凡经过重大精神挫折、思想打击之后，又未得到良好的精神调摄，多种疾病的发病率都有明显增加。社会实践证实，经常保持思想清静，调神养生，多练气功，可以有效地增强抗病能力，减少疾病发生，有益身心健康。

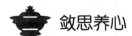 敛思养心

养心，即保养心神，管子谈到养心时提出要具备"四心"状态：善心——"凡道无所，善心安爱"；定心——"定心在中，耳目聪明，四肢强固，可以为精舍"；全心——"心全于中，形全于外，不逢天灾，不遇人害"；大心——"大心而敢，宽气而广，其形安而不移"。敛思，即专心致志，志向专一，排除杂念，驱逐烦恼。唐代著名医药学家孙思邈在《备急千金要方》中指出："多思则神殆，多念则志散……多怒则百脉不定……此十二多不除，则营卫失度，血气妄行，丧生之本也。"正因孙思邈平时十分重视情志方面的养生，故百岁之时犹显精神矍铄、神思敏捷。

（一）养心

"儒曰正心，佛曰明心，道曰炼心，要皆参修心学一事"，《道家养生学概要》中有："万法唯心，万道唯心。心为人之主宰，亦为精气神之主宰。炼精炼气炼神，均须先自炼心始。"心静则神清，心定则神凝，"故养生莫要于养心。天玄子曰：'养心之大法有六：曰心广、心正、心平、心安、心静、心定，心广所以容万类也，心正所以诚意念也，心平所以得中和也，心安所以寡怨尤也，心静所以绝攀缘也，心定所以除外累、同大化也。'"凡事皆有根本，养心养神乃养生之根本，心神清明，则血气和平，有益健康。

要做到养心还应做到少私寡欲。少私，是指减少私心杂念；寡欲，是降

130

低对名利和物质的嗜欲。老子《道德经》主张："见素抱朴，少私寡欲。"《内经》指出："是以志闲而少欲，心安而不惧，形劳而不倦，气从以顺，各从其欲，皆得所愿……所以能年皆度百岁而动作不衰。"因为私心太重，嗜欲不止，欲望太高太多，达不到目的，就会产生忧郁、幻想、失望、悲伤、苦闷等不良情绪，从而扰乱清静之神，使心神处于无休止的混乱之中，导致气机紊乱而发病。对自己的"私心"和"贪欲"要进行自我克制并清除。有位作家解释三种痛苦的原因时说："想得到却得不到——痛苦；经过艰苦的努力得到了，却发现不过如此——痛苦；得到的东西不经意丢掉了，事后才知道原来很重要——痛苦。"只有通过自我克制来控制自己的欲望，清除那些不可能得到满足的"贪欲"，才能减少自己的精神压力和痛苦。从实际情况出发，节制对私欲和名利的奢望，则可减轻不必要的思想负担，使人变得心胸坦然，心情舒畅，从而促进身心健康。而要做到少私寡欲，必须注意下述两点：一是明确私欲之害，以理收心。如《医学入门·保养说》言："主于理，则人欲消亡而心清神悦，不求静而自静也。"二是要正确对待个人利害得失。《太上老君养生诀》说："且夫善摄生者，要当先除六害，然后可以保性命，延驻百年，何者是也？一者薄名利，二者禁声色，三者廉货财，四者损滋味，五者除佞妄，六者去妒忌。"六害不除，万物扰心，心岂能得养？去六害养心，确为经验之谈。

（二）敛思

《医钞类编》曰："养心则神凝，神凝则气聚，气聚则形全，若日逐攘扰烦，神不守舍，则易衰老。"所谓凝神，即是心神集中专注于一点，不散乱，不昏沉。可见，这种凝神敛思的养神方法，并非无知、无欲、无抱负、无理想，毫无精神寄托的闲散空虚。因此，它与饱食终日、无所用心者是截然不同的。从养生学角度而言，神贵凝而恶乱，思贵敛而恶散。凝神敛思是保持思想清静的良方。《寿世青编》中说得好，"未事不可先迎，遇事不可过忧，既事不可留住，听其自来，应以自然，任其自去"，是指身外之物不可追求，既来之事不要烦恼，过去之事不得缠绕，听之任之，不为所动。清代郑板桥的一句名言叫作"难得糊涂"，就是要人们讲究一点超凡处世哲学，这就是所

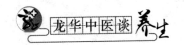

谓"跳出三界外，不在五行中"。乐观开朗，随遇而安，这才是敛思的灵丹妙方。要随时调节自己的情绪，不要独自苦思冥想，忧愁伤悲，或愤愤不平。一旦气结成病，不仅无药可医，还会影响健康。正如古人所讲："自家心病自家知，起念还当把念送，只是心生心作病，心安哪有病来时。"

三 立志养德

所谓立志，就是要有为全人类服务的伟大志向，树立起生活的信念，对生活充满希望和乐趣。也就是说要有健康的心理、高尚的理想和道德情操，这是每个人的生活基石和精神支柱。正确的精神调养，必须要有正确的价值观和人生观。只有对生活充满信心，做有目标、有理想、有追求的"三有人"，才能很好地进行道德风貌的修养和精神调摄，更好地促进身心健康发展。立志养德要做到以下两点。

（一）坚定信念

理想和信念是青少年健康成才的精神保障，有了正确的志向，才会真正促使他们积极探索生命的价值，寻找生活的真谛，追求知识，陶冶情操，促进身心全面健康发展。理想和信念又是老年人的延长生命活力的"增寿剂"，不畏老是健康长寿的精神支柱，产生不畏老精神的重要思想基础就是晚年的理想和追求。老年人应重视健身养体，心胸开阔，情绪稳定，热爱生活，为社会发挥"余热"，从而使内心感到无愧于一生的无限快乐的思想，这种思想又有益于健康。

理想和信念是生活的主宰和战胜疾病的动力。科学证明人的内在潜力很大，充满自信心，顽强的意志和毅力是战胜疾病的极为重要的力量。《灵枢·本脏》言："志意者，所以御精神，收魂魄，适寒温，和喜怒者也。"就是说意志具有统帅精神、调和情志、抗邪防病等作用，意志坚强与否与健康密切相关。事实证明，信念、意志坚定的人，能较好地控制和调节自己的情绪，保持良好的精神状态。生活实践也证实了不少病残者靠自己的信心、意志和努力，主宰自己的命运，为社会做出了可贵的贡献。

综上所述，树立理想，坚定信念，充满信心，量力而行，保持健康的心

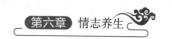

理状态，是养生保健的重要一环。现代生理学和生物信息反馈疗法研究证明，坚强的意志和信念，能够影响内分泌的变化，如白细胞大幅度升高，改善生理功能，增强抵抗力，故有益于健康长寿。

（二）道德修养

古人把道德修养作为养生的一项重要内容。儒家创始人孔子早就提出"德润身""仁者寿"的理论。他在《中庸》中进一步指出"修身以道，修道以仁""大德必得其寿"。他认为讲道德的人，待人宽厚大度，才能心旷神怡，体貌安详舒泰得以高寿。古代的道家、法家、墨家、医家等，也都把养性养德列为摄生首务，并一直影响着后世历代养生家。唐代孙思邈在《备急千金要方》中说："性既自善，内外百病皆悉不生，祸乱灾害亦无由作，此养性之大经也。"明代的《寿世保元》说："积善有功，常存阴德，可以延年。"明代王文禄也在《医先》中说："养德、养生无二术。"由此可见，古代养生家将道德修养视作养生之根，养生和养德是密不可分的。他们的养性、道德观，虽有其历史局限性和认识上的片面性，但其积极的一面对道德修养、摄生延年还是颇有益处的。

从生理上来讲，道德高尚，光明磊落，性格豁达，心理宁静，有利于神志安定，气血调和，人体生理功能正常而有规律地进行，精神饱满，形体健壮。这说明养德可以养气、养神，使"形与神俱"，健康长寿。正如《素问·上古天真论》言："内无思想之患，以恬愉为务，以自得为功，形体不敝，精神不散，亦可以百数。"现代养生实践证明，注意道德修养，塑造美好的心灵，助人为乐，养成健康高尚的生活情趣，获得巨大的精神满足，是保证身心健康的重要措施。

四 乐观养性

所谓养性，就是培养自身良好的性格。性格是人的一种心理特征，它主要表现在人已经习惯了的行为方式上。性格虽然与人的基因和遗传因素直接相关，但随着环境和时间的变化，是可以改变的。人们都有一个使自己的性格适应于自然、社会和自身健康的改造任务。培养良好性格的基本原则是，

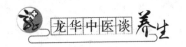

从大处着眼，从具体事情入手，通过自己美好的行为，塑造良好的性格。

（一）性格开朗

性格开朗是胸怀宽广、气量豁达所反映出来的一种心理状态。性格开朗，精神乐观是健身的要素、长寿的法宝，这是人所共知的常理。

医学研究已证明，人的性格与健康、疾病的关系极为密切。情绪的稳定，对一个人的健康起着重要作用。性格开朗，活泼乐观，精神健康者，不易患精神病、重病和慢性病，即使患了病也较易治愈，容易康复。不良性格对人体健康的影响是多方面的，它可以从各方面对人体大脑、内脏及其他部位产生危害。它既是人体生理功能的需要，也是人们日常生活的需要。孔子在《论语》中说"发愤忘忧，乐以忘忧，不知老之将至云尔"。可见，开朗、乐观的情绪是调养精神，舒畅情志，防衰抗老的最好的精神营养。精神开朗、乐观可使营卫流通，气血和畅，生机旺盛，从而身心健康。正如《素问·举痛论》云："喜则气和志达，营卫通利。"

培养开朗、乐观的性格，首先要认识到不良性格对身心健康的危害，树立正确的人生观；正确对待自己和别人；处理问题要目光远大，大度处事，不钻牛角尖，不斤斤计较；科学、合理地安排自己的工作、学习和业余生活；丰富业余生活，陶冶性情。其次要想保持开朗、乐观的情绪，对于名利和享受要有"知足常乐"的思想；要体会"比上不足，比下有余"的道理，这样可以感到生活和心理上的满足。最后，培养幽默风趣感，幽默的直接效果是产生笑意。现代科学研究已证明，笑是一种独特的运动方式，它可以调节人体的心理活动，促进生理功能，改善生活环境，使人养成无忧无虑、开朗乐观的性格，让生命充满青春的活力。

（二）心理平衡

当代社会的特点之一是竞争，长期处在高节奏的竞争环境中，容易产生焦虑、心力疲劳、嫉妒、神经质等心理现象。良好的性格也应包括具有拼搏精神、坦然面对竞争、胜不骄败不馁。心理素质处理不好就会影响心理健康。为了适应社会的发展，保证健康的体魄，就必须培养在竞争中保持心理平衡的能力。

竞争社会所需要的性格，首先要有勇于拼搏的精神和顽强拼搏的毅力，

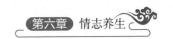

毅力是一种持久坚强的意志，它是精神健康的有力保证。同时，要有良好的心理承受力。剧烈的竞争常会打破原有的心理平衡，所以必须学会自我调节，做到胜不骄败不馁，不为琐事忧虑烦恼。无论在任何情况下都可以坦然地迎接新的挑战。

在竞争社会中，有些人在竞争失败后产生自卑感，社会需要是多方面的，人的兴趣和能力也是多种多样的，人各有所长，各有所短，从来不曾有过全能的"天才"，因此，不必为一时一事的失利而苦恼，丧失信心。应在实践中不断总结经验教训，克服自己种种的负面情绪，不断挖掘自己的潜能，扬长避短，科学安排工作和学习，就会增加成功率。竞争的社会更易产生种种负面情绪，如嫉妒心理，它是指别人的某些方面，如才华、品德、名声、成就、相貌等高于自己时，想排除别人的优势而表现出一种不甘心和怨恨的强烈情绪状态，这种消极的心理状态会降低人体生理功能而导致身心疾病。消除嫉妒心理的基本方法，就是培养正确的拼搏精神，即树立欢迎别人超过自己，更有勇气超过别人的正确观念；摆脱一切负面情绪和负面性格，发挥自己的长处，在可能的范围内达到最佳水平。社会的发展将会促进合理的竞争，培养拼搏意识，适应社会的需要，就能在当代环境中保持健康的平衡心理，保证旺盛的精力、健康的体魄，这对自己、对社会都是有益的，也是每个人应该具备的良好性格。

第三节　调摄情志法

历代养生家都非常重视七情调摄，具体方法多种多样，但归纳起来可分为节制法、疏泄法、移情法、以情胜情法、顺志法和顺时法。

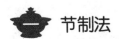 节制法

所谓节制法就是调和、节制情感，防止七情过极，达到心理平衡。《吕氏

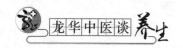

春秋》说："欲有情，情有节，圣人修节以止欲，故不过行其情也。"重视精神修养，首先要节制自己的感情才能维护心理的协调平衡。

人世沧桑，诸事纷繁，喜怒哀乐，此起彼伏。庄子提出"宠辱不惊"之处世态度，遇事应平心静气，视荣辱若一，后世遂称得失不动心为宠辱不惊、平心静气。对于任何重大变故，都要保持平心静气的状态，不要超过正常的生理限度。对外界的事物刺激，既要有所感受，又要思想安定，七情平和，明辨是非，保持安和的处世态度和稳定的心理状态。为了健康长寿，任何情绪的过分激动都是不可取的，总之，要善于自我调节情感，以便养神治身。

《灵枢·本神》曰："故智者之养生也，必顺四时而适寒暑，和喜怒而安居处，节阴阳而调刚柔，如是则僻邪不至，长生久视。""和喜怒"便是要求对过极的情志进行有意识的调节。例如愤怒，"怒"是历代养生家最忌讳的一种情绪，它是情志致病的魁首，对人体健康危害极大，可导致各种疾病。《备急千金要方》指出："卫生切要知三戒，大怒大欲并太醉，三者若还有一焉，须防损失真元气。"《老老恒言·戒怒》亦说："人借气以充身，故平日在乎善养。所忌最是怒。怒气一发，则气逆而不顺，窒而不舒，伤我气，即足以伤我身。"这些论述把戒怒放在首位，指出了气怒伤身的严重危害性，故戒怒是调摄情志的重要举措。

制怒之法，首先是以理制怒。即以理性克服感情上的冲动，在日常工作和生活中，虽遇可怒之事，但想一想其不良后果，可理智地控制自己过极情绪，使情绪反映"发之于情""止之于理"。针对自己易怒的心理弱点，在日常生活中采用时刻提醒自己克服偏激个性与易怒情绪的自我调摄方法。清代虎门销烟林则徐禀性耿直而善怒，为了警策自己克服急躁易怒的脾气，他特地书写斗大的"制怒"条幅，悬挂在壁，以便随时提醒和督促自己。对于培养自我监督、自我检查、自我纠正偏激性情和易怒的行为方式，能产生潜移默化的"节阴阳而调刚柔"的作用。

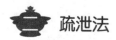 疏泄法

把积聚、抑郁在心中的不良情绪通过适当的方式宣达、发泄出去，以尽

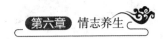

快恢复心理平衡，称之为疏泄法。具体可采取下面几种方式。

（一）直接发泄

用直接的方法把心中的不良情绪发泄出去，例如，当遇到不幸，悲痛万分时，不妨大哭一场；遭逢挫折，心情压抑时，可以通过急促、强烈、粗犷、无拘无束的喊叫，使郁结之气得以舒畅，从而使精神状态和心理状态恢复平衡。发泄不良情绪，必须学会正当的途径和渠道来发泄和排遣之，决不可采用不理智的冲动性的行为方式。否则，非但无益，反而会带来新的烦恼，引起更严重的不良情绪。

（二）疏导宣散

《素问》所称"上古之治病，唯其移精变气，可祝由而已"，就是指"祝由说病，不劳针石"（王冰注）的一种心理治疗方法。所谓祝由，《灵枢·贼风》释为"因知百病之胜，先知其病之所从生者，可祝而已也"。张介宾认为祝由治病是一种以语言交谈方式治病、有别于符咒迷信的特殊治疗方法，主要通过医生"言求其致病之由，而释去心中之'鬼'"而获效，通常可采取"开导劝诫""解疑辨正"等方法。《灵枢·师传》指出："人之情，莫不恶死而乐生，告之以其败，语之以其善，导之以其所便，开之以其所苦。虽无道之人，恶有不听者乎？"对本疗法的治疗方法和机制做了原则性的阐述。唐以后的太医院多设置"祝由"专科，并有医官掌司其职。祝由中也寓有一些迷信成分和神秘色彩，如果将其剔除，则与现代的心理治疗专科相仿。出现不良情绪时，借助于别人的疏导，可以把闷在心里的郁闷宣散出来。所以，扩大社会交往，广交朋友，互相尊重，互相帮助，是解忧消愁、克服不良情绪的有效方法。良好的人际关系，可以缩小"人际关系心里距"，也是疏导宣泄不良情绪的良方。

三 移情法

移情法又可称转移法，即通过一定的方法和措施改变人的思想焦点，改变情绪的指向性，或改变其周围环境，使其与不良刺激因素脱离接触，从感情的纠葛中解放出来，或转移到另外的事务上去。《素问·移精变气论》："余

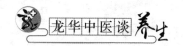

闻古之治病，惟其移精变气，可祝由而已。"即转移注意力达到调整气机的作用。当一个人遇到挫折与痛苦时可以用意志排除不良刺激的干扰，用理智战胜情感上的挫败感，将精神和形体转移到情感以外的事物上；也可以在思想上将事看得淡一些，行动上脱离导致不良情绪的环境。

（一）移情易性

移情，即排遣情思，改变内心情绪的指向性；易性，即改易心志，通过排除内心杂念和抑郁，改变其不良情绪和习惯。《临证指南医案》华岫云说："情志之郁，由于隐情曲意不伸……郁症全在病者能移情易性。"移情易性是中医心理保健法的重要内容之一。移情易性的具体方法很多，可根据不同人的心理、环境和条件等，采取不同措施，进行灵活运用。《北史·崔光传》说："取乐琴书，颐养神性。"《理瀹骈文》说："七情之病者，看书解闷，听曲消愁，有胜于服药者矣。"《备急千金要方》亦说："弹琴瑟，调心神，和性情，节嗜欲。"古人早就认识到琴棋书画具有影响人的情感，转移情志，陶冶性情的作用。实践证明，情绪不佳时，听听适宜的音乐，观赏一场幽默的相声或喜剧，苦闷顿消，精神振奋。可见，移情易性并不是压抑情感。如对愤怒者，要疏散其怒气；对悲痛者，要使其脱离产生悲痛的环境与气氛；对屈辱者，要增强其自尊心；对痴情者，要冲淡其思念的缠绵；对有迷信观念者，要用科学知识消除其愚昧的偏见等。

（二）升华超脱

升华法是以自我激励的方式让自己的思想、情绪得到升华，从逆境中重新崛起。历史上周文王拘羑里而演绎《周易》、屈原放逐汉北而悲歌《离骚》、左丘失明而有《国语》、孙子膑脚而论《兵法》、韩信胯下忍辱而铸就汉家一统……这些在屈辱或逆境中"不坠青云之志"者不仅成为凝聚中华民族精神力量的来源，而且也成为激励后人战胜自我、走出逆境，在事业上有所作为的光辉典范。所谓升华，就是用顽强的意志战胜不良情绪的干扰，用理智战胜生活中的不幸，并把理智和情感化作行为的动力，投身于事业中去，以工作和事业的成绩来冲淡感情上的痛苦，寄托自己的情思。这也是排除不良情绪，保持稳定心理状态的一条重要保健方法。

　　超脱，即超然，思想上把事情看得淡一些，行动上脱离导致不良情绪的环境。在心情不快、痛苦不解时，可以到环境优美的公园或视野开阔的海滨漫步散心，可驱除烦恼，产生豁然开朗的心情。如果条件许可，还可以学习古人那种闲情逸致，去游览名山大川、临渊观鱼、披林听鸟，把自己置身于绮丽多彩的自然美景之中，可使精神愉快，气机舒畅，忘却忧烦，寄托情怀，美化心灵，对健康长寿也大有益处。

四 以情胜情法

　　以情胜情法就是根据情志及五脏间存在的阴阳五行生克原理，用互相制约、互相克制的情志，来转移和干扰原来对机体有害的情志，借以达到协调情志的目的。

　　吴昆在《医方考情志门》中说："情志过极，非药可愈，须以情胜。"《素问·阴阳应象大论》曾指出："怒伤肝，悲胜怒""喜伤心，恐胜喜""思伤脾，怒胜思""忧伤肺，喜胜忧""恐伤肾，思胜恐"。在《内经》中早已认识到人的精神活动与脏腑的功能密切相关，而脏腑与脏腑之间、情志与情志之间，也有相互协调、相互制约，达到动态平衡的关系。因此，利用五志之间的关系治疗因某一情志过激引起的心身疾病，这是认识精神因素与形体内脏、情志之成，以及生理病理上相互影响的辩证关系，根据"以偏救偏"的原理创立的"以情胜情"的独特方法。《内经》曰："百代宗之，是无形之药也。"朱丹溪宗《内经》之旨指出："怒伤，以忧胜之，以恐解之；喜伤，以恐胜之，以怒解之；忧伤，以喜胜之，以怒解之；恐伤，以思胜之，以忧解之；惊伤，比忧胜之，以恐解之，此法惟贤者能之。"同期医家张子和更加具体地指出："以悲制怒，以怆恻苦楚之言感之，以喜治悲，以谑浪戏狎之言娱之；以恐治喜，以恐惧死亡之言怖之；以怒制思，以污辱欺罔之言触之；以思治恐，以虑彼忘此之言夺之。"后世不少医家创造了许多行之有效的情志疗法。例如，或逗之以笑，或激之以怒，或惹之以哭，或引之以恐等，因势利导，宣泄积郁之情，畅遂情志。总之，情志既可致病，又可治病的理论，在心理保健上是有特殊意义的。

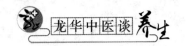

运用"以情胜情"方法时，要注意情志刺激的总强度，超过或压倒致病的情志因素，或是采用突然地强大刺激，或是采用持续不断的强化刺激，总之后者要适当超过前者，否则就难以达到目的。

以情胜情实际上是一种整体气机调整方法，人们只要掌握情志对于气机运行影响的特点，采用相应方法即可，切不可简单机械、千篇一律地按图照搬。倘若单纯拘泥于五行相生相克而滥用情志制约法，有可能增加新的不良刺激，因此，只有掌握其精神实质，方法运用得当，才能真正起到心理保健作用。

五　顺志法

顺志法，即是对于正当的意愿和愿望，使之实现，从而胸怀舒畅，气和志达。人的一生都是建立在生理和心理需要的基础上。《吕氏春秋·情欲》："天生人而使有贪有欲。"例如生理的衣、食等，心理愿望的达成，付出的行动受到社会的认可等。《灵枢·师传》："百姓人民皆欲顺其志也。"这些正常的生命需求是维持个体生命健康的基本条件，应尽量予以满足。

六　顺时法

《内经》中认为四时阴阳是万物生长化收藏之本，故养生防病在身心两方面都要"必顺四时而适寒暑"（《灵枢·本神》）。

春天是万物复苏的季节，人的情志活动也要与春天的阳气一样丰富活跃起来。将精神调整到积极乐观的态度，减少抑郁和愤怒的情绪。春天属木，与肝相应。肝恶抑郁喜条达，肝气被郁会使人的心情抑郁而易怒，继而又引发许多疾病。情志不舒会引起胸胁少腹及乳房的胀闷疼痛，发怒，"怒则气上，甚则呕血及飧泄"。春天多应踏青文柳，登山赏花，临溪戏水，陶冶性情，使自己的性情与大自然相应。

夏季是万物繁盛的季节，人的情志也应该充实愉悦。夏季的气候特点是温度高、湿度大。人的精神也和夏日的骄阳一样易于暴怒，故要使人"使志无怒"。在阳热亢奋的季节人易于发怒，所以人要保持神清气和，快乐欢畅，胸怀宽广，精神饱满，如同含苞待放的花朵那样自然舒展，对外界的事物要

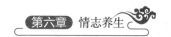

有浓厚的兴趣，培养乐观的性格，利于气机的宣畅。夏季属火，与心相应。心藏神，为君主之官。夏季火热最易耗伤心气，神气涣散则脏腑功能失调易于患病。夏季养生，更应调息静心，常如冰雪在心，炎热亦于吾心减少，不可以热为热，更生热矣。

　　秋季万物成熟，是收获的季节。自然界的阳气由疏泄转向收敛，人精神活动受到自然界的影响，也应该是平静安宁，不张扬的。心情的安定则不会因为萧瑟的秋季景色而导致人的精神抑郁消沉，导致气机郁滞不行引发疾病。秋季人体的阳气也逐渐向内收敛，精神的平和有助于形神协调统一，适应秋季的气候变化。

　　冬季，天寒地冻，阴气盛极，阳气潜伏，草木凋零。人的情志当宁静平和，应当"使志若伏若匿，若有私意，若已有得"。冬季人体的阳气闭藏生理机能减弱，精神活动相应地变得安静起来。对外界的刺激不再敏感，喜怒哀乐的情志活动也变得平和，种种想法减少，愿望和欲望减低，保持一种无欲无求的精神状态。这样使神气内收养精蓄锐，有利于来春阳气萌生。

　　《素问·四气调神论》中专门论述了按照春、夏、秋、冬，生、长、收、藏的特点进行精神活动的调养。春天三个月为"生"，是万物推陈出新的季节，在春天只能让情志生发，切不可扼杀，只能助其畅达，而不能剥夺，只能赏心怡情，绝不可抑制摧残；夏天三个月为"长"，是万物繁荣秀丽的季节，不要厌恶夏日炎炎，应保持情志愉快不怒；秋天三个月为"收"，是万物成熟收获的季节，要注意收敛神气，使情志安定宁静，以缓和秋气萧条对人的影响，不要让情志外驰，使情志保持沉静；冬天三个月为"藏"，是万物生机潜藏的季节，这时人们就不要扰动阳气，内心愉快。

　　情志养生不仅仅是思想上的养神、养心、养德、养性，更重要的是要做到"形与神俱""形神统一"。神不能离开形而独立存在，形也不可一日无神，形神统一，才能身心健康，益寿延年。哲学家荀子说过"形具而神生，好恶喜怒哀乐藏焉"，做到形神兼备，方可健康长寿。正如《内经》所述："其知道者，法于阴阳，和于术数，食饮有节，起居有常，不妄作劳。故能形与神俱，而尽终其天年，度百岁乃去。"

第七章

体质养生

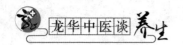

体质养生，是个体化养生的重要组成部分，内容丰富，且相对独立。是在中医理论指导下，根据不同的体质，采用相应的养生方法和措施，纠正其体质上的偏颇，达到防病延年的目的，称为体质养生法。

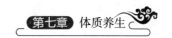

 # 第一节 体质学说与养生

体质的基本概念

体质是指人体禀赋于先天，受后天多种因素影响，在其生长发育和衰老过程中所形成的形态上和心理、生理功能上相对稳定的特征，这种特性往往决定着机体对某些致病因素的易感性和病变过程的倾向性。现代生物学研究认为，人具有根本的区别于其他动物的共性，同时在人类群体中也普遍存在着个体差异，这种个体差异的研究完全支持了中医的体质学说。

中医的体质概念与人们常说的气质不同。所谓气质，是指人体在先后天因素影响下形成的精神面貌、性格、行为等心理功能的特征，即中医所谓之"神"，而体质是形与神的综合反映。因此，体质可以包括气质，气质不等于体质，但二者有着不可分割的内在联系。

体质学说与养生的关系

人们对体质的研究由来已久。在国外，到目前为止，已有三十多种体质类型学说。古罗马医生盖伦（130—200 年）在希波克拉底的体液学说的基础上，把气质分为四种类型，即性情急躁、动作迅猛的胆汁质；性情活跃、动作灵敏的多血质；性情沉静、动作迟缓的黏液质；性情脆弱、动作迟钝的抑郁质。在 17 世纪以前，盖伦的气质学说一直被西方医学界奉为信条。近代著名科学家巴甫洛夫则认为气质是高级神经活动类型特点在行为中的表现，把人分为兴奋型、活泼型、安静型、弱型等四种类型，分别相当于胆汁质、多血质、黏液质、抑郁质，在西方医学界颇有影响。但是迄今为止，国外医学界对体质的各种分类学说，都无法直接指导临床治疗与养生康复实践，唯有

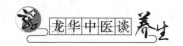

中医体质学说与医疗实践、养生康复是密切相合的。

中医学一贯重视对体质的研究，早在两千多年前成书的《内经》里，就对体质学说进行了多方面的探讨。可以说，《内经》是中医体质学说的理论渊薮。《内经》不仅注意到个体的差异性，并从不同的角度对人的体质做了若干分类。如《灵枢》中的《阴阳二十五人》和《通天》，就提出了两种体质分类方法。在《素问·异法方宜论》里还指出，东南西北中五方由于地域环境气候不同，居民生活习惯不同，所以形成不同的体质，易患不同的病症，因此治法也要随之而异。后世医学家在《内经》有关体质学说的基础上续有发挥，例如朱丹溪《格致余论》说："凡人之形，长不及短，大不及小，肥不及瘦，人之色，白不及黑，嫩不及苍，薄不及厚。而况肥人多湿，瘦人多火，白者肺气虚，黑者肾不足。形色既殊，脏腑亦异，外证虽同，治法迥别也。"又如叶天士研究了体质与发病的关系，在《外感湿热篇》中说："吾吴湿邪害人最广，如面色白者，须到顾其阳气……面色苍者，须要顾其津液……"强调了治法须顾及体质。再如吴德汉在《医理辑要·锦囊觉后》中说："要知易风为病者，表气素虚；易寒为病者，阳气素弱；易热为病者，阴气素衰；易伤食者，脾胃必亏，易劳伤者，中气必损。"充分说明了不良体质是发病的内因，体质决定着对某些致病因素的易感性，这就为因人摄生提供了重要的理论根据。

同时，人们在实践中认识到，体质不是固定不变的。外界环境和发育条件、生活条件的影响，都有可能使体质发生改变。因此，对于不良体质，可以通过有计划地改变周围环境，改善劳动、生活条件和饮食营养，以及加强体格锻炼等积极的养生措施，提高其对疾病的抵抗力，纠正其体质上的偏颇，从而达到防病延年之目的。

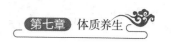

 第二节 体质差异形成的原因和分类

一 体质差异形成的原因

（一）先天因素

先天因素即"禀赋"，包括遗传和胎儿在母体里的发育营养状况。父母的体质特征通过遗传，使后代具有类似父母的个体特点，是先天因素的一个方面，而胎儿的发育营养状况对体质特点的形成也起着重要的作用。

（二）性别因素

人类由于先天遗传的作用，男女性别不仅形成各自不同的解剖结构和体质类型，而且在生理特性方面，也会显示出各自不同的特点。一般来说，男子性多刚悍，女子性多柔弱，男子以气为重，女子以血为先。《灵枢·五音五味》提出"妇人之生，有余于气，不足于血"的论点，正是对妇女的体质特点做了概括说明。

（三）年龄因素

俗话说"一岁年纪，一岁人"，说明人体的结构、功能与代谢的变化同年龄有关，从而形成体质的差异。《灵枢·营卫生会》指出"老壮不同气"，即说年龄不同，对体质有一定影响。

（四）精神因素

人的精神状态，由于能影响脏腑气血的功能活动，所以也可以改变体质。《素问·阴阳应象大论》里说："怒伤肝""喜伤心""思伤脾""忧伤肺""恐伤肾"，即指情志异常变化伤及内在脏腑。

（五）地理环境因素

人类和其他生物一样，其形态结构、气化功能在适应客观环境的过程中会逐渐发生变异。是故《素问·五常政大论》早就指出"必明天道地理"，

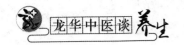

对于了解"人之寿夭，生化之期"及"人之形气"有着极其重要的意义。地理环境不同，则气候、物产、饮食、生活习惯等，亦多有不同，所以《素问·异法方宜论》在论证不同区域有不同的体质、不同的多发病和不同的治疗方法的时候，特别强调了不同地区的水土、气候及饮食、居住等生活习惯，对体质形成的重大影响，说明地理环境对体质的变异，既是一个十分重要的因素，又是极其复杂的因素。

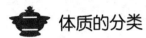 体质的分类

（一）《内经》时代的分类

1. 阴阳五行分类　《灵枢·阴阳二十五人》根据人的体形、肤色、认识能力、情感反应、意志强弱、性格静躁，以及对季节气候的适应能力等方面的差异，将体质分为木、火、土、金、水五大类型。然后又根据五音的太少，以及左右手足三阳经，气血多少反映在头面四肢的生理特征，将每一类型再分为五类，共为五五二十五型，统称"阴阳二十五人"。本法强调对季节的适应能力为体质的分类依据，具有实际意义。

2. 阴阳太少分类　《灵枢·通天》把人分为太阴之人、少阴之人、太阳之人、少阳之人、阴阳和平之人五种类型，这是根据人体先天禀赋中阴阳之气的多少，来说明人的心理和行为特征，即气质方面的差别的分类方法。

3. 禀性勇怯分类　《灵枢·论勇》根据人体脏气有强弱之分，禀性有勇怯之异，再结合体态、生理特征，把体质分为两类。其中，心胆肝功能旺盛，形体健壮者，为勇敢之人；而心肝胆功能衰减，体质属弱者，多系怯弱之人。

4. 体型肥瘦分类　《灵枢·逆顺肥瘦》将人分为肥人、瘦人、肥瘦适中人三类。《灵枢·卫气失常》又将肥人分为膏型、脂型、肉型三种，并对每一类型人生理上的差别、气血多少、体质强弱皆做了比较细致的描述。由于人到老年形体肥胖者较多，所以本法可以说是最早的关于老年人体质的分型方法。

（二）实用体质分类法

随着中医临床医学的发展，为了更好地与临床辨证用药相结合，现代常

用的体质分类法着眼于阴阳气血津液的虚实盛衰，把人体分为正常体质和不良体质两大类。凡体力强壮、面色润泽、眠食均佳、二便通调、脉象正常、无明显阴阳气血偏盛偏衰倾向者，为正常体质。反之，有明显的阴虚、阳虚、气虚、血虚、痰湿、阳盛、血瘀等倾向（倾向与证候有微甚轻重之别）的属于不良体质，这种分类方法，可称之为实用体质分类法。

第三节 不同体质的特点及养生调护

1. 正常体质（平和体质） 阴阳平和质是功能较为协调的体质类型。阴阳平和性体质的特征有：

（1）形体特征：体形匀称健壮。

（2）心理特征：性格随和开朗；常见表现：面色、肤色润泽，头发稠密有光泽，目光有神，鼻色明润，嗅觉通利，味觉正常，唇色红润，说话声音洪亮，精力充沛，不易疲劳，耐受寒热，睡眠安和，胃纳适中，二便通调，舌色淡红，舌苔薄白，脉和有神。

（3）对外界环境的适应能力：反应灵活，思维敏捷，工作潜力大，对自然和社会环境适应能力较强。

（4）发病倾向：素患病较少，或即使患病，多为表证、实证，且易于治愈，康复亦快，有时会不药而愈。如果后天调养得宜，无暴力外伤、慢性疾患及不良生活习惯，其体质不易改变，易获长寿。

（5）养生起居：对于平和质的人群，养生保健宜饮食调理而不宜药补，因为平和质的人阴阳平和，不需要药物纠正阴阳之偏正盛衰，如果用药物反而容易破坏阴阳平衡。

对于饮食调理首先要"谨和五味"。饮食应清淡，不宜有偏嗜。因五味偏嗜，会破坏身体的平衡状态。过酸伤脾，过咸伤心，过甜伤肾，过辛伤肝，过苦伤肺。其次，在维持自身阴阳平衡的同时，平和质人群还应注意自然界

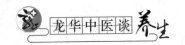

的四时阴阳变化，顺应此变化，以保持自身与自然界的整体阴阳平衡。再则，平和质人群还可酌量选食具有缓补阴阳作用的食物，以增强体质。这类食物有粳米、薏苡仁、豆豉、韭菜、甘薯、南瓜、银杏、核桃、龙眼、莲子、鸡、牛、羊等。平和质之人春季阳气初生，宜食辛甘之品以发散，而不宜食酸收之味；宜食韭菜、茼蒿、香菜、豆豉、萝卜、枣、猪肉等。夏日心火当令，宜多食辛味助肺以制心，且饮食宜清淡而不食肥甘厚味；宜食菠菜、黄瓜、丝瓜、冬瓜、桃、李、绿豆、鸡肉、鸭肉等。秋季干燥易伤津液，宜食性润之品以生津液，而不宜食辛散之品；宜食银耳、杏、梨、白扁豆、蚕豆、鸭肉、猪肉等。冬季阳气衰微，故宜食温补之品，保护阳气，而不宜寒凉之品；宜食大白菜、板栗、黑豆、枣、刀豆、羊肉、猪肉等。

2. 不良体质　如阴虚、阳虚、气虚、血虚、阳盛、痰湿、血瘀等。

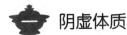 阴虚体质

（一）体质特点

形体消瘦，午后面色潮红、口咽少津，心中时烦，手足心热，少眠，便干，尿黄，不耐春夏，多喜冷饮，脉细数，舌红少苔。

发病倾向：平素易患阴虚燥热的病变，或病后易表现阴亏症状。

（二）养生方法

1. 精神调养　阴虚体质之人性情急躁，常常心烦易怒，这是阴虚火旺、火扰神明之故，允应遵循《内经》"恬淡虚无""精神内守"之养神方法。平素加强自我涵养，常读自我修养的书籍，自觉地养成冷静、沉着的习惯。在生活和工作中，对非原则性问题，少与人争，以减少激怒，要少参加争胜负的文娱活动。

2. 环境调摄　阴虚者，故常手足心热，口咽干燥，常畏热喜凉，冬寒易过，夏热难受。因此，每逢炎热的夏季，应注意避暑，有条件的应到海边、高山之地旅游。"秋冬养阴"对阴虚体质之人更为重要，特别是秋季气候干燥，更易伤阴。居室环境应安静，最好住坐北朝南的房子。

3. 饮食调养　饮食调养的原则是保阴潜阳，宜芝麻、糯米、蜂蜜、乳

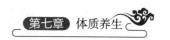

品、甘蔗、蔬菜、水果、豆腐、鱼类等清淡食物，并着意食用沙参粥、百合粥、枸杞粥、桑椹粥、山药粥。条件许可者，可食用燕窝、银耳、海参、淡菜、龟肉、蟹肉、冬虫夏草、老雄鸭等。对于葱、姜、蒜、韭、薤、椒等辛辣燥烈之品则应少吃。

4. 生活起居调养 生活起居应着重调养肝肾，不宜过度、过激运动，太极拳、八段锦、内养操等较为适合。气功宜固精功、保健功、长寿功等，着重咽津功法。此外，节制性生活也很重要。

5. 药物调养

（1）方药 可选用滋阴清热、滋养肝肾之品，如女贞子、山茱萸、五味子、旱莲草、麦门冬、天门冬、黄精、玉竹、玄参、枸杞子、桑椹、龟板诸药，均有滋阴清热之作用，可依证情选用。常用中药方剂有六味地黄丸、大补阴丸等。由于阴虚体质，又有肾阴虚、肝阴虚、肺阴虚、心阴虚等不同，故应随其阴虚部位和程度而调补之，如肺阴虚宜服百合固金汤；心阴虚宜服天王补心丸；脾阴虚宜服慎柔养真汤；肾阴虚宜服六味丸；肝阴虚宜服一贯煎。著名老中医秦伯未主张长期服用首乌延寿丹，认为本方有不蛮补、不滋腻、不寒凉、不刺激四大优点，服后有食欲增进、睡眠酣适、精神轻松愉快的效果，很值得采用。

（2）膏方 麦门冬，山萸肉，酸枣仁，黄精，天麻，龟板，鳖甲，石斛，川贝母，天门冬，玉竹，菟丝子，枸杞子，鹿角胶各50g成膏，蜂蜜、冰糖调味。每晨一匙，开水冲服。或干咳无痰可用川贝母和雪梨炖服，阴虚盗汗可用鳖甲汤以滋阴潜阳。但此类药物也容易碍脾滞胃，食用时宜加山楂、陈皮、鸡内金等消食化滞之品。

6. 针灸调养 针灸肝俞、肾俞、三阴交、太溪、涌泉穴。

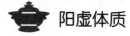 阳虚体质

（一）体质特点

形体白胖，或面色淡白，平素怕寒喜暖、手足欠温，小便清长，大便时稀，唇淡口和，常自汗出，脉沉乏力，舌淡胖。

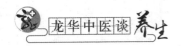

发病倾向： 发病多为寒证，或易从寒化，易病痰饮，肿胀泄泻，阳痿。

（二）养生方法

1.精神调养 中医认为阳虚是气虚的进一步发展，阳气不足者常表现出情绪欠佳、易于悲哀，如肝阳虚者善恐、心阳虚者善悲。必须加强精神调养。要善于调节自己的情感，去忧悲、防惊恐、和喜怒，消除或减少不良情绪的影响。

2.环境调摄 此种人适应寒暑变化之能力差，稍微转凉，即觉冷不可受。因此，在严寒的冬季，要"避寒就温"，在春夏之季，要注意培补阳气。"无厌于日"，有人指出，如果能在夏季进行 20～30 次日光浴，每次 15～20 分钟，可以大大提高适应冬季严寒气候的能力。因为夏季人体阳气趋向体表，毛孔、腠理开疏，阳虚体质之人切不可在室外露宿，睡眠时不要让电扇直吹；有空调设备的房间，要注意室内外的温差不要过大，同时避免在树荫下、水亭中及过堂风很大的过道久停，如果不注意夏季防寒，只图一时之快，更易造成或手足麻木不遂或面瘫等中医所谓的"风痹"病的发生。

3.饮食调养 对于阳虚质来说，"补阳"自然是第一位的，而"补阳"又多从补肾入手。值得注意的是，应该慢温、慢补，缓缓调治，同时兼顾脾胃。正所谓"肾阳为根，脾阳为继"，只有脾胃健运，才能"化肾阳为一身阳气之本"。适当多吃些温阳壮阳的食物，以温补脾肾阳气为主。如羊肉、猪肚、鸡肉、带鱼、狗肉、麻雀肉、鹿肉、黄鳝、虾、刀豆、核桃、栗子、韭菜、茴香等。平时少食生冷黏腻之品，盛夏也不要过食寒凉。

4.生活起居调养 因"动则生阳"，故阳虚体质之人要加强体育锻炼，春夏秋冬，坚持不懈，每天进行 1～2 次。具体项目因体力强弱而定，如散步、慢跑、太极拳、五禽戏、八段锦、内养操、工间操、球类活动和各种舞蹈活动等，亦可常进行日光浴、空气浴，强壮卫阳。气功方面，坚持做强壮功、站桩功、保健功、长寿功。

5.药物调养

（1）方药 可选用补阳祛寒、温养肝肾之品。常用药物有鹿茸、海狗肾、蛤蚧、冬虫夏草、巴戟天、淫羊藿、仙茅、肉苁蓉、补骨脂、胡桃、杜仲、

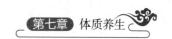

续断、菟丝子等；成方可选用金匮肾气丸、右归丸、全鹿丸。若偏心阳虚者，桂枝甘草汤加肉桂常服，虚甚者可加人参；若偏脾阳虚者，选择理中丸或附子理中丸；脾肾两虚者可用济生肾气丸。

（2）膏方　鹿茸 15g，海马 10g，海龙 15g，巴戟天 50g，补骨脂 50g，菟丝子 50g，仙灵脾 50g，仙茅 50g，锁阳 50g，肉苁蓉 50g，黄精 50g，枸杞子50g，五味子 50g，芦芭子 50g，共为膏，蜂蜜、冰糖调味。每晨一匙，开水冲服。

如果肾阳亏虚腰膝冷痛可用鹿茸泡酒服，如阳虚便秘可用温阳润肠通便的中药肉苁蓉。如果有阳虚症状而服用鹿茸酒，特别是患有高血压患者有可能导致血压升高，甚至脑出血，宜慎之。

6. 针灸调养　灸法为主，气海、关元及列缺、三阴交。以温阳通脉，阳气达于四肢。

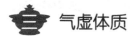 **气虚体质**

（一）体质特点

形体消瘦或偏胖，面色㿠白，语声低怯，常自汗出，动则尤甚，体倦健忘，舌淡苔白，脉虚弱。

发病倾向：平素体质虚弱，卫表不固，易患感冒或病后抗病能力弱，易迁延不愈，易患内脏下垂、虚劳等病。

（二）养生方法

1. 饮食调养　可常食粳米、糯米、小米、黄米、大麦、山药、籼米、马铃薯、大枣、胡萝卜、香菇、豆腐、鹅肉、兔肉、鹌鹑、牛肉、狗肉、青鱼、鲢鱼。若气虚甚，当选用"人参莲肉汤"补养。

2. 生活起居调养　气功锻炼。肾为元气之根，故气虚宜做养肾功，其功法如下：

（1）屈肘上举　端坐，两腿自然分开，双手屈肘时侧举，以两胁部感觉有所牵动为度，随即复原，可连做 10 次。

（2）抛空　端坐，左臂自然屈肘，置于腿上，右臂屈肘，手掌向上，做

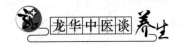

抛物动作 3 ～ 5 次，然后右臂放于腿上，左手做抛空动作，与右手动作相同，每日可做 5 遍。

（3）荡腿　端坐，两脚自然下垂，先慢慢左右转动身体 3 次，然后两脚悬空，前后摆动十余次。本动作可以活动腰、膝，具有益肾强腰的功效。

（4）摩腰　端坐，宽衣，将腰带松开，双手相搓，以略觉发热为度；再将双手置于腰间，上下搓摩腰部，直至腰部感觉发热为止。搓摩腰部，实际上是对命门、肾俞、气海俞、大肠俞等穴的自我按摩，而这些穴位大多与肾脏有关。待搓至发热之时，可起到疏通经络、行气活血、温肾壮腰之作用。

（5）"吹"字功　直立，双脚并拢，两手交叉上举过头，然后弯腰，双手触地，继而下蹲，双手抱膝，心中默念"吹"字音，可连续做十余次，属于"六字诀"中的"吹"字功，常练可固肾气。

3. 药物调养

（1）方药　平素气虚之人宜常服金匮薯蓣丸。脾气虚，宜选四君子汤或参苓白术散；肺气虚，宜选补肺汤；肾气虚，多服肾气丸。

（2）膏方　冬虫夏草 10g，人参 50g，高丽参 50g，西洋参 50g，太子参 50g，山药 50g，黄芪 50g，山楂 50g，麦芽 50g，当归 50g，党参 50g，共为膏，蜂蜜、冰糖调味。每晨一匙，开水冲服。

4. 针灸调养　灸气海、关元。培丹田之气发于周身。

四　血虚体质

（一）体质特点

面色苍白无华或萎黄，唇色淡白，不耐劳作，易失眠，舌质淡，脉细无力。

发病倾向： 容易头晕，也比其他体质的人更容易患不孕，功能性子宫出血等。

（二）养生方法

1. 精神调养　血虚的人，时常精神不振、失眠、健忘、注意力不集中，故应振奋精神。当烦闷不安、情绪不佳时，可以听一听舒缓轻快的音乐，欣赏一下戏剧、小品、相声等轻松愉快的文艺活动，能使精神振奋。

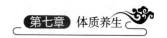

2. 饮食调养 日常生活中有较多具有补血养血功效的食材，如黑米、芝麻、大枣、荔枝、松子、黑木耳、菠菜、胡萝卜、猪肉、羊肉、牛肝、羊肝、甲鱼、海参、平鱼等食物，也可选用简便易行、适合自己的药膳进行调养。常用的有当归生姜羊肉汤、红枣蜂蜜茶等。

（1）当归生姜羊肉汤 配方：当归 20g，生姜 20g，羊肉 500g，黄酒、柑橘皮、精盐适量。制作：羊肉切块，洗净滤干。用食油、黄酒、生姜焖烧 5 分钟后，盛入砂锅内加入当归等，煮开慢炖直至羊肉酥烂，吃肉喝汤。

（2）红枣蜂蜜茶 配方：红枣、蜂蜜。制作：红枣洗净浸泡 2 小时后去核。锅内加入两倍量的水，进行蒸煮，直至锅内的水基本蒸完，盛出压碎晾凉。将红枣泥装入干净的瓶子内，加入等量的优质蜂蜜，搅拌均匀，放入冰箱冷藏，每日 1～2 次冲茶饮用。

3. 生活起居调养 日常生活要规律，适当参加运动锻炼。中医认为"久视伤血"，养成良好的看书学习和工作的习惯，不可劳心过度。血虚之人，常有精神欠振、失眠健忘、注意力不集中等，应做到劳逸结合、颐养情志、振奋精神。

4. 药物调养

（1）方药 可常服当归补血汤、四物汤或归脾汤。若气血两虚，则须气血双补，选八珍汤、十全大补汤或人参养荣汤，亦可改汤为丸长久服用。

（2）膏方 当归 50g，枸杞子 50g，何首乌 50g，熟地黄 50g，阿胶 50g，鹿角胶 50g，龟板胶 50g，龙眼肉 50g，生黄芪 50g，党参 50g，白术 50g，山药 50g，共煎成膏；蜂蜜、冰糖调味，每晨一匙，开水冲服。但此药物容易碍滞脾胃，所以使用时最好配用山楂、陈皮、鸡内金等消食化滞之品。

5. 针灸调养 针灸中极、水道、三阴交、肾俞、膀胱俞、血海、膈俞穴。在肾俞、膀胱俞、中极等穴附近寻找热敏点进行艾灸。

五 湿热体质

（一）体质特点

形体偏胖或偏瘦，平素面垢油光，易生痤疮粉刺，容易口苦、口干、身

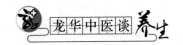

重困倦。体偏胖或偏瘦，心烦懈怠，眼睛红赤等。长期居住湿地，或长期饮酒的人也多数是湿热体质。

发病倾向：易患疮疖、黄疸等病证。

（二）养生方法

1. 精神调养 湿热之人性情急躁，外向活泼好动，平日要加强道德修养和意志锻炼，培养良好的性格，有意识控制自己，遇到可怒之事，用理性克服情感上的冲动。

2. 饮食调养 忌辛辣燥烈食物，如辣椒、姜、葱等，对于牛肉、狗肉等温阳食物宜少食用。可多食水果、蔬菜，如香蕉、西瓜、柿子、苦瓜、番茄、莲藕，可常食之。酒性辛热上行，应戒酗酒。

3. 生活起居调养 积极参加体育活动，可以消耗体内多余的热量，排泄多余的水分，达到清热除湿的目的。可以按照不同的季节和气候环境，进行针对性的运动锻炼，如游泳、跑步、武术、爬山、球类等，也可根据爱好选择进行。在引导功法中，可练六字诀中的"呼""嘻"字诀，也有健脾清热利湿的功效。

4. 药物调养

（1）方药 一般区分湿热的偏重偏颇。湿重的以化湿为主，可选用六一散、三仁汤、平胃散等；热重以清热为主，可选用连朴饮、茵陈蒿汤，甚至葛根芩连汤。在这一原则下，再根据某些特殊表现选择相应的中药，如湿疹、疔疮加野菊花、紫花地丁、苦参、白鲜皮等；关节肿痛加桂枝、忍冬藤、桑枝等；腹泻甚至痢疾加白头翁、地榆、车前子等；血尿可加小蓟草、茅根、石韦、萹蓄等。

（2）膏方 生黄芪30g，枳壳30g，白术30g，茯苓30g，石莲子15g，山药30g，马鞭草30g，泽泻10g，薏苡仁30g，白茅根30g，川草薢10g，猪苓30g，车前子20g，葛根50g，共成膏；蜂蜜、冰糖调味，每晨一匙，开水冲服。

5. 针灸调养 针灸曲池、合谷、阴陵泉、三阴交、阳陵泉、太冲穴。

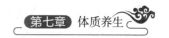

六 血瘀体质

（一）体质特点

面色晦滞，口唇色暗，眼眶暗黑，肌肤干燥，舌紫暗或有瘀点，脉细涩。

发病倾向： 易患出血、中风、胸痹等病。典型药物调养方剂有血府逐瘀汤等。

（二）养生方法

1. 精神调养 血瘀体质在精神调养上，要培养乐观的情绪。精神愉快则气血和畅，营卫流通，有利血瘀体质的改善。反之，苦闷、忧郁则可加重血瘀倾向。

2. 饮食调养 可常食桃仁、油菜、慈菇、黑大豆等具有活血祛瘀作用的食物，酒可少量常饮，醋可多吃，山楂粥、花生粥亦颇相宜。

3. 生活起居调养 多做有益于心脏血脉的活动，如各种舞蹈、太极拳、八段锦、动桩功、长寿功、内养操、保健按摩术，均可实施，总以全身各部都能活动，以助气血运行为原则。

4. 药物调养

（1）方药 瘀血体质可选用行气、活血养血之品，以活血药疏通气血，达到"以通为补"的目的。如柴胡、香附、郁金、当归、红花、薤白、枳壳、桃仁、参三七、银杏叶、地黄、丹参、川芎、五加皮、地榆、续断、茺蔚子等行气活血药，有助于改善气滞血瘀体质。著名的理气、活血化瘀方剂如柴胡疏肝散、血府逐瘀汤、失笑散，应根据气滞血瘀部位不同灵活选用。

（2）膏方 西洋参（另煎冲）120g，生地黄 150g，熟地黄 150g，地骨皮 120g，天门冬 90g，麦门冬 90g，白芍 90g，山萸肉 90g，女贞子 90g，旱莲草 120g，炒当归 90g，黄芩 90g，白术 90g，太子参 90g，茜草炭 120g，黑栀子 90g，黄连 30g，香附 90g，川续断 90g，炒蒲黄 90g，黑荆芥 90g。上药共煎去渣浓缩收膏，每晨一匙，开水冲服。

5. 针灸调养 针灸中极、三阴交治疗痛经，其他不同症状辨证施治。以祛瘀通络为主，部分可点刺放血治疗。

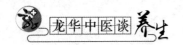

七 痰湿体质

（一）体质特点

形体肥胖，肌肉松弛，嗜食肥甘，神倦身重，懒动，嗜睡，口中黏腻，或便溏，脉濡而滑，舌体胖，苔滑腻。

发病倾向： 易患浮肿消渴、中风、胸痹等病。

（二）养生方法

1. 环境调摄 不宜居住在潮湿的环境里；阴雨季节要注意避免湿邪的侵袭。

2. 饮食调养 少食肥甘厚味，酒类也不宜多饮，且勿过饱。一些具有健脾利湿、化痰祛湿的食物，更应多食之，如白萝卜、荸荠、紫菜、海蜇、洋葱、枇杷、白果、大枣、扁豆、薏苡仁、红小豆、蚕豆、包菜等。

3. 生活起居调养 痰湿之体质，多形体肥胖，身重易倦，故应长期坚持体育锻炼、散步、慢跑、球类、武术、八段锦、五禽戏，以及各种舞蹈，均可选择。活动量应逐渐增强，让疏松的皮肉逐渐转变成结实、致密之肌肉。气功方面，以站桩功、保健功、长寿功为宜，加强运气功法。

4. 药物调养

（1）方药 痰湿之生与肺、脾、肾三脏关系最为密切，故重点在于调补肺、脾、肾三脏。若因肺失宣降、津失输布、液聚生痰者，当宣肺化痰，方选二陈汤；若因脾不健运、湿聚成痰者，当健脾化痰，方选六君子汤或香砂六君子汤；若肾虚不能制水、水泛为痰者，当温阳化痰，方选金匮肾气丸。

（2）膏方 黄芪 50g，茯苓 50g，白术 50g，白豆蔻 50g，川朴 50g，苍术 50g，莲子 50g，芡实 50g，薏苡仁 50g，陈皮 20g，杏仁 20g，桑白皮 20g，地骨皮 20g，槟榔 15g，桂枝 10g，甘草 10g；上药成膏，蜂蜜、冰糖调味。每晨一匙，开水冲服。

5. 针灸调养 取丰隆、足三里、合谷、曲池、三阴交、阳陵泉穴针刺。

八 气郁体质

（一）体质特点

形体消瘦或偏胖，面色苍暗或萎黄，时或性情急躁易怒，易于激动，时或忧郁寡欢，胸闷不舒，时欲太息，舌淡红，苔白，脉弦。

发病倾向：易患郁症、脏躁、百合病、不寐、梅核气、惊恐等。

（二）养生方法

1. 精神调养 此种人性格内向，神情常处于抑郁状态，根据《内经》"喜胜忧"的原则，应主动寻求快乐，多参加社会活动、集体文娱活动，常看喜剧或滑稽剧、听相声，常看富有鼓励、激励的电影、电视，勿看悲剧、苦剧。多听轻松、开朗、激动的音乐，以提高情志。多读积极的、鼓励的、富有乐趣的、展现美好生活前景的书籍，以培养开朗、豁达的意识，在名利上不计较得失，知足常乐。

2. 生活起居调养 多参加体育锻炼及旅游活动，运动身体，流通气血。既欣赏了自然美景，调剂了精神，呼吸了新鲜空气，又能沐浴阳光，增强体质。气功方面，以强壮功、保健功、站桩功为主，着意锻炼呼吸吐纳功法，以开导郁滞。

3. 饮食调养 可少量饮酒，以活动血脉，提高情绪。多食一些行气的食物，如佛手、橙子、柑皮、荞麦、韭菜、茴香菜、大蒜、火腿、高粱、刀豆、香橼等。

4. 药物调养

（1）方药 常用以香附、乌药、川楝子、小茴香、青皮、郁金等疏肝理气解郁的药为主组成的方剂，如越鞠丸等。若气郁引起血瘀，当配伍活血化瘀药物。肝气郁结，应疏肝理气解郁，宜用柴胡疏肝饮。气滞痰郁，应化痰理气解郁，宜用半夏厚朴汤。此药方中紫苏、厚朴均含有挥发油，煎煮时以清水浸泡半小时，而后煎 15 分钟即可，不宜过长。心神失养，应养心安神，宜用甘麦大枣汤。心肾阴虚，应滋养心肾，宜用补心丹合六味地黄丸。

（2）膏方 当归 30g，生地 150g，枣仁 150g，柏子仁 150g，夜交藤

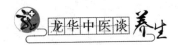

150g，远志 15g，玫瑰花 35g，八月札 35g，佛手 35g，浮小麦 150g，大枣 50g，柴胡 15g，黄芩 10g，丹皮 15g，白术 30g，白芍 30g，川楝子 15g，甘草 10g；加蜂蜜 150g、冰糖 150g 收膏，每晨一匙，开水冲服。

5. 针灸调养　针灸巨阙、期门、阳陵泉、太冲、足三里、安眠、内关、外关、三阴交穴。

九　特禀体质（过敏体质）

特禀体质是因先天不足或遗传所造成的特殊体质，因人而异、因时而异，变化多端。

（一）体质特点

形体：无特殊或有畸形，或有先天生理缺陷。心理特征因禀质特异情况而不同。常见哮喘、风团、咽痒、鼻塞、喷嚏等症状。对自然环境和生活环境中的某些因子如花粉、皮毛、紫外线、鱼虾、病原微生物等，以及某些药物等过敏。遗传疾病有先天性、家族性特征；胎传疾病为母体影响胎儿个体生长发育所致。适应能力差，如过敏体质对季节适应能力差，或易引发宿疾。

发病倾向：过敏体质者易药物过敏，易患花粉症、荨麻疹、过敏性哮喘等。遗传疾病如血友病、先天愚型及中医所称"五迟""五软""解颅""胎寒""胎热""胎赤""胎肥""胎痛"胎弱"等。

（二）养生方法

调养原则为益气固表，扶正祛邪，活血驱风。特禀体质生活中要加强锻炼，顺应四时变化，以适寒温，补不足泻有余，以增强体质，扶正去邪，所谓"正气存内，邪不可干"，同时加强调护，尽量避免接触致敏物质。重点脏腑：肺、脾、肝。《内经·素问》说："金木水火土运行之数，寒暑燥湿风火临御之化，则天道可见，民气可调，阴阳卷舒，近而无惑。"

正常人体内都有一套生理的保护性免疫反应系统，当外来物质侵入人体时，人体就会通过免疫淋巴细胞产生免疫球蛋白，将入侵物中和或消化掉。目前全球有 22% 的人群患有过敏性疾病。

过敏体质，其免疫反应灵敏度超出了应有的程度和范围，通常会将一些

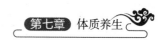

对人体不会产生伤害的外来物质，视作入侵者并对其进行中和或消化，这样就会伤害到机体的某些正常功能，从而引发局部甚至全身性的过敏性反应。

1. 饮食调养　过敏体质的人食宜益气固表，清淡，均衡，粗细搭配适当，荤素配伍合理。多食益气固表的食物，避免或尽量少吃荞麦、蚕豆、白扁豆、羊肉、牛肉、蛋清、鹅肉、鲤鱼、虾、蟹、茄子、辣椒、韭菜、大蒜、香椿、蔗菜等；以及酒、浓茶、咖啡等饮品。

过敏体质的人要少吃或不吃光敏性食物。食物中有一类叫作"光敏性食物"，比如香菜、芹菜、油菜、芥菜、无花果、柠檬等。吃了这类食物之后，皮肤对日光的敏感性就会大大增强。宜选用具有补肾益脑、调理脾胃功能的食物或坚果，如核桃、无花果、松子。可以多吃黑芝麻等；水果适合吃猕猴桃。可以配合药膳指导进行饮食调养，如：

（1）固表粥　乌梅 15g，黄芪 20g，当归 12g，放砂锅中加水煎开，再用小火慢煎成浓汁；取出药汁后，再加水煎开后取汁，用汁煮粳米 100g 成粥，加冰糖趁热食用。可养血消风，扶正固表。

（2）葱白红枣鸡肉粥　粳米 100g，红枣 10 枚（去核），连骨鸡肉 100g 分别洗净；姜切片，香菜、葱切末。锅内加水适量，放入鸡肉、姜片大火煮开，然后放入粳米、红枣熬 45 分钟左右，最后加入葱白、香菜，调味服用。可用于过敏性鼻炎见鼻塞、喷嚏、流清涕。

3. 生活起居调养

（1）居养之道　起居应有规律，保持居室内清洁，被褥床单要经常洗晒，室内装修后不宜立即居住，且不宜养猫、狗等宠物。

（2）动养之道　适度参加各种体育锻炼以增强体质，但要循序渐进，持之以恒，可选择步行、慢跑、太极拳、广播操、球类等，注意适可而止，避免过量、过激运动。春季减少户外活动时间，防止对花粉、粉尘等过敏。

（3）静养之道　注意节制情感，正确看待自身缺陷和不足，保持一颗平常心，保持积极向上、乐观开朗心境，避免情绪紧张，凡事勿患得患失。

因此，过敏体质的人要少吃或不吃光敏性食物，以免使本已非常敏感的皮肤再加强对日光刺激的敏感，而加重病情。

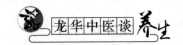

4. 药物调养

膏方　黄芪50g，鹿茸50g，党参50g，白术50g，人参50g，五味子50g，何首乌50g，灵芝50g，女贞子50g，菟丝子50g，枸杞子50g，元参50g，天门冬50g，麦门冬50g，北沙参50g，肉桂50g，巴戟天50g，仙茅50g，仙灵脾50g，生地黄50g，黄精50g，山药50g，肉苁蓉50g，锁阳50g，杜仲50g，蛇床子50g，入蜂蜜250g，冰糖250g收膏。每晨一匙，开水冲服。

5. 针灸调养

针灸曲池、合谷、脾俞、隔俞、足三里、血海穴。加灸。部分患者对于针灸用具也有过敏要求，临床应注意观察。

第四节　不同年龄阶段的体质特点及养生调护

人类本身存在的差异是很大的，这种差异不仅仅表现在不同的种族、血系，甚至于每个个体，即一个人，在他的生命过程中，体质的改变也是不断出现的，这就是说，体质与年龄很有关系。不同年龄的人，如老人、小儿、青少年、成年人，他们的体质各不同，因而所生疾病与证候特点、摄生保健也不尽相同。

 少儿

此指从出生到十二岁这段时期，这段时期又可分为新生儿期、婴儿期、幼儿期、幼童期、儿童期这五个阶段。

（一）各阶段生长发育特点

1. 新生儿期　从出生到满月阶段。生理上小儿要适应新的外界环境，开始呼吸和调整循环，依靠自己的消化系统和泌尿系统摄取营养和排泄代谢产物。形体上体重增长迅速，大脑皮质主要处于抑制状态，兴奋性低。患病后反应性差，故死亡率比其他时期高。其疾病与胎内、分娩及护理有关，如早产、畸形、窒息、脐部疾患、破伤风、呼吸道感染、惊风、黄疸、消化不良等。因此在饮食、保暖等方面的细心护理特别重要。以保温、合理喂养和预防感染为保健重点，还应保证充足睡眠及良好的睡眠姿势。

2. 婴儿期 从满月到一周岁为婴儿。这个阶段中，生机蓬勃，发育迅速更加突出。周岁时的体重为出生时的 3 倍，身长为 1.5 倍。但由于脏腑娇嫩，形气未充，抗病能力较低，故易患病。饮食以母乳或牛乳为主，可逐渐添加辅助食品，以满足生长发育需要。缺乏营养时，易患佝偻病和贫血；喂养不当时，因消化能力弱，容易呕吐及腹泻。中枢神经系统发育不成熟，不能耐受毒素和高热的刺激，易见惊厥等神经症状。

这是人一生中生长发育最迅速的阶段，被称作人生中第一个飞跃时期。此期的保健重点是合理喂养，注意寒温调护，按时进行各种预防接种。经常日中嬉戏，以促进飞跃式生长发育，提高抵抗力。

3. 幼儿期 从一周岁到三周岁为幼儿。这时期的体格增长较前减慢，生理功能日趋完善。对外界环境逐渐适应，乳牙渐已长出，语言、动作及思维活动的发展迅速。此时要注意断奶后的合理喂养，否则易致吐泻，疳证。由于接触感染机会增多，故各种小儿急性传染病的发病率最高，应大力做好预防保健工作。

重视早期教育，促进智力增长，以启蒙发萌。继续做好预防保健工作，培养良好卫生、生活习惯。

4. 幼童期 从三周岁到七周岁为幼童，亦称学龄前期。这个时期由体格的迅速生长转到神经精神的迅速发育，抗疴能力较前增强，和外界的接触日益广泛，对新鲜事物兴趣倍增，爱问为什么。理解和模仿能力强，语言逐渐丰富，并具有不少抽象概念。

应有计划地进行幼儿园教育，开展适于幼童特点的各种活动，做好预防保健工作，加强医护与教育，防止意外事故发生。要注意培养优秀品德及初步的独立生活能力。

5. 儿童期 从七周岁到十二周岁为儿童，亦称学龄儿童期。这时体重增长加快，更换乳牙，长出第一、二磨牙。生理上，心肺功能稳定，以适应日益增长的体力活动，大脑皮质功能更加发达，特别是第二信号系统发育迅

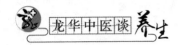

速，已能适应复杂的学校和社会环境，对各种传染病抵抗能力增强，疾病过程基本接近成人，肾炎、哮喘病较多见。

应重视德、智、体、美教育，使之全面发展，继续做好儿童保健，要特别注意预防近视、龋齿和脊柱变形，防止扁平足。加强体育锻炼，使体格和智慧进一步发展。

（二）体质特点

1. 脏腑娇嫩，形气未充　小儿体格与成人有明显的不同，机体各器官的形态、位置随着年龄的增长而不断变化，机体各器官的生理功能也都未臻成熟完善。

历代儿科医家把这种现象称为脏腑娇嫩，形气未充。如隋《诸病源候论》提出"小儿脏腑娇弱"；宋《小儿药证直诀》说："五脏六腑，成而未全……全丽未壮。"明《育婴家秘》也说："血气未充……肠胃脆薄，精神怯弱。"都指出小儿时期的机体与生理功能均未达成熟完善。清《温病条辨·解儿难》更进一步认为，小儿时期的机体柔嫩，气血未充，经脉未盛，神气怯弱，精气未足等特点是"稚阴稚阳"的表现。这里的"阴"，一般是指体内精、血、津液等物质；"阳"是指体内脏腑的各种生理功能活动，故"稚阴稚阳"的观点更充分说明了小儿无论在物质基础与生理功能上，都是幼稚和不完善的，这是小儿生理特点之一。

2. 生机蓬勃，发育迅速　这和上述的特点是一个问题的两个方面。由于脏腑娇嫩，形气未充，所以在生长发育过程中，从体格、智力以至脏腑功能，均不断向完整、成熟方面发展，年龄越小，生长发育的速度也愈快，好比旭日初生，草木方萌，蒸蒸日上，欣欣向荣。

古代医家把上述现象称为"纯阳"，如《颅囟经》首先提出："凡孩子三岁以下，呼为纯阳。"《温病条辨·解儿难》更阐明所谓纯阳，并非有阳无阴的盛阳，是指小儿生机旺盛及对水谷精气、营养物质的需求，相对地感到更加迫切而言。

由于生理上既有脏腑功能未全的一面，又有生机旺盛、发育迅速的一面，所以在病理上造成小儿发病"易虚易实"和"易于传化"的特点；加上小儿

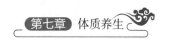

寒温不知自调，饮食不知自节，且从脏腑功能状态与疾病的关系来说，又突出地表现在"脾常不足"（指消化功能薄弱），"肝常有余"（指神经系统并发症多），"卫外不固"（指易患呼吸系统疾病）等，而在病情的发展、变化上，往往较成人迅猛而重笃，所以古人特别重视"防患于未然"。一旦发现疾病，要求把握病机，及时治疗，避免损伤正气。小儿对药物的敏感程度较高，往往可以"随拨随应"，但能确得其本而摄取之，则一药可愈，说明只要调治及时得当，疾病的康复过程比成人来得快。

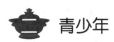 青少年

青少年指从十二岁到二十四岁这一阶段，可分为青春发育期和青年期两个阶段。按照身心发育的自然规律，注意体格的保健锻炼和思想品德的教育，可为一生的身心健康打下良好基础。其养生重点包括：培养健康的心理素质，陶冶高尚的道德情操，培养良好的生活习惯；注意饮食调摄，积极参加体育锻炼等。其中科学的性知识、性心理与生理的教育是非常必要的。

（一）青春发育期

从十二岁到十八岁，叫作青春发育期，其生长发育特点如下。

1. 此阶段身体发育的速度突然增加，尤其是生殖系统发育很快，到了性成熟期。一般说来，女性的性成熟期要比男性早两年。因此，青春发育期在女性多半从 11～13 岁开始，而男性则大半从 13～15 岁才开始。关于这一点，《内经》中早有记载，如《素问·上古天真论》中说："女子二七而天癸至，任脉通，太冲脉盛，月事以时下，故有子。"这里的有子，即指有生殖能力，其时间是女子十四岁时，因为此时月经已能按时来潮。至于男子，《素问·上古天真论》中又说："二八，肾气盛，天癸至，精气溢泻，阴阳和，故能有子。"这里讲的是男子到了十六岁时，即有了生殖能力。

2. 身高体重迅速增长。女性在十一岁左右，身高体重开始迅速增长，绝对高度和重量都超过同年龄的男性，到十四岁时，增长速度逐渐降低，这个时候男性才开始迅速发育，不久又超过同年龄的女性。这个时期，不仅骨骼加长、变粗，骨骼的钙化过程也在紧张地进行着，而且韧带也加强了，但骨

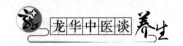

关节的结构仍然柔软，因此，正确的坐姿和正确地进行体育运动对青少年的发育仍有重要意义。由于骨骼和肌肉的迅速增长和神经系统的不稳定性，有时做些动作可能有不够协调的现象。

3.心脏的容积大大增加了，肌肉的收缩力也提高了，但是血管的发展却落后于心脏的发展，使血压升高到成人血压的水平，但这是发育过程中的暂时现象，通过适当的体育锻炼，可以促使血压恢复正常。若过度运动或劳动，心血管系统经常负担过重，就会形成高血压。这个时期肺活量和胸围也有显著增长，大脑皮质细胞的机能和结构也在特别强烈地发育着，不仅记忆力强，而且思维能力也不断扩大，是掌握系统的文化知识和技能的最好时期。总之，青春发育期由于身体发育很快，膳食中的蛋白质、维生素和钙等营养素的供应很重要，女性少年时要注意经期卫生，男女少年都要学习一些有关性的知识。在劳动、体育锻炼和其他活动的时候，要注意安全。

（二）青年期

从十七岁到二十四岁，叫作青年期。青年期也叫青春发育后期，是身体到了完全成熟的阶段。女子在 18～20 岁身高停止增长，男子在 20～23 岁身高停止增长。这时体重的增加也缓慢下降，骨骼也不继续增长，最后的恒牙（智齿）也长了出来，身体各部分的发育都成熟了。正如《素问·上古天真论》中说：女子"三七，肾气平均，故真牙生而长极"；男子"三八，肾气平均，筋骨劲强，故真牙生而长极"。

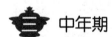 **中年期**

中年期是指从青年到老年之间的阶段。但青年阶段、老年阶段因人而异，不宜轻易划出。我国有关行政部门把中年的年龄界限定为 40～55 岁。因我们常常把 40 岁以下的成年人算为青年，所以中年的起点可定为 40 岁；又因为习惯上历来把"花甲"之年，即 60 岁作为进入老年的标志，所以把 59 岁称为中年的止点较合适。

身体发育及体质特点：

1.中医学认为中年以后，无论从体力上还是脑力上，逐渐进入各种生理机能的衰退过程。《灵枢·天年》说:"四十岁,五脏六腑、十二经脉,皆大盛以平定,腠理始疏,荣华颓落,发颇斑白,平盛不摇,故好坐。"《素问·阴阳应象大论》里说:"年四十,而阴气自半也,起居衰矣。"这里的"大盛以平定""阴气自半"集中地概括了中年人的生理特点。三十岁后,人体的多种机能便开始减退,如骨骼和肌肉逐渐减弱,骨密度降低,关节软骨再生能力缺乏,脊椎骨略有压缩,背部和下肢各部的肌肉强度减弱。由于骨骼中的矿物成分增多,骨软骨发生纤维性变化或钙化,骨的脆性增加,物理强度下降,关节凝结不活,转动幅度缩小,同时骨质易于增生,容易发生骨折和骨关节病,如颈椎病等。因此,进入中年之后,应该增加适度的体育锻炼,以延缓肌肉骨骼的衰退性变化,提高机体的机能。

2. 心血管的机能在青春发育期的末尾便达到了一生中的顶点,之后就渐渐减退。心输出量从 30 岁到 80 岁,约下降 30%。收缩压在中年以后,每增加 10 岁约升高 10mmHg。另外,对血压的反射性调整能力也减退,容易出现高血压病。血液胆固醇含量,从 30 岁以前的 180mg/dL,每十年平均递增 38.3mg/dL。而血压和血脂的升高,都是冠心病、脑血管病发生率增高的重要因素,为中老年死亡的主要原因。进入中年以后,消化功能和代谢率均明显下降,50 岁后消化能力可下降三分之二多。30 岁后,基础代谢率平均每年以 0.5% 的速度下降。无论从热量的需要,还是从消化功能来看,中年人都要注意减少进食量,否则不仅会导致肥胖而且容易出现消化系统疾病。总之,中年是身体上的转变时期,即从充满活力的青年阶段,转变为衰退的老年阶段。

《景岳全书·中兴论》强调:"故人于中年左右,当大为修理一番,则再振根基,尚余强半。"说明中年的养生保健至关重要。如果调理得当,就可以保持旺盛的精力而防止早衰,预防老年病,可以延年益寿。其养生重点为精神少虑、切勿过劳、节制房事等几方面。并定期进行体检,发现身心异常及时检查,以排除和及早预防疾病。

四 更年期

更年期如果调摄适当,可避免或减轻更年期综合征,或缩短反应时间。

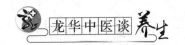

更年期养生重点为：自我稳定情绪、饮食调养、劳逸结合、定期做好身体检查。

更年期是指人体由中年转入老年的过渡时期。这一阶段，全身各系统功能与结构渐进性衰退，再加之疾病、精神、社会生活环境、劳役等因素影响，是体质状态的特殊转折点。更年期体质的变化因性别不同而有明显差异。

女性更年期多出现于 44 ～ 55 岁。在此阶段，大多数女性或轻或重，或早或晚，会出现肝肾阴虚、阴阳失调之症状，如潮热、盗汗、头晕耳鸣，或头痛、心悸、心烦、失眠、口燥咽干、倦怠乏力、浮肿、焦虑、月经紊乱、绝经等症状。男性更年期多出现于 45 ～ 60 岁之间，其体质特点为以肾气虚衰为主而波及他脏，因此肾阴肾阳失调，导致脏腑功能失常的情况。同时也存在肝气郁结化火、脾失健运等病理变化。

五 老年期

老年的统一标准年龄，目前尚众说纷纭。但一般来说，年过 60 岁即进入老年阶段。1980 年 12 月亚太地区老年学会会议期间，正式提出亚太地区 60 岁以上为老年人。中华医学会老年医学会认为我国也以 60 岁以上为老年人较为合适。

身体发育及体质特点：

1. 老年阶段天癸数穷，五脏皆衰，心理脆弱。如《养老奉亲书·戒忌保护》认为高龄老人气血渐衰，真阳气少，"精血耗竭，神气浮弱"，老年多气血亏虚，或阴虚阳亢，或阴阳两虚。可有时也有虚中夹实，正虚邪实，甚至还有正不虚而邪实的。

2. 老年人许多征象是老，不是病，如老年人行动迟缓、思维减退、耳不聪、目不明、饮食不香、睡眠多梦等现象，这只能说是老的状态，不能说是病。

3. 整个机体和脏腑器官、气血营养都有不同程度的病理改变，又不能单纯认为是老，所以说又是病。老年人疾病具有同病多变的特点，也就是说在同一病人身上往往出现多种病理变化。

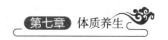

由上可知，人们的体质是随着年龄的变化而不断改变，其规律是：弱小→强壮→衰老。但衰老的早晚，还要取决于对人体脏腑阴阳的调摄。

 第五节 影响体质的其他因素及养生调护

体质除与年龄有关外，还与性别、工作环境等因素有关。

一 性别

1. 妇女在脏腑经络气血的某些表现与男子有所不同，且妇女的健康关系到子孙后代的体质和智力发展，其养生保健有特殊重要的意义。妇女的养生保健，除了一般的卫生保健外，尚须注重经期、孕期、产褥期、哺乳期及更年期的卫生保健。

妇女承担着孕育后代、繁衍种族的重任，解剖上有胞宫，因而生理上有经、孕、产、乳等特点。健康女子，一般到 14 岁左右，月经开始来潮，称为"初潮"。除妊娠期、哺乳期不行经外，一般一月一行，按期来潮。古人谓"如月之盈亏，潮之有信"。至 49 岁左右，月经闭止，称为"绝经"。月经除有一定的周期外，经量基本衡定。行经持续时间为 3 ～ 7 天。女子在发育成熟后，月经按期来潮，此时即具备了受孕的条件和生育能力。受孕以后，月事停闭，脏腑经络之血皆注于冲任以养胎，故此时全身处于阴血偏虚、阳气偏盛的状态。妊娠期间，除了有气血改变外，在体征上也有一定的变化。如三个月后，小腹开始膨隆，乳房逐渐增大；四五个月后，孕妇可以自觉有胎动。而妊娠晚期，因胎体的增大，胎头压迫膀胱和直肠，常可引起大便秘结和尿意频数。孕期一般为十个月左右，届期自然分娩，为足月顺产。产后，由于分娩时的产创或出血，耗损了阴液，阴血骤虚，阳气易浮。因此，产后两天之间会有轻微的发热、自汗等阴虚阳旺的症状。还有，由于胞宫尚在恢复，下腹部常会发生轻微的阵痛，按之有块，同时伴有余血浊液从阴道流出，

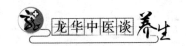

称为"恶露"。哺乳是妇女特有的生理功能，分娩后，脾胃化生的一部分精微随冲脉与阳明之气上行，化生乳汁以养胎儿，因此，哺乳期间月经一般不潮。

2. 男女身体外表构造有很多不同，如体重与身长，根据各国的统计数据，男孩出生时平均体重要比女孩重4～5两；平均身长男孩要比女孩长2～3cm。但在青春发育期间，女孩可以暂时超过同年龄的男孩。体型上男的肩部宽而臀部窄，而女的则是臀部宽而肩部窄，这样就决定了男的较能胜任重体力劳动，女的就差一些。还有，女的皮下脂肪较多，由于脂肪有保温作用，女的一般比较不怕冷。男子唇部和颊部都生胡须，腋毛较多，女的不仅没有胡须，腋毛也较少。

3. 男女身体内部的器官差别也较大。如妇女的心脏一般要比男的小，每次心脏收缩时送出的血量比较少，而每分钟心跳次数要比男的多。在血液成分方面，血液的总量、血液里含的红细胞数目和血色素的量，也是女子低于男子。女子的肝、肾、胃、肠和脑，一般来说比男的要小。

4. 骨骼和肌肉男女也不同。男子肌肉比较发达，坚实刚劲有力，而妇女的肌肉重量和发达程度均较男子差。根据解剖学家报告，男女的肌肉总量为5：3。在骨骼方面，女性骨骼的长度和重量都比男的要小。

所谓妇女保健，主要是指经期、孕期、产期和哺乳期的卫生。在孕期、产期和哺乳期间，如果不注意讲究卫生，极有可能造成一些不良后果。如月经虽属妇女的生理现象，但因行经期间，血室正开，邪气易侵，如不注意调护，常易致病。

二 工作环境、工种

1.体力劳动者 体力劳动者的健康，与劳动条件和劳动环境有着密切的关系。体力劳动者以筋骨肌肉活动为主，其特征是能量消耗多，体内物质代谢旺盛。不同工种的劳动，需身体保持一定体位，采取某个固定姿势或重复单一的动作，局部筋骨肌肉长时间地处于紧张状态，负担沉重，久而久之可引起局部劳损。故《素问·宣明五气》有"久视伤血、久卧伤气、久坐伤肉、久立伤骨、久行伤筋，是谓五劳所伤"之论，体力劳动者的保健应注意不断改善生活劳动条件和劳动环境。对于某些职业损害，应根据不同工种，因人因地制宜，采用相应的方法进行积极防护。如设法控制噪声、放射性物质、高温及铅、汞、苯、甲醇、乙醇、有机磷、粉尘等职业危害因素，防止职业病的发生。

养生要点：合理的膳食、运动锻炼、科学地工作与休息、合理用脑等。

2. 脑力劳动者 脑力劳动者使用精神思维活动来工作，大脑长期处于紧张状态，可致脑血管紧张度增加，脑供血常不足，易致头晕头痛，又因经常昼夜伏案，久而久之，则易产生神经衰弱症候群；同时脑力劳动者长期承受单一姿势的静力性劳动，使肌肉处于持续紧张的状态，易致气血凝滞，可诱发多种疾病。因此，脑力劳动者的保健原则应是健脑强骨，动静结合，协调身心。

养生要点：工作保健、合理健脑、运动锻炼等。

第八章

环境养生

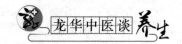

　　环境养生是中医养生学中的一个重要组成部分，它体现了
"天人相应""形神合一"的中医养生学基本理论，强调人与自
然的和谐相处，而不是一味去"改造"破坏环境。环境养生主
要包括地域养生、居住环境养生及居室环境养生三个方面。

第一节　环境养生概述

一 环境的基本概念

所谓环境，是指空气、水源、阳光、土地、植被、住宅、社会、人文等因素综合起来，形成的有利于人类生活、工作、学习的外部条件。人与自然的关系，是有机的统一整体。环境创造了人类，人类依存于环境，受其影响，不断与之相适应；人类又通过自身的生产活动不断改造环境，使人与自然更加和谐。

生活环境对人类的生存和健康意义重大，适宜的生活环境，可保证工作学习的正常进行，促进人类的健康长寿，有利于民族的繁衍兴旺。反之，如果对人类生产和生活活动中产生的各种有害物质处理不当，不仅损害人类健康，还会产生远期潜在危害，威胁子孙后代。一方水土养一方人，孟子指出："居移气，养移体，大哉居乎！"说明人们很早就认识到居住环境对保障人类健康和改变居民体质的意义。

环境科学认为，正常的生态系统中能量流动和物质循环总是不断进行着，但在一定阶段，能量与物质的输入与输出、生物种群的组成和数量的比例，都处于一种相对稳定的状态，这种平衡状态叫生态平衡。

生态平衡是动态平衡，外界和内部因素的变化，尤其人为因素都可对它产生影响，甚至使其受到破坏。生态系统之所以能保持平衡，是其内部具有自动调节的能力，或者说环境对污染物有一种自净能力。但这有一定限度，当环境内污染物过多，超过其自净能力，调节不再起作用，生态系统遭到破坏，环境就会受到污染。严重的环境污染，能造成生态系统的危机，导致人类的灾难。流行病学研究证明，人类的疾病 70% ～ 90% 与环境有关。人类想健康长寿，就必须建立和保持同外在环境的和谐关系。

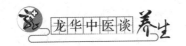

 生态养生环境的标准

中医学认为，自然环境的优劣，直接影响人寿命的长短。《素问·五常政大论》指出，天气的寒热与地势的高下，对人的寿夭有重要影响。凡地势高峻者，阴气盛；地势低下者，阳气旺。居住在空气清新、气候寒冷的高山地区的人多长寿；居住在空气污浊、气候炎热的低洼地区的人寿命较短。自古以来，佛庙、道观、皇家行宫等，多选址于高山、海岛或多林木的风景优美地区。这说明我国人民对于理想的养生环境的选择，是有独到认识的。那么，如何选择适宜的养生环境呢？孙思邈在《千金翼方》中认为：居住在山林深处，空气清新，亲近大自然，这固然是最好的养生环境。然而，人迹罕至的地方道路险阻，不方便日常出入，且存在一定危险；闹市村落之中，人多则喧杂，又不利清修养生。因此，能够选择在群居与山野之间比较适合。可在偏离村落的区域，选择背山临水的位置，建造屋舍为宜。最好左右都有山冈起伏，山清水秀，景色宜人，可令人心旷神怡，养生即是养心。山林高地之所以适宜养生，还在于具有空气新鲜、气候凉爽、土地良沃、泉水甘美等优点。总结古今选择养生环境的情况，生态养生环境大致应具备以下几个特点，即洁净而充足的水源，新鲜的空气，充沛的阳光，良好的植被及幽静秀丽的景观等。这种适宜的自然环境，不仅应满足人类基本的物质生活需求，还要适应人类特殊的心理需求，甚至要与不同的民族、风俗相协调。

第二节　地域养生

不同地域有着不同的环境特点，人们如果了解环境、适应环境，就能做到趋其利而避其害。

一 海滨地区

广阔的海洋，美丽而又壮观，我国海疆辽阔，海岸线长，有众多的港湾和星罗棋布的岛屿，形成蔚为壮观的自然景象。海洋，是生命的发源地，蕴藏着无穷的宝藏和数不清的海洋生物，与人类的生存与健康有着极其密切的关系。

1. 环境特点 首先，海滨地区受海洋气候的影响。通过海洋这个巨大水体的调节，海滨地区的气候变化比内陆缓和得多，气温的年变化和日变化小，极值温度出现的时间也比大陆性气候地区迟；降水量的季节分配较均匀，降水日数多、强度小，云雾频数多，湿度高。其次，由于海陆之间的热力差异造成的海陆风环流，也使海滨地区空气清新舒适，海滨的风向在昼夜呈现有规律的变化，白天有凉风从海上吹向陆地，送来清新的空气，夜晚风向转成从陆地吹向水面，送走污浊的空气。在海滨空气中，碘、氯化钠和氯化镁含量通常较高，其中碘含量是大陆空气含碘量的40倍，不仅能补充人体生理需要，还有杀菌作用。此外，我国海滨地区日照充足，即使在雨季，日照百分率也在50%左右。明媚的太阳，广阔的地平线，湛蓝的天空，翱翔的海鸟，不绝于耳的周期性的波涛声，都会对人的心理和生理产生良好的影响。

2. 有利养生的因素 海滨区域渔产丰富，食物种类繁多，海滨居民营养较全面均衡，而且海洋是一切生物的故乡，海水中有毒元素的含量很低，海洋性食物最有利于满足人体对各种必需元素的需要。近来的环境调查表明，沿海地区的居民，由于大量吃海产品，男性居民很少得肺癌；冠心病和糖尿病的发病率也很低。此外，沿海地区气候温暖湿润，盛产各种水果，如烟台的苹果、秦皇岛的水蜜桃、海南的椰子等都为当地居民提供了美味可口的佳品，同时保证了机体对多种营养素的需求。另外，海滨气候宜人，有益身心，加上水天一色的壮阔景观，令人心旷神怡。宽广松软的沙滩，为人们进行日光浴和海水浴提供了天然场所和适宜的气候条件，海滨气候所具备的特有的综合作用，可协调机体各组织器官的功能，对许多慢性疾患如神经衰弱、支气管炎、哮喘、风湿病、结核病、心血管系统疾患及各种皮肤病都有一定防

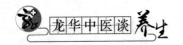

治作用。

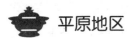 台风是对我国沿海地区影响较大的一种特殊天气现象。台风一年四季都会发生，但主要在夏秋两季，台风侵袭时，常伴随狂风、暴雨和巨浪，严重威胁工农业生产、海上航运、渔业捕捞和人民生命财产安全。由于火山爆发、海底地震引起的海浪叫海啸，它能冲破海堤，毁灭村庄、田地，造成人民生命财产的巨大损失。因此，海滨居民和到海滨疗养度假者，要注意收听当地气象预报广播，提早防范。

二 平原地区

平原，指陆地上海拔 200m 以下，地面宽广、平坦或有轻微波状起伏的地区。

1. 环境特点 平原地势平，由于地势低下，或周围有山岭阻挡，从而造成气流运动缓慢，风速小，湿度大，常出现沉雾和逆温层。平原地区地势平缓，沉积物深厚，许多地区矿泉蕴藏丰富，其上分布的河流蜿蜒曲折，水系紊乱，河槽不稳定，湖泊众多，阡陌纵横，素有"玉米之乡"之称。我国人口分布不平衡，山区人口稀少，而平原人口稠密。平原地区稻田和沼泽地较多，不少地方杂草丛生，容易成为某些传染源宿主动物滋生场所，且某些地球化学元素富集，成为某些地方病如地方性氟中毒发病的条件。平原地区河槽平浅，水流迟缓，排水能力差，山区附近的平原河流不仅汇集当地水流，还要承泄上游来水，在排水不畅的平原地区，洪涝和盐害是普遍存在的灾害性水文现象。

2. 有利养生的因素 平原地区对人体健康的促进作用是多方面的：一是富饶的土地，丰富的物产，给人们的衣食住行提供了很多方便；二是开放的经济，发达的交通，悠久的文化传统，从不同角度满足人们的精神生活需求；三是丰富的矿泉资源，矿泉中含多种化学微粒、气体及放射性物质，如碘、溴、钙、镁及二氧化碳、硫化氢、氡气等，矿泉的温度、压力、浮力和化学成分，对人体都有一定生理作用，并能防治某些疾病；四是优美宜人的湖滨风景和气候疗养，我国的湖滨气候疗养地主要分布在长江中下游平原，如江

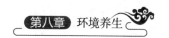

苏太湖、武汉东湖、杭州西湖，以及风景疗养地如苏州、杭州，都历来为中外人士所向往。这些疗养地的特点为空气清新、气候湿润宜人；景色秀丽，湖光山色相映生辉，令人赏心悦目，心旷神怡，优美的环境作为良性刺激，能使人心情舒畅，精神振奋。因此，在风景胜地和湖滨环境休养生息，对许多神经系统、心血管系统和慢性消化系统疾患，都有较好的防治作用。

3. 危害健康的因素及预防　由于平原地势低，氟含量高，氟中毒患病率较高。我国是亚洲地方性氟中毒的重要流行病区之一，已知全国有 21 个省（市）区有本病发生，以北方平原如松嫩平原、西辽河平原、华北平原及河西走廊、柴达木盆地和罗布泊洼地等处为重病区带。因此，预防氟中毒就应调查水质，改善水源，降低水和食品中的含氟量，多吃一些维生素 A 和 C 含量丰富的食物，如猪肝、鸡蛋、瘦肉、胡萝卜和新鲜绿叶蔬菜、水果等。同时要严格执行《环境保护法》，限制工矿企业中含氟"三废"向环境中排放。另外，有些传染病或寄生虫病，以低洼环境为主要流行病区，平原地区要开展环境卫生运动，消灭蚊虫、钉螺，搞好粪便和水源管理，注意饮食卫生，做好粮食的保管和防霉去毒工作，尽量避免与疫水接触，做好普查工作等。

三　高原山地

高原指海拔一般在 1000m 以上，面积广大，地形开阔，周边以明显的陡坡为界，比较完整的大面积隆起地区。山地由山岭和山谷组成，一般指陆地地平面海拔在 500m 以上，相对高度较大，顶部高耸、坡陡、沟谷幽深的地区。我国是一个多山的国家，山区面积占全国土地总面积的 2/3，其中山地和丘陵约占 43%。高原和山地有其相似的特点。

1. 环境特点　高原山区空气稀薄，含氧量变低，气温较低，昼夜温差大，随着海拔的升高，空气渐趋稀薄，太阳辐射比平原地区强烈，尤其紫外线辐射，通常可占到达地面短波辐射量的 30% 左右。在高原和山地环境区的地球化学元素，受重力作用影响，迁移较快，加上海拔地区较强烈的风化作用，某些地球化学元素缺乏。

2. 有利养生的因素　《素问·五常政大论》指出："高者其气寿，下者其

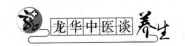

气夭。"认为居处地势高，气候凉爽者多长寿。这与山区长寿老人多的事实相吻合。现代气象与保健学研究也表明，地势较高的地区，气温的季节变化小，冷暖适中，云雨丰沛，利于避暑。山区植被较好，空气清新，气压低，可增强人的呼吸功能；山区多瀑布、喷泉、雷雨和闪电，空气中含有数量很多的负离子，而负离子具有促进新陈代谢、强健神经系统、提高免疫能力的功效。另外，山区峰峦和山涧起伏，鸟语花香，云蒸霞蔚，众多美丽的自然景观令人心旷神怡。山上气温低、积水少，蚊虫、病菌的繁殖受到抑制，加上山上人口密度低，居住分散，流动不大，大大减少了传染病的流行。山区居民日出而作，日落而息，人情淳朴，人与人的关系也比较和谐，心境平和，加上山地人经常爬山、散步、劳动，山区水质清新，植物性食物丰富，受现代环境污染的危害较少等都有利于延年益寿。

3. 危害健康的因素及预防 山区环境中危害健康的不利因素主要表现为某些地方病和高山反应，如地方性甲状腺肿、克山病等，需要及时补充微量元素，提前预防。此外，强烈的紫外线照射易引起皮肤癌和光电性眼炎，高寒环境易引起冻伤，延缓人体生长发育，使幼儿死亡率高等，要注意防寒保暖，避免劳累和感冒。

第三节 居住环境养生

人生大约有一半以上时间是在住宅环境中度过的。因此，如何从实际出发，因地制宜选择住宅和营造房屋，创造一个科学合理、舒适清净的居住环境，对保障身心健康、延年益寿是非常重要的。

自古以来，我国人民就十分重视选择住宅环境，认为适宜的住宅环境不仅能为人类的生存提供基本条件，还能有效地利用自然界中对人体有益的各种因素，使体魄强健、精神愉快。历代学者在这方面做过不少独到的研究工作，如前述《千金翼方》中有关"择地"的论述，《太平御览》专列"居处"

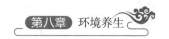

一章,《遵生八笺》也有"安居之处"条目,专门论述这个问题。综合古今有关环境科学的论述,理想的住宅环境要从下面几个方面考虑。

 ## 居住环境的选择

首先,应选择地势较高的地方建房。地势低洼的地方,土地相对潮湿,特别是雨水、台风较多的地区,更容易积水、淹水。中医认为居处潮湿是湿邪伤人的主要原因和途径。《素问·太阴阳明论》说:"伤于湿者,下先受之。"为何湿邪为病多见下部症状呢?大概与居住环境中的湿气由下蒸腾而上有关。传统风水学理论也认为,吉地的地势宜高,而不宜在低洼地势上建房。以现代高层建筑为例,第一、二层相对湿气较重,对居住者可能产生不利影响,甚或该变正常体质,发生疾病。从这个角度而言,建筑首层宜建商铺。

第二,住宅周围环境安静清幽,最好是"结庐在人境,而无车马喧"。环境安静,有利于心情安定。没有了嘈杂的人声和烦人的噪声,人们的精神得到放松,有助于缓解紧张的情绪。中医养生看来,平静的心理状态是健康必不可少的条件;减少外在的干扰也是保持清静的好方法。这也是为何古人喜欢选择山林作为静养的居所。

第三,空气清新,外部通风条件好。不论是在山林野外依山筑屋,还是在现代都市选择住宅,都要考虑房屋外部的通风条件和空气质量。某一地区的四季风向都有一定规律,气候学上用"风玫瑰图"标示各方位风向频率或风速大小。具体到某栋楼宇,要考察周围环境对于该栋楼宇通风条件的阻挡或影响。有些住宅小区,容积率过高,楼宇之间空隙狭窄,使得小区内的通风都受到影响。

第四,选择背山临水、风景宜人的地方修筑宅舍。背山建房,背后有靠山,前面有河流湖泊,气势开阔,最是宜居之所;若左右有山峦映带,或有山泉溪涧,不必远途跋涉就能亲近自然。位在向东、向南或东南面的山坡最佳,阳光充足,风水最好。冬季,多起北风,而山体及山上的林木可作为天然屏障,遮挡寒风;夏季,万物蕃秀,植物茂密,可调节暑热之气。临水而居,大至江河湖海,小到山间溪流,都有利于气候的调节,而且人类和动植

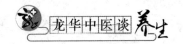

物的生存繁衍都离不开洁净的水源。因此，古谚常云："仁者乐山，智者乐水。"现代都市多是平地起高楼，少有山水可依。因此选择住宅可以优先考虑选择附近有公园或者自然山水的楼盘，或者重点考察小区的绿化和景观，着眼于回归自然生态环境。

第五，要因地制宜。我国地域广阔，在居室建筑上，除选择良好的宅址和理想的坐向，还要考虑到各地区的地理气候、生活习惯和物质条件，设计出不同风格的房屋结构。各地的居民建筑充分反映了先民们适应环境、因地制宜的生存智慧。如我国北方雨水较少，故屋顶设计坡度小，而南方雨水多，屋顶设计坡度就较大；再如墙壁厚度，东北一带流行夹层暖墙，建筑用砖也比普通规格厚，这就是为了适应当地漫长的冬季取暖需要。还有陕北的窑洞，草原上的毡房，西南边陲的竹楼，这些传统建筑无不闪烁着科学与智慧的光辉，需要我们去探索其中的精神。

环境污染对健康的影响

（一）水土污染

水土资源环境污染对人类健康有重要影响。我国目前铅、汞、镉、砷等重金属污染严重，事件频发，特别是西部地区的许多地方病都与当地的水土微量元素含量超标有关。例如，内蒙古、青藏高原等少数民族有砖茶饮用的习惯，这些地区的人群中氟中毒的发病率较高，研究发现与砖茶饮用有明显相关性，主要表现为骨骼 X 线特征以骨退行性变和骨质疏松率高。在陕南，由石煤燃烧导致的地方性氟、砷中毒区域内，人体和环境中的氟、砷含量与石煤分布和利用方式有关。内蒙古和新疆典型病区，砷中毒患病率与饮水中砷含量之间呈线形剂量－效应关系；砷中毒患者与其对应的饮水砷含量有显著的正相关关系。

在贵州东部和湖南西部有大量有色金属矿，对矿区土壤中重金属污染及其健康风险研究发现，矿区重金属的来源和分布受自然作用和人为驱动力的综合控制，除土壤性质、原生地质条件、气候因子外，采矿活动对矿区土壤，尤其是耕作土壤中重金属的分布格局产生了重要影响。矿区内的粮食、蔬菜、饮用水和人体头发、血液中重金属 Hg、Pb、Cd、As 等含量明显高于对照区，矿区农村居民存在多途径、多污染元素的联合暴露风险，这些重金属污染可能是导致当地癌症发病率升高的重要因素。

另外，农业活动，如污水灌溉、畜禽养殖和蔬菜生产是导致土壤和粮食中 Cu、As、Cd 的含量水平及健康风险较高的主要原因。以山东禹城为例，发现 As 是禹城市农田生态系统的主要污染物，健康风险评估表明，不同暴露途径下 As 的致癌和非致癌风险最大，主要暴露途径为经消化道摄入的玉米和小麦。

（二）空气污染

空气污染，也称大气污染，即空气中含有一种或多种大气污染物，其性质、含量及暴露时间是影响或损害人体健康所要重点考虑的因素。近年来我国大气污染问题日益严重，国内外的大量研究表明：大气污染与许多健康效应直接或间接相关，可对人体呼吸、循环、免疫、神经等多个系统产生不良影响，造成肺功能下降、心血管疾病发生率和死亡率升高。

大气污染物是由诸多污染物组成的复杂混合物，可以分为化学性、生物性和物理性污染物 3 类。根据其存在状态，可分为气态和气溶胶两类。气态污染物主要有二氧化硫（SO_2）、氮氧化物（NO_x）、一氧化碳（CO）和臭氧（O_3）。气溶胶态的大气污染物即大气颗粒物。WHO 在 2005 年修订的大气质量基准（AQG）提出目前全球主要大气污染物为 4 项：大气颗粒物、二氧化硫、二氧化氮和臭氧。

细颗粒物（粒径 d<0.5μm）可达到并滞留于肺泡中达数周、数月或数年，甚至可能进入血液通往全身。短期暴露于细颗粒物即可诱发心律失常、心肌梗死、心肌缺血、心力衰竭、中风、外周动脉疾病的加重及猝死。长期暴露也可增加高血压和全身性动脉粥样硬化等多种心血管疾病的风险。SO_2 易溶于水，被上呼吸道和支气管黏膜的黏液吸收，可对上呼吸道黏膜产生强烈的刺激作用，损伤呼吸道，减弱肺泡活性，从而引发气管炎、支气管哮喘等。NO_x 尤其是 NO_2 可直接侵入肺泡内巨噬细胞释放蛋白分解酶，破坏肺泡。大气环境中的 NO_x 和 HG 在强烈太阳光紫外线照射下，经过复杂的光化学反应，

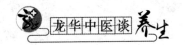

可生成光化学烟雾，造成严重的二次污染，破坏生态环境。NO 在无污染的大气中含量极低，在城市生活区大气中含量则较高，它具有广泛的生理学作用性，使细胞内 cGMP 水平升高而引起生物效应。同时，NO_2、NO 作为环境毒物，都可以形成酸雨破坏臭氧层。O_3 是光化学烟雾最重要的因子，可溶性气体，是城市中光化学氧化剂的主要成分，对人体的影响与接触的浓度、时间和接触者的运动量相关。免疫学研究表明，哮喘和非哮喘人群的呼吸系统疾病发病率和入院率的增加均与环境中 O_3 浓度上升有关。多环芳烃（PAHs）大部分是人类生活和生产活动过程中燃料的不完全燃烧产生的，本身并无毒性，进入机体后经过代谢活化呈现致癌作用，如苯并芘类化合物。

另外，通常人们嗅觉能察觉到的臭气，主要有氯气、硫化氢、硫化甲基、硫醇类、甲基胺类等。

（三）声音污染

声音可分为噪声、语声和乐声。所谓噪声是指人们不需要的声音，凡干扰人们休息、睡眠、工作、学习、思考和交谈等不协调的声音均属噪声。但有时出现有调的、好听的乐曲、歌曲，当它使人们感到厌烦并影响人们的工作、学习时，也被认为是不需要的声音，也称为噪声。可见，噪声的定义不是绝对的，它不是根据客观声音的物理性质定义，而是根据人们对主观感受、生活环境和心理状态等因素确定的。凡噪声超过人们的生产、生活活动所能接受的程度，就叫作噪声污染。

环境噪声的来源有四：交通噪声、工业噪声、施工噪声和社会噪声（如集市贸易嘈杂声、高音喇叭声、家庭收录机、洗衣机等发出的声响）。

噪声对人体健康的影响是多方面的。长期工作在 85dB 噪声的情况下，可引起难听甚至耳聋。另外，噪声对人体神经系统、心血管系统、内分泌系统等都有影响，引起神经衰弱、心跳加快、心律不齐、血压升高，还可能导致血中胆固醇含量增高、动脉硬化。噪声尤其影响女性生理功能，引起月经紊乱、妊娠并发症，使自然流产率、畸胎率和低体重胎儿发生率增高。

（四）光污染

光污染泛指由于人类的活动对各种光线处置不当，产生过量的光辐射

（包括可见光、红外线和紫外线），从而导致危害人体健康，以及破坏自然生态系统，造成环境质量恶化的现象。光污染大致可分为两种：一种是天然反射光所造成的大光污染，另一种是过度或不当的人工照明所产生的光污染。

光污染是继废气、废水、废渣和噪声污染之后的一种新型环境污染。光污染不仅威胁着人类健康，而且还危害动植物的生存和繁衍，并且其危害程度呈现逐年加剧的趋势，并已经影响到人类健康、自然环境、交通安全、经济、能源等诸多方面，具体如下。

1. 严重危害人类健康 研究表明，光污染不仅会损害人的正常生理功能，还会影响心理健康。一些人造光源所发出的多为非全色光谱，光谱成分中含有红外和紫外光，长期受到含紫外线丰富的水银灯、大型泛光灯照射会诱发电光性眼炎，引起晶体混浊，发生白内障或角膜和结膜炎症。而且非全光谱光源会扰乱人体的正常生理节律，使机体生理失去平衡，影响正常生活，诱发神经衰弱，甚至导致精神疾病。婴幼儿经常处于光照环境下，会引发睡眠和营养方面的问题。

2. 破坏生态平衡 随着城市夜间光污染问题的日益严重，受到光污染干扰的物种范围也越来越广泛，从空中到陆地再到水中的生态系统都有可能受到光污染的影响。科学家断定，光污染导致白昼延长而黑夜减少，会引起多种鸟类的繁殖提前，白昼时间的延长也使鸟类的迁徙受到影响。光污染也危害植物的生长，其不仅对植物外观有影响，而且对花芽的形成、叶子的发育都有不利影响。另外，全球目前用来发光的能源，几乎绝大部分是利用电力，但现有大部分的发电方式都会产生温室气体，温室气体产生温室效应，引起气候的迅速变化，破坏生态平衡。

3. 造成环境污染和能源浪费 光污染浪费了大量的电力资源，在中国电力结构中，火电比例最高，发电产生的废气如二氧化碳、二氧化硫等是酸雨和光化学烟雾的主要产生源，并对城市环境和气候造成了严重的污染及负面影响。另外，光污染已经严重地干扰到地面的天文学研究，正使城市的人们失去美丽的天空。

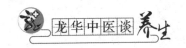

 改善优化居住环境

（一）绿化环境

环境绿化工程不仅有利于人体新陈代谢，对心理起调节、镇静作用，还可以减轻污染，改善气候，保护人类健康。绿化的作用大致有以下几方面：

1. 净化空气 绿化地带通过光合作用，成为氧气的天然加工厂。另外，在城市被污染的异臭气味中，二氧化硫含量多、分布广、危害大。绿色植物在生长过程中可吸收二氧化硫，使空气不断净化，青草还能吸收氟化氢、氯气、氢气、汞蒸气等对人、畜、农作物有害的其他气体。

2. 减弱噪声 绿化地带能够很好地吸收和屏障噪声。公园中成片的树木可降低噪声 5～40dB；绿化街道的两旁植树可使噪声降低 8～10dB。若以乔木、灌木、草地相结合，消除噪声效果更好。

3. 除尘灭菌 绿叶虽小，但它的叶表面积却是占地面积的二三十倍，叶片粗糙茂密，有的还长了许多绒毛，因而具有很强的吸附和阻留灰尘能力。据估计，全世界每年要向大气中排放一亿吨粉尘，造成空气污染。草坪上空的粉尘（飘尘）浓度为无草裸露土地的 1/5，而一般细菌都依附在飘尘中，随空气中尘埃的减少，各种细菌自然减少。而且有些绿色植物的根叶还能分泌出一种杀灭细菌的物质，除空气中细菌，连土壤中的致病菌也会被消灭。

4. 调节气候 绿色植物有吸收和反射阳光作用，并能通过叶面蒸发消耗一部分热量，高大叶阔的树木能遮挡烈日，因此可调节气温和空气湿度。

（二）搞好环境卫生

保持清洁的环境卫生是我国人民良好的传统习惯。殷商甲骨文中就有大扫除的记载；敦煌壁画上还有 1 幅"殷人洒扫火燎防疫图"；《礼记》讲："鸡初鸣，咸盥嗽，洒扫室堂及庭。"表明两千多年前，我们的祖先就很重视环境卫生，清晨打扫已成为居民的日常习惯。

随着经济高度发展和城市化进程的加速，环境污染和气候变化日益成为公众话题。我们提倡建立良好的公共卫生习惯和生活秩序，不在公共场合吸烟，实行垃圾分类，自觉维护公共卫生。在我国乡村，要积极改善卫生条件，

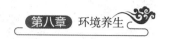

提高卫生状况，如保持清洁的洗手间，清理各种沟渠，并可在住宅周围栽种具有驱虫作用的植物或带有香气的花草，如除虫菊等。

（三）治理污染

一个地区的环境污染受该地区的工业结构与布局、能源结构、交通管理、人口密度、地形、气象、植被面积等自然因素和社会因素所影响。因此，环境污染的治理具有区域性、整体性和综合性的特点。

大气污染的治理，包括合理安排工业布局和城镇功能分区的配置，控制燃料污染（改革燃料构成、集中供热、改造锅炉、原煤脱硫、适当增加烟囱高度等），以及防止废气污染环境的各种工艺和净化措施。

控制环境噪声的根本措施是合理的功能分区，将工业区、交通运输区、居住区的相互位置安排好。居住区应按主导风向设在噪声源的最小风频的下风侧，居住区内可将对噪声要求不高的公共建筑如商店、餐厅、服务网点等布置在邻近街道的地点，形成隔音屏障，以保持居住区内部安静。要求安静的住宅、学校、医院等建筑，可离噪声源远些，或利用空地绿化减弱噪声。加强交通管理对降低交通噪声也有着重要作用。

第四节 居室环境养生

住宅是人们生活环境的重要组成部分，是人们为了充分利用自然环境中的有利因素，防止不良影响而创造的日常生活室内环境。

室内环境对人体作用一般是长期的、慢性的，不易在较短时间内明显表现出来。室内环境因素对人体的影响具有多因素、综合性、长期性等特点。因此，它与居民健康的关系是复杂的。良好的室内环境可提高机体各系统的生理功能，增强抵抗力，降低患病率和死亡率；反之，低劣的室内环境对人形成一种恶性刺激，使居民健康水平下降。

所谓健康住宅，是指在满足住宅建设基本要素的基础上，提升健康要素，

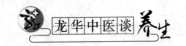
保障居住者生理、心理、道德和社会适应等多层次的健康需求，促进可持续发展，进一步提高和完善住宅质量与生活质量，营造出舒适、健康的居住环境。世界卫生组织对健康住宅提出以下 15 项标准，可以作为建设合理居室环境的参考。

1. 会引起过敏症的化学物质浓度很低。

2. 尽可能不使用易扩散化学物质的胶合板、集体装修材料等。

3. 有性能良好的换气设备，特别是对高气密性、高隔热性来说，必须采用具有风管的中央换气系统，进行定时换气。

4. 在厨房灶具或吸烟处要设局部排气系统。

5. 室内温度全年要保持在 17 ～ 27℃之间。

6. 室内湿度要全年保持在 40% ～ 70% 之间。

7. 二氧化碳浓度要低于 0.1%。

8. 悬浮粉尘浓度要低于 $0.15g/mm^2$。

9. 噪音要小于 50dB。

10. 具有足够的抗自然灾害能力。

11. 有足够亮度的照明设备。

12. 每天日照确保 3 小时以上。

13. 有足够人均建筑面积，并确保私密性。

14. 住宅要便于护理老龄者和残疾人。

15. 因建材中含有有害挥发性有机物质，住宅竣工后隔一段时间才能入住，在此期间要进行换气。

合理的居室环境

（一）居室朝向

建房坐向的选择是根据地理位置所确定的。就我国大部分地区而言，建房的最佳坐向是坐北朝南。这样做的优点有二：

1. 有利于室温调节　我国地处低纬度，位于亚洲大陆东部，濒临太平洋，为大陆性季风气候。冬寒夏热，雨热同季。冬季尤其在北方，经常西北

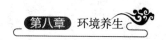

风劲吹，寒流袭人，如房门朝北，冷风直入室内，室温降低，使人格外不适，易受风寒侵袭。夏季东南风微拂，如房门朝北，凉风只好绕墙而过，不能直接进入室内，室内空气不流通，闷热憋气，同样有害于人体健康。

2. 有利于室内采光　从养生角度来讲，居室保持充足的日照，对人体健康更有益处，每天 2.5 ～ 4 小时为宜。我国地处北半球，太阳位置多半偏南。夏天温度偏高，太阳光线与南墙的夹角小，墙面和窗户接受太阳的辐射热量反而减少，尤其中午前后，太阳的位置最高，阳光几乎直射地面，强烈的阳光照不到室内，避免了室温过高。反之，冬季太阳位置偏低，阳光从外面斜射进来，如房门、窗户朝南，阳光直接照入室内，且光照时间较长。因此，条件允许时，最好选择南向建房。

（二）室内采光

居室采光明暗适中，随时调节。如《遵生八笺》说："吾所居座，前帘后屏，太明即下帘以和其内映，太暗即卷帘以通其外曜。内以安心，外以安目。心目皆安。则身安矣。"

室内光照包括自然光线（日照）和人工光线的照明。室内日照指通过门窗进入室内的直接阳光照射。阳光中的紫外线有抗佝偻病、提高免疫力、杀菌消炎等作用。一层清洁的窗玻璃可透过波长为 318 ～ 320nm 或以上的紫外线，但有 60% ～ 65% 的紫外线量被玻璃反射和吸收；且随阳光射入室内深度的加大，紫外线量也逐渐减少，距窗口 4m 处，仅为室内紫外线量的 1/50 ～ 1/60，即使这样，其中的直射光和散射光仍有一定杀菌和抗佝偻病作用。

为保证室内有适宜光照，一般认为，北方较冷的地区，冬季南向居室每天至少应有 3 小时日照，其他朝向的居室还需多些。夏季则应尽量减少日照，防止室温过高。夜间或白天自然光线不足时，要利用人工光线照明。人工照明要保证照度足够、稳定、分布均匀，避免刺眼，光源组成接近日光，以及防止过热和空气污染等。

《吕氏春秋·重己》说："室大则多阴，台高则多阳。多阴则蹶，多阳则痿，此阴阳不适之患也。"这是指若居室太大，则日照相对不足，故阴盛而易

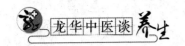

出现手足厥冷之症；古时建台以登高，其弊病是过度暴露于阳光之下，故阳盛而易生肌肉痿弱之症。这说明古人特别重视室内采光对健康的影响。不过，中国传统建筑仍然存在采光不良的弱点，建设现代健康住宅时需要对传统住宅形式进行扬弃。

（三）居室通风

居室的自然通风可保证房间内的空气清洁。排除室内的湿热秽浊之气，改善人们的工作休息环境，保持室内通风也是预防流感、非典等传染病的常规措施之一。特别是在夏季炎热之时，应使室内形成穿堂风。减少空调的使用，既卫生又环保。此外，厨房和卫生间的通风条件也是非常重要的，厨房应考虑吸烟机的管道设计，以有效排出烹饪过程中的油烟等烟气，卫生间的燃气热水器也要设置专门的排气系统。外廊式住宅（一侧为房间，另一侧为开放式走廊）的外廊，除能起到阳台和遮阳作用外，较容易形成穿堂风，适合于炎热地区。

（四）居室结构

居民的住宅和平面配置要适当。一般地说，每户住宅应有自己独立的成套房间，包括主室和辅室。主室为一个起居室和适当数目的卧室；辅室是主室以外的其他房间，包括厨房、卫生间、贮藏室及过道、阳台等。主室宜与其他房间充分隔开，减少干扰，并且应有直接采光；卧室应配置在最好的朝向，一般以东南向为好。

对居室面积的要求是宽敞适中。从现代卫生学的要求，正常居室面积为 $15m^2$ 左右，城市住房每人平均 $6 \sim 9m^2$，农村 $8 \sim 12m^2$ 为宜。居室净高为 $2.6 \sim 2.8m$，炎热地区可稍高，寒冷省份可略低一些。

居室进深是指开设窗户的外墙内表面至对面墙壁内表面的距离。它与采光和换气有关，通常一侧有窗的房间，进深不宜超过从地面到窗上缘的 $2 \sim 2.5$ 倍；两侧开窗者，进深可增加到这个高度的 $4 \sim 5$ 倍。另外，居室进深与居室宽度之比，不宜大于 2:1，最好是 3:2，以便于室内家具的布置。

（五）室温调节

室内微小气候是指室内由于围炉结构（墙、屋顶、地板、门窗等）的作

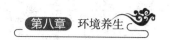

用，形成的与室外不同的室内气候。它主要由气温、气湿、气流和热辐射（周围物体表面温度）四种气象因素组成。这四种气象因素综合作用于人体，直接作用是影响人体的体温调节。

居室内的微小气候要能保证机体的温热平衡，不使体温调节功能长期处于紧张状态。保证居民有良好的温热感觉，正常地工作和作息。

居室内微小气候的标准以冬夏两季为准。夏季室内适宜温度 21 ～ 32℃，最适范围为 24 ～ 26℃；气湿（相对湿度）为 30% ～ 65%；气流速度为0.2 ～ 0.5m/s，最大不宜超过 3m/s。冬季室内温度的适宜范围是 16 ～ 20℃；气湿为 30% ～ 45%；气流速度为 0.1 ～ 0.5m/s。

 室内污染对健康的危害

室内空气污染分为有机、无机及放射性污染三大类，其中最常见、危害最大的是甲醛、苯、总挥发性有机物、氨、氡及其子体等因素。随着人民生活水平的不断提高，居室装修成为改善生活条件的重要途径。但是，由于装饰材料的不合格与施工流程的不规范，室内装修日益成为室内空气污染的主要原因。世界银行将室内环境污染列为全球 4 个最关键的环境问题之一。装修污染物有明显的遗传毒性和免疫毒性，装修污染还可导致过敏、急性中毒和慢性的健康危害。

（一）室内装修污染

甲醛是装饰工程中广泛应用的黏合剂脲醛树脂的主要成分。各种刨花板、高密度板、胶合板中均含有甲醛。因此，装修工程不可避免地会导致室内甲醛污染。调查资料表明室内装修后的住宅，室内甲醛超标率为47.1% ～ 73.6%，其中以卧室超标率最高，其次是书房，均高于客厅和厨房。若住进新装修房间，无明显诱因出现疲劳、恶心、眼部和鼻部刺激、咽干、皮肤干燥、瘙痒等不适症状，应考虑甲醛超标所致。研究表明，长期居住在甲醛超标的房间，可引起哮喘等慢性呼吸道疾病，导致记忆力下降，严重者对神经系统、免疫系统、肝脏等都有毒害作用。

室内装修所用的油漆、涂料等含有有害污染物苯系化合物（包括甲苯和

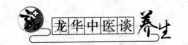

二甲苯）。苯是致癌物质，吸入或经皮肤吸收一定量会引起中毒，严重时会对人体造血系统、神经系统造成损伤。慢性苯中毒主要使骨髓造血功能发生障碍，引起再生障碍性贫血，甚至引起白血病。孕妇吸入会引起流产或导致胎儿发育畸形。

此外，所有的装饰材料中都有挥发性有机物。住宅装修后，室内挥发性有机污染物污染严重，超标率高达 70% 以上，特别是在不通风的状态下，装修后半年内的居室，各污染物的超标率可达 100%。

（二）其他室内污染

除装修污染外，其他导致室内空气污染的来源主要有以下几方面。

1. 人的呼吸过程可使室内空气中氧含量减少，二氧化碳和水分含量增多。

2. 人体皮肤、衣履、被褥及物品，能发散出各种不良气体与碎屑等。

3. 人们谈话、咳嗽、喷嚏及生活活动，能将上呼吸道的微生物和地面、墙面上的微生物及灰尘播散到空气中。

4. 使用煤炉、煤气或石油液化气灶，以及生物燃料（木头、秸秆、稻壳等）做饭、取暖时，燃料燃烧产生有害气体，如二氧化硫、一氧化碳、二氧化碳和悬浮颗粒物。

5. 吸烟时产生的烟气中含有多种有害物，主要有一氧化碳、尼古丁、致癌性多环芳烃。

6. 室外污染空气进入室内时，将其所含的各种污染物带入室内。

 改善居室环境

（一）改善房屋结构

为了保障人体健康，我国人民经过长期生活实践，在居室改良上积累了一套丰富的经验和行之有效的方法。如北方冬季长，为使居室温暖舒适，常设斗门、加厚墙壁、双层窗户、室内用门帘、屏风、壁毡、布幔等保暖。南方夏季炎热多雨，住房常采用通风阁楼坡屋顶，双层瓦通风屋顶，屋檐较宽阔。有的屋顶还设有可开关的天窗，根据需要调节室内采光，保证室内通风、清爽、干燥。现代有些住宅小区盲目照搬地中海、北欧、南加州等建筑风格，

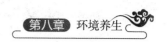

忽视本地的气候特点，使建筑功能反而存在不足。因此，借鉴传统住宅的特点，对于改良我国的居室环境，创造具有本国特色的建筑形式具有重要意义。

（二）美化居室环境

居室的美化要根据房间的使用性质、空间大小、光照程度、家具陈设以及个人兴趣爱好等，因地制宜进行安排，只要布局得当，相互协调，就会给人以美的感受。

室内的视觉、气质、格调主要由色彩语言来表现。从人的心理和生理健康角度，室内色彩当以舒适明快为上。浅黄、乳白色可增加房间的亮度，使房间显得宽敞，给人以庄重、典雅感；嫩绿、浅蓝色显得温柔、恬静，使人产生静谧、幽美感。向阳房间光线充足，家具色彩可选择浅蓝、灰绿等中性偏冷的色彩；背阴房间光线较暗，墙面色彩可选择奶白、米黄等偏温和者。餐厅漆成橙黄色，可刺激食欲；书房采用浅绿格调，有利于缓解视力疲劳；厨房、卫生间可用白色或灰色，使环境的光线更加谐和。

室内布置上，客厅和餐厅的陈设以"动态"为好，书房和卧室以"静态"为宜。客厅是待客处，要尽量保持宽敞明亮，可选些枝繁叶茂的花草，如万年青、君子兰、龟背竹等，可使客厅显得雅致大方。书房是读书学习的地方，《遵生八笺》上说："书斋宜明静，不可太敞。明静可爽心神。宏敞则伤目力。"窗棂四壁若种些碧萝、剑兰，摆点文竹盆景，可使书斋"青葱郁然"，"近窗处，蓄金鲫五、七头，以观天机活泼"，这又体现了静中有动的布局特色。卧室则当令人宁静舒适为主，床不宜正对卧室房门，否则私密性不佳，且风从门外直接吹到身上，容易着凉，生病。若窗口开得太低，床头也不宜正对窗口。

（三）防治室内污染

建立环保家庭装修理念，提倡健康环保、科学适度的装修，在建材选购、装饰设计和施工工艺等多个环节把好关，就能从根本上减少装修所致的室内污染。住宅新装修或翻修后，不要急于入住，应保持通风一段时间，加快有害物质的释放，缩短释放周期。入住后，仍要注意保持室内通风换气。因此，保持通风是有效防治室内环境污染的重要手段。另外，入住居室后，有选择

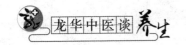

地在室内摆放一些植物，不仅可以美化环境，还可以净化空气。如仙人掌、吊兰、芦荟、常春藤、菊花等可以吸收甲醛；菊花、铁树可以消除二甲苯；红鹳花可以吸收二甲苯、甲苯和氨等。日常生活中，厨房是室内空气的主要污染源。厨房内的吸烟、换气设备的合理设计是防治室内污染的根本手段。另外，搞好室内卫生，定期消毒，对防治污染也至关重要。

中国传统家庭常在居室内焚香作为芳香辟秽、抑制毒害的卫生措施。一般选择各种芳香植物或檀香等香料。有时也会加入中药。如梅雨季节在室内焚香科驱除霉腐气味、净化空气。燃香还有清脑开窍、振奋精神的功效。但室内焚香不宜过多，一般每次点燃一支卫生香即可，以防产生新的烟雾污染。

总之，环境是一个极其复杂、辩证的自然综合体，一切生物都要适应环境而生存。人类不但要适应环境，而且还要利用、支配和改造环境，倡导保护环境，爱护环境，根据不同的环境，选择不同的养生方法，以科学养生的生活方式，更好地服务于生活，美化生活，才能提高生活质量，从而达到养生怡性、延年益寿之目的。

第九章

起居作息与养生

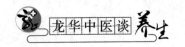

第一节　起居有常

　　"起居"是指生活作息，也包括平常对各种生活细节的安排。古代文献中"起居"包含行动、饮食寝兴、居址和大便等含义；"有常"是指有一定的规律。因此，起居有常是指生活作息合理、有规律，这是强身健体、延年益寿的重要原则。科学证明，坚持起居有常可使人精力充沛，生命力旺盛；反之，若不合乎自然规律，日久则神气衰败，并可导致精神萎靡，生命力衰退。而起居作息养生正是一种通过调节人体的生活起居，使之符合自然界和人体生理规律的一种养生方法。

主要保健作用

　　1. 提高人体内部节律的顺应性　古代养生家认为，起居作息有规律及保持良好的生活习惯，能提高人体对自然环境的适应能力，从而避免发生疾病，达到延缓衰老、健康长寿的目的。《内经·素问》中提到："上古之人，其知道者，法于阴阳，和于术数，食饮有节，起居有常，不妄作劳，故能形与神俱，而尽终其天年，度百岁乃去。"可见，自古以来，人们就非常重视起居有常对人体的保健作用。

　　现代医学认为，人健康长寿的主要原因是身体的各种生理功能是按照内源性节律来工作的，也被称为"生物钟"。研究表明，人脑中的"松果体"能分泌褪黑激素，控制着人们的觉醒和睡眠、兴奋和抑制。人类从原始社会起就习惯于"日出而作，日落而息"，也是顺应了这个基本规律。人类大脑皮层在机体内已成为各种生理活动的最高调节器官，而大脑皮层的基本活动方式是一种条件反射。这种条件反射是个体在生活中获得的，有明显的个体差异和一个逐步建立的过程，这一过程的建成和巩固与生活作息规律有密切关系。条件反射一旦建成，其活动就相对稳定，并且具有预见性和适应性。而条件反射还可以随环境因素的变化而消退或重新建成，这样就提高了人体对环境的适应能力。有规律的作息制度可以在大脑神经中枢建立各种条件反射，并使其不断巩固，形成稳定的良好的生活习惯。一系列条件反射又促进人体生理活动有规律的健康发展。可见，养成良好的生活作息规律是提高人体适应力，保证健康长寿的要诀之一。起居有常也可以被认为是顺应人体内部节律的"生物钟养生法"。

2. 保养神气 《内经》中提到"起居如惊，神气乃浮"。清代名医张隐庵曰："起居有常，养其神也，不妄作劳，养其精也。夫神气去，形独居，人乃死。能调养其神气，故能与形俱存，而尽终其天年。"故中医学素有"失神者亡，得神者昌"之说。说明起居有常是调养神气的重要原则。古代医家历来重视起居在养"神"方面的重要性，如人们起居有常，作息合理，能够保养人的精神，使人精力充沛，面色红润，目光炯炯，神采奕奕；相反，起居无常，作息失度，会使人精神萎靡，生命力衰退，面色无华，目光呆滞无神。

起居失常

《内经》告诫人们，如果"起居不节"，便将"半百而衰也"，就是说，若生活起居不规律，恣意妄行，逆于生乐，以酒为浆，以妄为常，久会引起早衰，以致损失寿命。管仲曰："起居不时，则形累而寿命损。"葛洪在《抱朴子·极言》中曰："定息失时，伤也。"孔子也认为："人有三死，而非其命也，已取之也，夫寝处不适，饮食不节，劳逸过度者，疾共杀之。"以上均说明了若生活缺乏规律，不按时作息，起居失调，则精神紊乱，脏腑功能损坏，导致身体各组织器官产生疾病。中医学认为，人之阳气，白天巡行于肌表，保护机体不受外邪侵袭；夜晚内藏于脏腑，护卫脏腑不受损伤。这种阳气的运动正好与自然之阳气的运动规律相吻合，使得人体能够得到自然的资助。若起居不遵循自然之规律，昼伏夜出，违背自然之理，则人体不能接受天地日月之阴阳的顾护，也不能得到自然的充养，而更加被自然之气耗损，致使阴阳两虚，气血逆乱。现代医学认为，长期生活作息不规律可导致生物钟紊乱、自主节律失调，破坏了正常睡眠节律，生理功能自然逐步下降。短期的起居失常，轻则眼圈发黑，精神倦怠，体质下降，抗病能力降低；而长期起

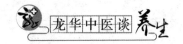

居失常，则能引发急慢性疾病，加速衰老，危害人体健康。

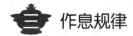 **作息规律**

起居养生要求人们起居作息、日常生活要有规律。长期坚持有规律的作息制度，可以在大脑神经中枢建立各种条件反射，并使其不断巩固，从而形成稳定良好的生活习惯，并可提高人体对环境的适应能力。

1. **顺应四时阴阳变化**　人与自然界息息相通，古人很早就提出人要"与日月共阴阳"，起居作息制度的制定要顺应四时阴阳变化。关于四时，人体应按照春夏秋冬四季变化的规律对起居和日常生活进行适当地调整。一年四季具有春温、夏热、秋凉、冬寒的特点，生物体也相应具有春生、夏长、秋收、冬藏的变化。《素问·四气调神大论》中提到：春季宜"夜卧早起，广步于庭"，夏季宜"夜卧早起，无厌于日"，秋季宜"早卧早起，与鸡俱兴"，冬季宜"早卧晚起，必待日光"。关于一日，中医学认为平旦阳气始生，日中阳气最旺，傍晚阳气渐虚而阴气渐长，深夜阴气最为隆盛。因此，人们应在白昼阳气旺盛之时从事工作和学习，而到夜晚阳气衰微的时候，就应安卧休息，这也是"日出而作，日落而息"的道理。孙思邈在《备急千金要方》将早晚具体规定为"虽云早起，莫在鸡鸣前；虽言晚起，莫在日出后"。

2. **符合人体生物钟规律**　研究证明，生物钟控制着人体的一切生理功能，使人体所有的生命活动都按一定的规律而发生周期性的改变。如人的情绪、体力、智力，都有一定的时间规律；人体的许多生理指标，如脑电图、体温、血压、呼吸、脉搏，以及激素的分泌量等，也都是按照季节、昼夜的规律而有节奏地变化着。如在鸡鸣和日出之间，血液中肾上腺皮质激素的含量逐渐上升。此时起床，头脑清醒，机智灵敏，再加之清晨空气新鲜，空气中负离子浓度高，有利于排出夜间沉积在呼吸道的有害物质，从而促进新陈代谢。故黎明即起，并到户外进行适当的体育锻炼有益于健康。因此，有规律的作息制度，不但保证了体内生物钟的正常运转，还可以在人体中枢神经系统中形成一种良性刺激，以建立各种各样有节律的条件反射，从而使各组织器官的生理活动能不知疲倦地长时间进行下去。例如，若养成定时工作学习的良好习惯，则到了相应的时间大脑便开始兴奋，并使思想集中、思维敏捷，想必可以收到事半功倍的效果。若有定时就寝和起床的习惯，则到睡眠时间大脑就处于抑制状态，使睡眠踏实香甜，既可预防失眠，又可保证大脑得到充分的休息；到了起床时间，无须提醒，便会准时醒来。

规律的生活作息能使大脑皮层在机体内的调节活动形成有节律的条件反射系统，这是健康长寿的必要条件。起居作息要符合人体生物钟的运转规律，培养规律生活习惯的最好措施是主动安排合理的生活作息制度，做到每日定时睡眠、定时起床、定时用餐、定时工作学习、定时排便等。这样，才能使体内的各种功能活动更加协调统一，更好地与外界环境相适应，提高人体的健康水平。

在每日起居养生中，还应注意要长期坚持"冷面、温齿、热足"的保健方法。

冷面，是指用冷水（水温20℃左右）洗脸。在一般情况下从水龙头流出来的自来水基本上就是20℃左右的冷水，可以直接用来洗脸。冷水洗面，可以提神醒脑，使人头脑更为清醒，特别是早晨用冷水洗脸对大脑有较强的兴奋作用，可以迅速驱除倦意，振奋精神。冷水洗面，还可以促进面部的血液循环，增强机体的抗病能力。因为冷水的刺激可以使面部和鼻腔的血管收缩，冷水刺激后血管又反射性地进行扩张，一张一弛，既促进了面部的血液循环，改善了面部组织的营养供应，又增强了面部血管和皮肤的弹性，所以除能够预防疾病外，还有一定的美容作用。

温齿，是指用温水（水温35℃左右）刷牙和漱口。人体口腔内的温度是恒定的，牙齿和牙龈在35℃左右温度下才能进行正常的新陈代谢。如果刷牙或漱口时不注意水温，经常给牙齿和牙龈以骤冷骤热的刺激，则可能导致牙齿和牙龈出现各种疾病，使牙齿寿命缩短。特别是在冬季气候寒冷的时候，刷牙漱口时更要注意用温水。有研究资料表明，用温水刷牙有利于牙齿的健康，反之，长期用凉水刷牙，就会出现牙龈萎缩，牙齿松动脱落的现象。

热足，是指每晚在临睡前用热水（水温在45～50℃）洗泡脚。从传统医

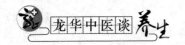

学上讲，双足是人体阳经和阴经的交接地点，有诸多穴位，对全身的气血运行起重要作用。从现代医学讲，足部为肢体的末端，又处于人体的最低位置，离心脏最远，血液循环较差。应用热水泡脚洗脚，从中医讲可以促进人体的气血运行，并有舒筋活络、颐养五脏六腑的作用；从西医讲可以促进全身血液循环，从而达到增强机体各个器官的生理功能和消除疲劳的目的。

四 二便通畅

二便是人体内食物残渣、机体代谢产物和有毒物质的主要排泄途径。其正常与否，可直接影响人体健康，故古有"要长生，二便清"之说。《素问·五脏别论》中提到"凡治病必察其下"，《景岳全书·传忠录》亦曰："二便为一身之门户，无论内伤外感，皆当察此，以辨其寒热虚实。"都说明了二便的变化情况对健康及病证判断的重要性。

（一）大便通畅保健法

1. 大便通畅与健康养生

（1）大便的生理　大便是饮食物经胃肠消化吸收后，由肛门排出的糟粕性物质。常人大便一般每日或隔日 1～2 次，每日便量 100～300g。大便的排泄，除直接与小肠、大肠的功能有关外，还与脾胃的运化、肝的疏泄、肾阳的温煦及肺气的肃降等密切相关。故通过对大便的观察，可了解邪气的侵留、食物运化的强弱、体内津液的盈亏、脏腑功能的盛衰及阴阳是否平衡等全身状况。

（2）大便以通降为顺　中医学认为大肠为"传导之官，变化出焉"，以通降为顺。古代养生家对保持大便通畅极为重视。汉代王充在《论衡》中指出："欲得长生，肠中常清，欲得不死，肠中无滓。"就是说，肠中的残渣、浊物要及时不断地给以清理，排出体外，才能保证机体的生理功能。

金元时代的朱丹溪也说："五味入口，即入于胃，留毒不散，积聚既久，致伤冲和，诸病生焉。"大便秘结不畅可导致浊气上扰，气血逆乱，脏腑功能失调，因而可产生或诱发多种疾病。现代医学研究还认为大肠中毒素、细菌等微生物可制造大量毒素危害人体，促进早衰；而大便长期通畅的人，血中胆固醇、肌酸等物质能迅速消减，血液洁净流畅，对健康十分有利。

2. 保持大便通畅的方法

（1）养成定时排便的习惯 按时上厕所，即使一时不易排出，也应坚持按时如厕，以建立正常的排便生理性神经反射。久之，则可养成按时大便的习惯。

（2）排便要顺其自然 排便时要做到有便不强忍，大便不强挣。"强忍"和"强挣"都易损伤人体正气，引起痔疮等病。从现代医学角度来看，忍便不解则可使粪便中部分毒素被肠组织黏膜吸收，危害机体。另外，排便时若强挣努责，则会过度增高腹内压，导致血压上升。特别对患有高血压、动脉硬化者非常不利，容易诱发中风。此外，排便时也不可蹲厕过久和用力过猛，应缓慢增加力量，以免损伤肛门局部。

（3）肛门卫生与便后调理 日常便后应选用薄柔、褶小、均匀的卫生纸进行清洁，也可在便后或晚上睡觉前用温水坐浴。这样既可洗净肛门，也可促进局部血液循环。内裤宜用薄而柔软的棉布制品制作，不宜用粗糙或化学纤维的制品。如果肛门已有炎症，最好用水冲洗，不要用纸揩拭，并要积极治疗，防止引起肛瘘或其他疾病。尤其是老年人，更应重视肛门卫生。

（4）运动按摩通便 运动按摩可起到疏畅气血、增强肠胃消化排泄功能、加强肠蠕动及促进新陈代谢和通畅大便的作用。平常可选用一些传统保健功法进行锻炼，如太极拳、气功导引养生功、腹部按摩保健法等。老年人由于肌肉松弛无力，常常感到排便困难，可用手在左下腹部按压，协助粪便向下运行；也可在肛门左右两侧向上方按压，以利于粪便排出。

（5）防止大便秘结 首先，注意平时要多饮水，特别是重体力劳动者，水分消耗多，更应及时饮水。其次，可通过饮食进行调节，方法：一是注意要有足够的饮食量，才能刺激肠蠕动，使粪便正常排出体外；二是要注意饮食的质，因为粗粮杂粮消化后残渣较多，可增加对肠管的刺激，利于排便，故主食不可过于精细；三是要注意多食含纤维素多的蔬菜，因纤维素不易消化吸收，可增加粪便的体积，提高肠管内压力，促进肠蠕动，有利于排便。再次，要坚持适当的体育活动，并及时治疗与便秘有关的其他疾病。

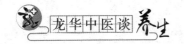

（二）小便通畅保健法

1. 小便通畅与健康养生　小便是水液在体内代谢后排除废水的主要途径，与肺、脾、肾、膀胱等脏腑的关系极为密切。在水液代谢的整个过程中，肾气是新陈代谢的原动力，调节着每一环节的功能活动，故有"肾主水"之称。水液代谢情况反映了机体脏腑功能的正常与否，特别是肾气是否健旺。苏东坡在《养生杂记》中说："要长生，小便清；要长活，小便洁。"《老老恒言·便器》亦说："小便惟取通利。"研究表明，因小便未能及时排出而在体内蓄积氨、苯酚、肌酐等有害物质和毒素，会对人体造成危害。所以，保持小便清洁、通利，是保证身体健康的重要因素。

2. 保持小便通畅的方法

（1）**饮食调摄法**　清代曹慈山在《老老恒言》中提出："食少化速，则清浊易分，一也；薄滋味，无黏腻，则渗泄不滞，二也；食久然后饮，胃空虚则水不归脾，气达膀胱，三也；且饮必待渴，乘微燥以清化源，则水以济火，下输倍捷，四也。所谓通调水道，如是而已。如但犹不通调，则为病。然病能如是通调，亦以渐而愈。"意思是少食、素食、食久后饮、渴而才饮等都是保证小便清利的方法。医学研究表明多饮水可使尿液稀释，并可减少尿中有毒物质对膀肌的刺激，有"冲洗"膀胱的作用。通常，人每天需饮水6杯（每杯250mL），在运动、环境干燥的情况下，饮水量还要有所增加。此外，情绪、房事、运动等对小便的清利也有一定影响。

（2）**顺其自然排小便**　憋尿会损伤肾与膀胱之气，并可增加毒物的停留时间，引起膀胱内压力增高。其次，憋尿还可引起尿液反流肾脏而诱发畏寒发热、腰部酸痛、尿频及尿急症状。所以，《备急千金要方·道林养性》中曰："忍尿不便，膝冷成痹。"此外，排尿要顺其自然，不要用力屏气，如《老老恒言·便器》中指出："欲溺便溺，不可忍，亦不可努力，愈努力则愈数而少，肾气窒塞，或致癃闭。"说明排尿要顺其自然，强忍不尿，努力强排，都会对身体健康造成损害。身体虚弱者，则提倡蹲下或坐式小便，使尿液缓慢地排出，以避免排尿时由于血管舒张和收缩障碍，造成大脑一时供血不足而致的突然晕倒和过度伤肾。

（3）导引按摩利小便 经常进行导引和按摩保健，对于小便通利很有好处。常用方法：一是导引壮肾法。在晚上临睡前或早晨起床后，调匀呼吸，舌抵上颚，眼睛视头顶上方，随吸气缓缓做收缩肛门动作，呼气时放松，连续做 8～24 次，待口中津液较多时，可嗽津咽下。这种方法可护养肾气，增强膀胱制约能力，可防治尿频、尿失禁等症。二是端坐摩腰法。取端坐位，两手置于背后，上下推搓 30～50 次，上至背部，下至骶尾，以腰背部发热为佳，可在晚上就寝时和早晨起床时进行练习。此法有强腰壮肾之功，有助于通调水道。三是仰卧摩腹法。取仰卧位，调匀呼吸，将掌搓热，置于下腹部，先推摩下腹部两侧，再推下腹部中央，各做 30 次。动作要由轻渐重，力量要和缓均匀。练功时间亦可在早晚。此法有益气，增强膀胱功能，对尿闭、排尿困难有一定防治作用。

第二节 劳逸适度

 主要保健作用

劳和逸之间具有一种相互对立、协调的辩证统一关系，二者都是人体的生理需要。人们在生活中既不能过劳，也不能过逸。古人主张劳逸"中和"，有常有节。孙思邈在《备急千金要方·道林养性》中提到："养生之道，常欲小劳，但莫大疲，及强所不能堪耳。"正常的劳动和体力锻炼有助于气血流通，增强体质；而必要的休息可以消除疲劳，恢复体力和脑力，不会使人致病。可见，劳逸适度对人体养生保健起着重要作用。

（1.调节气血运行） 动静结合，劳逸适度，经常从事一些适度的体力劳动，才能有利于活动筋骨、通畅气血、强健体魄、锻炼意志，从而保持生命活动的能力。现代医学研究认为，适度的劳动对心血管、内分泌、神经、精神、运动、肌肉等各个系统都有益处。如劳动能促进血液循环，改善呼吸和

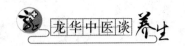

消化功能，提高基础代谢率，兴奋大脑皮层对肌体各部的调节能力；而适当休息也是生理的需要，它是消除疲劳、恢复体力、调节身心必不可缺的方法。实验证明，疲劳能降低生物的抗病能力，易于受到病菌的侵袭。如有人给疲劳和未疲劳的猴子同时注射等量病菌，结果发现疲劳的猴子被感染得病，而未疲劳的猴子却安然无恙，说明了合理休息是增强机体免疫能力的重要手段。

2. 益智防衰 所谓"劳"，不光指体力劳动，还包括脑力劳动。科学用脑，即用脑的劳逸适度。它要求人们勤于用脑，注重训练脑力的功能和开发其潜能，又要注重对脑的保养，防止疲劳作业。因此，科学用脑也是养生保健的重要方面。在实际生活中应提倡善于用脑，劳而不倦，保持大脑常用不衰。现代研究证明，一个人经常合理地用脑，不但不会加速衰老，反而有防止脑老化的功能。研究表明，在相同年龄组的人群中，能够经常合理用脑的人脑萎缩少、空洞体积小，有防止脑老化、预防衰老和增加智力的作用，尤其是能够预防老年痴呆。

二 劳逸失度

"劳逸失度"是指过度劳累或过度安逸。

1. 过劳 过劳，即劳累太过，也称劳倦所伤。包括体劳、神劳和房劳三个方面。中医学认为"病起过用"，所谓"过用"，即指机体内外诸因素超出一定常数，导致机体疲于耐受而发病。《养生三要》中强调"养生以不伤为本"，这里的"伤"就是"过用"。

（1）体劳 体劳是形体的过于劳累，故又称"形劳"，如积劳成疾，或病后体虚，勉强劳作致病，都属于体劳过度。《庄子·刻意》中曰："形劳而不休则弊，精用而不已则劳，劳则竭。"所以，劳役过度、精竭形弊是导致内伤虚损的重要原因。如《素问》曰："五劳所伤，久视伤血，久卧伤气，久坐伤肉，久立伤骨，久行伤筋。"过度劳倦与内伤密切相关。李东垣在《脾胃论》中提出，劳役过度可致脾胃内伤，百病由生。《医宗必读》说："后天之本在脾。"因而脾胃伤则气血亏少，诸疾蜂起。叶天士医案也记载，过度劳形奔走，驰骑习武，可致百脉震动，劳伤失血，或血络瘀痹，诸疾丛集。人到老年，气血渐衰，尤当注意劳逸适度，慎防劳伤。

（2）**神劳** 神劳也称"心劳"，主要指思虑不解，用脑过度。由于心主神，脾主思，故思虑劳神日久，易耗伤心血，损伤脾气，以致心悸、健忘、失眠、多梦及纳少、腹胀、消瘦等。

（3）**房劳** 房劳又称"肾劳"，主要指房事太过，或手淫成习，或妇女早孕多育等。房劳易耗伤肾精、肾气，可出现腰膝酸软，眩晕耳鸣，精神萎靡，遗精早泄，性机能减退，以及妇女的月经不调、带下过多等病症。

2.过逸 过逸，即过度安逸，包括体力和脑力两方面。正常的劳动有助于气血流畅，精神振奋，身心健康。张介宾说："久卧则阳气不伸，故伤气；久坐则血脉滞于四体，故伤肉。"缺乏劳动和体育锻炼的人，或继发他病长期安闲少动，久卧、久坐者，易引起气机不畅，升降出入失常，脾胃功能减弱，而出现食少乏力，精神不振，肢体软弱，或发胖臃。久则形成气滞血瘀、痰湿内生的病变。另外，过度安逸或长期卧床，则阳气不振、正气不足，可见动则心悸、气喘汗出等症，或抗病力弱，易感外邪。长期用脑过少，诸事无所用心者，可致神气衰弱，表现为精神不振、反应迟钝等。可见，贪逸不劳也会损害人体健康，甚至危及生命。

三 劳逸结合的保健方法

劳逸结合是传统养生的一个原则。《礼记·杂记》中说："一张一弛，文武之道也。"意思是劳动（运动）和休息要适当地调节，要有节奏地进行，就像弓弦一样，有张有弛，即时而拉开，时而放松。华佗曾说："人体欲得劳动，但不当使极耳。"（《三国志·魏书·华佗传》）。《医说》中曰："善摄生者，不劳神，不苦形，神形既安，祸患何由而致也。"因此，唯有了解自己，避免过用，尊重自然，内外协调，阴阳平衡，才能"终尽天年，度百岁乃去"。所以，保持劳逸协调可适度采用劳、逸穿插交替进行；或劳、逸互相包含，劳中有逸，逸中有劳等方法。

1.量力而行 体力劳动应根据体力，轻重相宜、量力而行。学会主动休息，以调节各器官的功能状态，使自己的精力、体力、心理、卫生等得到

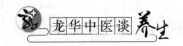

充分恢复和发展。

2. 交叉工作 即脑力劳动要与体力活动、体育锻炼相结合，使机体各部位得到充分有效的运动。脑力劳动偏重于静，体力活动偏重于动。如脑力劳动持续 2 小时后，可换成体力劳动或做少时体操运动，是驱走疲劳的积极办法。从而达到动以养形，静以养神，体脑结合，则动静兼修，形神共养。

3. 有序家务 家务是一项繁杂的劳动，主要包括清扫、洗晒、烹饪、缝补、尊老爱幼、教育子女等，只要安排得当，则能够杂而不乱，有条不紊，有劳有逸，既锻炼身体，又增添精神享受，有利于健康长寿。

4. 休养结合 要做到劳逸结合，就要注意多样化的休息方式，要求动静结合，寓静于动。既达到休息目的，又起到保持人体精力充沛和娱乐效果。休息可分为静式休息和动式休息。静式休息主要是指睡眠；动式休息是指人体的活动项目，如听音乐、聊天、看戏、下棋、散步、观景、钓鱼、赋诗作画、打太极拳等，可使人精神放松，消除疲劳，精力充沛，而且使生活充满乐趣。

第三节　房事养生

古人认为性生活只宜在房室床帷中进行，故而把有关性保健、性医学的内容统称为"房事养生"或"房室养生"，把与性生活相关的原则、技巧、法式等内容称为"房中术"。

房事养生是在"阴阳天道观"思想的指导下，根据人体生理特点和生命规律，采取健康的性行为，通过和谐的性生活，提高生活质量和性道德，达到身心健康、长寿、优孕优生、预防和调理生殖系统疾病的目的。房事养生是中国传统文化的重要组成部分，中国古代性科学家认为"长生之要，其在房中""服药千种，三牲之养，而不知房中之术，亦无所益也"（《抱朴子·微旨》）。足见房事在养生中的重要作用。中国古代房中术很重视通过性事活动来养生、长寿，所以中国古代的性医学又称"房事养生学"。

一 房事的生理作用

1. 性，是联结夫妻的纽带 它能带给夫妻之间无穷快乐，使一种性别在感性上领略异性身上的一切善良而美妙的内容。如果对性欲施以理性的调节和控制，则对家庭和社会的安定和谐，对人体的养生保健、预防和治疗生殖系统疾病，以及延年益寿，都起着莫大的作用。

2. 性生活能产生天然"快乐激素" 消极情绪，如过分的喜、怒、忧、思、悲、恐、惊出现时，性生活可以促进中枢神经系统释放内啡肽，这是一种使人镇静、止痛、轻松快乐和有益身心健康的天然生化物质。

3. 性生活有助于防病延寿 规律的性生活能刺激激素的分泌，如禁欲则导致性器官的萎缩和大脑萎缩。前者引起性欲下降和阳痿；后者导致记忆力和精力衰减甚至老年痴呆，这是用则进化、废用则退化的道理。

4. 性生活能使男女保持青春活力 性交刺激男性性腺分泌更多雄性激素，使男人更强壮；刺激女性性腺分泌更多雌激素，可增强卵巢生理功能，促进月经正常，保持青春容颜，推迟更年期。同时有益于预防和减轻男女生殖系统的疾病。

5. 性生活能减轻女性的经前期综合征 女性在月经前期 5～7 天，盆腔内充血，感觉肿胀、痉挛；女性性交达到高潮，可使肌肉收缩，加速盆腔血液循环，尽快流入盆静脉，减轻盆腔充血的压力。

二 节欲保精

道家房中养生反对禁欲，主张爱惜阴精，不宜频繁性生活，要保护和不断充实蓄积自己的阴精，才能长寿。《备急千金要方》中说："男不可无女，女不可无男，无女则意动，意动则神劳，神劳则损寿。"《抱朴子》也说："阴阳不交伤也。"《三元延寿参赞书》指出："若孤阳绝阴，独阴无阳，欲心炽而不遂，则阴阳交争，乍寒乍热，久而为劳。"这些观点都是反对禁欲的。男女相互依存，正常的性生活可以调协体内的各种生理功能，促进性激素的正常分泌，有利于防止衰老。正常的房事生活可保持和促进健康的心理，可以疏

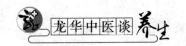

散心情忧郁、苦闷和精神压力，预防疾病和不良行为。现代研究认为，适当的性生活可以刺激脑下垂体分泌激素，促进新陈代谢，有助于预防、推迟、减轻脑萎缩引起的痴呆。这说明正常适度、规律协调的性生活对降低患病率、死亡率及延长寿命有肯定的积极意义。

节欲保精是中医房事养生的基本思想。中医学认为精受之于先天，充养于后天，藏之于肾，关系到人的生长发育衰老过程及生殖能力，是维持生命活动的根本。精气的盛衰盈亏直接影响人的健康和寿夭，因此惜精、养精、固精即成为养生防衰的关键。"凡彼治身，务在积精"，意思是说，凡善于养生的人，务必要积蓄精气。这个思想对我国古代房事养生学的影响十分深远。节欲保精，即是说房事应该适度，欲不可禁，亦不可纵，应有所节制，以使精气保持盈满，精足则神旺，神旺则生命富有活力，有利于抗衰防老。房事不节，过度纵欲，必耗伤精气。故常言道："纵欲催人老，房事促短命。"临床上常见到由于不注意节欲保精，欲念太过，施泄无度，精气亏耗而引发早衰、牙落、发鬓稀疏早白、视力减退、耳鸣耳聋、小便失禁、腰膝酸软、健忘、男子阳痿早泄及女子月经不调、白带频多、性欲淡漠等肾精亏损的症状。

现代医学研究认为，精液中含有大量的前列腺素、蛋白质、锌等重要物质。过频的性生活使之大量丢失，促使身体多种器官发生病理变化而加速衰老。同时，由于精子和性激素是睾丸产生的，失精过度，一方面加重睾丸的负担，同时因"反馈作用"而抑制脑垂体前叶的分泌，导致睾丸萎缩，从而加速衰老。

房事养生原则

房事是男女成熟之后的正常生理现象，中国古代养生家把它提高到法天象地的高度，以天地自然为法则，以阴阳的特性为规范。《素女经》指出："悟其理者，则养性延龄；慢其真者，伤神夭寿。"中医养生学十分强调房事活动不能随心所欲，应该遵守一定的基本原则和法度，才能养生延年。

（一）欲不可早

中国古代养生家历来主张"欲不可早"。孔子早有明训说："少之时，血气未定，戒之在色。"元朝李鹏飞在《三元延寿参赞书》中说："男破阳太早，则伤其精气；女破阴太早，则伤其血脉。"故青少年不可近欲。这说明"早欲"影响正常生理发育，危害健康。伤其阳气阴精，日后可能引起一些疾病，导致早衰。所以，宋朝陈自明在《妇人大全良方·求男论》中指出："合男女必当其年。男虽十六而精通，必三十而娶；女虽十四天癸至，必二十而嫁。"就是正常的性生活必须在适合的年龄才可以。这种欲不可早的观点与现在提倡的婚嫁年龄基本一致，男子最好是 30 岁，女子为 20 岁。这就是说男女要阴阳发育完全而充实之后，再结婚、怀孕、生子，下一代也会强壮而能够健康长寿。若婚孕太早，会导致男女过早衰老。

（二）清心寡欲

房事养生原则重在身心和谐和节欲保精。清心，贵在修养。把精力投入事业，学成一技之长，成长为一方面之专家，其乐无穷。正如《养生延命录》："一有正念，而色念即消，此为上等治法。"寡欲，贵在远色。因为各种色情刺激，都可通过感官引起心绪不宁，欲火妄动。因此要在日常生活中避免淫色秽语的书籍录像。若情不自禁，欲火中烧，则宜转移注意力，做其他有益的活动，可以熄灭欲火。

男女房事重在追求精神上爱欲满足，不以泄精为目的，适用于心有余而力不足的中年男子。当男女双方未能同时达到体交的条件时，就应该用神交。神交就是设法使男女在房中做到情投意合，情感交流，用语言、嬉戏、抚摩等手段，情动即止，神交体不交，气交形不交，达到神交愉悦。神交适合老年人的性生活。

（三）行房有度

中医学认为，精血同源，二者可互相促进和转化。精液、精气是由血生成的，房劳过度，耗伤精血，心神倦怠，会导致体弱多病，早衰短命。因此，养生学特别强调节欲保精，养阴固精，强身健体。节欲保精的关键是：中壮年节欲，老年人少欲、断欲，行房有度，应根据自己的实际情况而定。有度，是指根据不同的年龄、体质、生活等具体情况，安排房事频度，既不强抑，也不超度。一般以次日不感疲劳，觉得身心舒适，精神愉快，工作效率高为

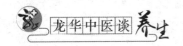

原则。

《素女经》认为："人年二十者，四日一泄；年三十者，八日一泄；年四十者，十六日一泄；年五十者，二十一日一泄；年六十者，即当闭精，勿复更泄也。若体力犹壮者一月一泄。凡人气力自相有强盛过人者，亦不可抑忍；久而不泄，致痈疽。若年过六十，而有数旬不得交接，意中平平者，可闭精不泄也。"因此，《备急千金要方》说"欲不可纵""欲不可过""务存节欲，以广养生"。

性生活是男女婚后生活的重要内容，必须科学、合理地安排，才对双方的身心健康有益。强抑则抑郁生疾，超度则伤精耗血，均于健康不利。至于频度、行房次数，没有统一的标准和规定。一般以房事后次日感到身心舒适、精力充沛、无疲劳感为原则。若感到腰酸背痛、疲乏无力，表明房事过度，应及时调整节制。一般而言，青壮年夫妇每周一至两次属正常，老年人重在颐养，以少施泄为宜。中医学认为精是人体最宝贵的东西，大凡生病之人精气已经受到耗伤，加之再不节欲，那么正气愈加虚弱而无力抗邪。此时各种治疗、护理措施往往效果不大而使病情加重。纵欲无异于自己加害自己，其责任全在患者的自不爱惜。

（四）行房卫生

注意房事卫生是保健防病的重要措施之一。资料显示，许多泌尿生殖系统感染性疾病与不洁的性交直接相关，如妇女尿路感染、阴道炎、慢性宫颈炎、月经不调等；男性的急慢性前列腺炎、滴虫病、勃起功能障碍等。所以，男女双方都要养成良好的卫生习惯。性生活前，夫妻双方都要用温水把外生殖器清洗干净。尤其男性，每次都要把包皮翻开冲洗干净，因包皮与龟头间往往藏有白色包皮垢，长期不洗干净，极易引起阴茎炎和包皮龟头炎，而且很容易在行房时将病原微生物和分泌物带入女方尿道和阴道，引发尿路感染、妇科炎症，甚至宫颈癌。而妇科炎症又往往是不孕的重要原因之一。另外，中老年夫妇由于性腺分泌减少，龟头和阴道干燥，性交插入困难，容易引起出血，出血就容易感染，应该涂抹洁净的医用液状石蜡。

（五）欲不可纵

"欲不可纵"是我国古代房中养生学的重要内容，人的性行为不可放纵，要加以节制。这个观点对于人们树立正确的性观念，科学地指导夫妻间性活动，都具有积极的意义。

《汉书·艺文志》指出："房中者，性情之极，至道之际，是以圣王制外乐以禁内情，而为之节文。传曰，先王之作乐，所以节百事也！乐而有节，则和平寿考。及迷者弗顾，以生疾而陨性命。"男女行房中之事，固然很愉悦，但要节制，则不损寿命，痴迷无节制，则会生病损寿。其肯定了房事行为的合理性和人道价值，肯定了男女两性的关系不仅仅是为了生殖繁衍，而是建立在两性间"快乐"的基础上。然而这种"乐"又不是纵欲，而须符合天地阴阳的规律。遵循这些规律的人就能得以健康长寿，违反这些规律的人就会损害健康，对人体生命造成危害。

《元气论》中曰："嗜欲之性，固无穷也，以有极之性命，遂无涯之嗜欲，亦自毙之，甚矣。"也就是说，人们对性爱的欲望是无穷尽的，用有限的生命去追逐无限的嗜欲，这比自取灭亡还要严重。《古今医统正脉·房中节度》专论纵欲的害处，指出："嗜而不知禁，则侵克年龄，蚕食精魄，开然弗觉，而元神真气去矣，岂不可哀。"具体说来，纵欲的害处是多方面：纵欲是引起性功能障碍的主要原因，阳痿是男子性障碍的最常见病证；纵欲是造成早衰的重要原因；纵欲还不利于优生，甚至引起不育；婚外性生活，包括同性恋，是性病传播蔓延的主要途径。

（六）提倡独宿

中医传统房中术提倡夫妻当分居独宿，蓄养精血。独宿，又称独卧，是古人提倡节欲、蓄养精气的重要措施之一。孙思邈《千金翼方》引彭祖的话说："上士别床，中士易被，服药百裹，不如独卧。"《孙真人养生铭》说："秋冬固阳事，独卧是守真。"古人认为，独卧则心神安定，耳目不染，利于控制情欲而养生，强调了清心寡欲、养精保肾的重要性。正常人不论老少都提倡适当地独宿，病中尤宜独宿；顾护精气，恢复元气，才能扶正祛邪，使人精力充沛，精力旺盛。特别是情欲旺盛的青壮年、经期孕期的妇女、肝肾

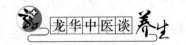

亏虚的老人、慢性病患者，可适当改变夫妻同床的生活常规。

四 房中补益方法

房事养生不仅要遵循一定的原则，还要掌握一些方法和技巧，才能达到强身健体、延年益寿的目的。

（一）七损八益法

西汉马王堆医书《天下至道谈》记载了"七损"和"八益"。七损是有损于身心健康的七种情况，八益是有益于身心健康的八种房中养生方法。

1. 七损　《天下至道谈》说："一曰闭，二曰泄，三曰竭，四曰勿，五曰烦，六曰绝，七曰费。"

（1）闭：性交时男子会阴部痛，或者不射精而仍勉强交媾，精道不通为"内闭"。

（2）泄：入房时汗出淋漓不止，精走气泄，是"外泄"。

（3）竭：性交过于频繁无节制，使精气耗竭。

（4）勿：临阵阴茎疲软或举起不坚，但又强行交接。

（5）烦：性交时心烦意乱。

（6）绝：女不欲，男强合。

（7）费：男方不控制欲念，急匆匆射精。

以上七种情况损害健康，为养生之大忌。

2. 八益　《天下至道谈》写道："一曰治气，二曰致沫，三曰知时，四曰蓄气，五曰和沫，六曰积气，七曰持赢，八曰定倾。"

（1）治气：性交前男女双方首先练习气功导引术，在床上行气提肛为治气，以达经脉通畅。

（2）致沫：练习气功导引术后吞咽舌下津液至下丹田，使丹田之气通于周身。

（3）知时：男女嬉戏在前，在女意情动的时机，不失时机交媾，可互采阴阳。

（4）蓄气：配合意念、呼吸，以意领气，脊柱松软，气沉前阴，蓄养精气。

（5）和沫：夫妇交接时不要出入急快，要柔和相互协调，有阴液渗出为和沫。

（6）积气：交接适度，不过分，让精气进一步积蓄。

（7）持赢：聚气后，静身不动，深呼吸，意念领气积于会阴，等待气血温润全身。

（8）定倾：高潮射精后将余精洒尽，趁阴茎未疲软时就退出，擦拭洗净外生殖器，为定倾。

这八种方法为八益，有益于补养身体，是房事养生的重要方法。故《内经·素问》说："能知七损八益，则二者可调，不知用此，则早衰之道也。"能够知道七损八益的方法，善用"八益"来倍增精气，去除"七损"来预防疾病，这样就会和谐健康。如果不懂得七损八益的道理，就容易患病早衰。

（二）"三至"和"五候"补益法

中医传统房中术认为，男子有"三至"，女子有"五至"或者"五候"，了解这些规律对于房中养生很有益处。

男子的"三至"是：性欲亢奋，肝气至；阴茎壮大而热，心气至；阴茎勃起坚硬而持久，肾气至。三至俱足，女心方悦，男心亦愉，双方养生。如果男子萎而不举，是肝气未至；肝气未至而勉强交合，会损伤筋，导致精液流淌而不射。阴茎壮大而不热，是心气未至；心气未至而勉强交合，会损伤血，导致精液清冷而不暖。阴茎虽勃起坚硬但不持久，是肾气未至；肾气未至而勉强交合，会损伤骨，导致精液不能射出，或射出甚少。

女子的"五至"或者"五候"是：颜面潮红、眉艳忽生，是心气至；或者妖吟低语，为心候。目光妖娆、斜视送情，是肝气至；或者合目不开，为肝候。低头不语、鼻中涕出，是肺气至；或者咽干气喘，为肺候。交颈相偎、身体自动，是脾气至；或者仰卧如尸、两足或屈或伸，为脾候。玉户开张、琼液浸润，是肾气至；或者口鼻气冷、阴户沥出黏液，为肾候。

"五气"或者"五候"俱至，男子认识此情方与之交合，情意融洽和美，女子容易达到性高潮而阴精涌出，此时交合，男方才能采阴补阳，不惟容易

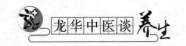

种子，而且有补益之功效。女子"五至"或"五候"未到而强暴行房，是为忌讳。

（三）房事食养法

唐代养生家孙思邈说，"凡养生在于爱精""精少则病，精尽则死"。因此，男子需要补充生精食物。早期房中术以食补为主，主要是以禽肉蛋奶等高蛋白食物为主，后期随着医药的进步，则以药补为主，多为补肾类的药物。

强精壮阳的饮食结构：首先，多食富含优质蛋白质的食品：如精瘦肉、鱼类、奶类、豆类制品等，可增强精子活力，提供精子所需的各种氨基酸，久服能起强精壮阳之功效。其次，补充含与性功能有关的微量元素的食品：如牡蛎、鲜鱼、核桃仁、蘑菇、芝麻、枸杞、红枣、鳖肉、动物肾脏等。此外，维生素 A、维生素 C、维生素 E 等有较强抗氧化能力的营养素，对提高性欲、增加精子数量和提高精子活力、改善性功能均有良好功效。

五 房事禁忌

中国房事养生非常重视入房禁忌，强调"欲有所忌""欲有所避"。所谓禁忌，就是在某些情况下要禁止房事。若犯禁忌，则可损害健康，引起很多疾病。孙思邈："凡新沐、远行及疲劳、饱食、醉酒、大喜大悲、男女热病未瘥，皆不可交阴阳。"房事禁忌，可概括为以下三个方面。

（一）行房人忌

阴阳合气，要讲究"人和"，选择双方最佳状态。人的生理状态受生活习惯、情绪变化、疾病调治等方面的直接影响，女性还有胎、产、经、育等生理特点。在某些特定的情况下不宜行房，以免带来不良后果。

1.醉酒忌行房 一般认为酒对性兴奋有一定的促进作用，故有"酒是色媒人"之说。但切勿饮酒过量行房，更不能用酒刺激性欲，不然会带来很多危害。《素问·上古天真论》中曰："以酒为浆，以妄为常，醉以入房，以欲竭其精，以耗散其真，不知持满，不知御神，务快其心，逆于生乐，起居无节，故半百而衰也。"《备急千金要方·道林养性》中曰："醉不可以接房，醉饱交接，小者面黜咳嗽，大者伤绝血脉损命。"《三元延寿参赞书》亦曰："大醉入房，气竭肝伤，丈夫则精液衰少，阳痿不起，女子则月事衰微，恶血淹留。"可见，醉酒入房害处无穷。

现代研究认为，古人的这些主张有许多科学价值。醉酒之后有的欲火难禁，行为失控，动作粗暴，礼仪不周，醉态中彼此都会有一些超出双方可容范围的行为，导致房事不和谐，且伤肾耗精，可引起各种病变。临床所见早泄、阳痿、月经不调、消渴（糖尿病）等病，常与酒后房事不当有一定关系，长期饮酒过度，可诱发骨髓炎、食道炎及严重的营养缺乏症等。由于乙醇可损害精细胞和卵细胞，经常饮酒或醉酒入房，不但有害自身，还可殃及后代。妇女酒后受孕或妊娠期饮酒，可使胎儿发育不良，严重者发生各种畸形，出生后先天发育不全，智力迟钝、呆傻，健康状况不佳，寿命不长。此外，男子酒醉还会降低性功能，损伤前列腺，影响精液质量，危害优孕优生，使后代畸形和低能的概率增高；女子酒醉会导致月经减少、紊乱、出血、感染。

2.憋忍大小便忌入房 膀胱充盈的尿液易于渗漏到开口的射精管及前列腺排泄管，尿液的化学刺激会导致后尿道的无菌性炎症。《养生延命录》中说："忍小便入房者，得淋，茎中痛。"大便充盈结肠而不排出，使结肠淤滞，影响血流，易导致肛门直肠病变，如内外痔。古医家："忍大便行房欲得痔。"

3.七情劳伤忌行房 当人的情志发生剧烈变化时，常使气机失常，脏腑功能失调。在这种情况下，应舒畅情志，调理气血，不应借房事求得心理平衡。七情过极，再行房事，不仅易引起本身疾病，如果受孕还可影响胎儿的生长、发育。另外，劳倦过度宜及时休息调理，尽快恢复生理平衡。若又以房事耗精血，必使整个机体脏腑虚损，造成种种病变。《备急千金要方·房中补益》指出："人有所怒，气血未定，因以交合，令人发痈疽……运行疲乏来入房，为五劳虚损，少子。"《三元延寿参赞书》中说："恐惧中入房，阴阳偏虚，发厥自汗盗汗，积而成劳。"只有在双方精神愉快、体力充沛的状态下，性生活才能完美和谐，才能无碍于身心健康。

4.谨慎用春药行房 房事顺应自然为好，滥用春药增强性欲、提高性交能力，将导致精竭肾衰。清代医家徐大椿："故精之为物，欲动为生，不动则不生，故自然不动者有益，强制者有害，过用衰竭，任其自然而无勉强，则

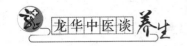

自然之法也。"孙思邈曰："贪心未止，兼饵补药，倍力行房，不过半年，精髓枯竭。"古代皇帝借春药寻欢作乐者早夭寿。

5.切忌强合 养生家早就指出："欲不可强。"所谓"强"，即勉强，性生活是双方的事，任何一方都不宜勉强。勉强房事者，不仅会给心理上带来障碍，还会引起各种疾病。因为强行合房违反了阴阳顺乎自然的法则，不可避免地会带来不良后果。在两性生活中，不顾体力和情感，勉强行房，只会给男女间关系带来不良影响，给身体造成危害。《三元延寿参赞书》中说："强力入房则精耗，精耗则肾伤，肾伤则髓气内枯，腰痛不能俯仰。""体瘦尪赢、惊悸、梦泄、遗沥、便泄、阳痿、小腹里急、面黑耳聋。"强行合房所造成的危害，应引起人们的充分注意。

6.病期慎行房 患病期间，人体正气全力以赴与邪气做斗争，若病中行房，必然损伤正气，加重病情，导致不良后果。例如，患眼疾未愈时，切忌行房，否则视神经萎缩会引起失明。病中行房受孕，对母体健康和胎儿的发育危害更大。《备急千金要方·养性序》指出："疾病而媾精，精气薄恶，血脉不充，既出胞脏……胞伤孩病而脆，未及坚刚，复纵情欲，重重相生，病病相孕。"这从遗传学的观点说明了病中行房受孕，胎儿易患遗传性疾病，而且"重重相生，病病相孕"，代代相因，贻害无穷。

病后康复阶段，精虚气弱，元气未复，急需静心休养。若反而行房耗精，使正气更难复原，轻者旧疾复发，重者甚或丧命。《备急千金要方·伤寒劳复》指出："病新差，未满百日，气力未平复，而以房事者，略无不死……近者有一士大夫，小得伤寒，差已十余日，能乘马行来，自谓平复，以房事，即小腹急痛，手足拘挛而死。"这就突出说明了病后房事的严重危害性。现代医学证明，适度而和谐的性生活可给男女双方带来好处。有些慢性病患者，也非一概不能行房事，但决不可多欲，例如结核病、肝脏病、肾病等慢性病患者，房事过度可促使旧病复发或恶化。一定要视病之轻重，适量掌握。凡病情较重，体质又弱者，应严格禁止。

7.妇女房事禁忌 妇女具有特殊的生理特点，即指经期、孕期、产期及哺乳期，这是正常的生理现象。针对妇女的特殊生理，古代医家和养生家提出了一些具体房事保健。

（1）经期禁欲　《备急千金要方·房中补益》指出："妇人月事未绝而与交合，令人成病。"月经期性生活，易引起痛经、月经不调、子宫糜烂、输卵管炎、盆腔感染或宫颈癌等多种疾病，影响女方身体健康。

（2）孕期早晚阶段禁欲　妇女在怀孕期间，对房事生活必须谨慎，严守禁忌。尤其是妊娠前三个月和后三个月内要避免性生活。早期房事易引起流产，晚期房事易引起早产和感染，影响母子健康。《保产要录》指出："则两月内，不露怒，少劳碌，禁淫欲，终身无病。"明代妇科医家万全亦指出："孕而多堕者，男子贪淫纵情，女子好欲性偏。"《傅青主女科》又进一步指出："大凡妇人怀妊也，赖肾水荫胎，水源不足，则水易沸腾，加之久战不已，则火为大劫，再至兴酣癫狂，精为大泄，则肾水溢涸，而龙雷相火益炽，水火两病，胎不能固而堕矣。"孕期妇女需要集中全身精血育养胎儿，房事最易耗散阴精，若不善自珍摄，则母体多病，胎儿亦难保全。

（3）产期百日内禁欲　孕妇产后，百脉空虚，体质虚弱，抵抗力低下，需要较长时间的补养调理，才能恢复健康。同时产褥期恶露未净，若再房事，更伤精血，邪气乘虚而入，引起多种疾病。孙思邈在《备急千金要方·妇人方》中明确指出："至于产后，大须将慎，危笃之至，其在于斯。勿以产时无它，乃纵心恣意，无所不犯，犯时微若秋毫，感病广于嵩岱……所以，妇人产后百日以来，极须殷勤忧畏，勿纵心犯触，及即便行房。若有所犯，必身反强直，犹如角弓反张，名曰褥风……凡产后满百日，乃可合会，不尔至死，虚羸百病滋长，慎之。凡妇人皆患风气脐下虚冷，莫不由此早行房故也。"故产后百日内必须严戒房事。

（4）哺乳期内当节欲　在哺乳期内，喂养婴儿需要大量营养价值高的母乳。乳汁乃母体气血所化，若用劳损伤，气血生化之源不足，则乳汁质量不佳，影响婴儿的正常发育，还可引起软骨病、疮积、贫血等病。所以，孙思邈在《备急千金要方·少小婴孺方上》中指出："毋新房以乳儿，令儿羸瘦，交胫不行。"特别是"其母遇醉及房劳喘后乳儿最剧，能杀儿也"。因此，在哺乳期应节制房事，安和五脏，保证婴幼儿的健康成长。

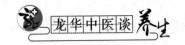

（二）行房天忌

所谓"天忌"，是指在自然界某些异常变化的情况下应禁止房事活动。因为"人与天地相应"，自然界的剧烈变化能给人以很大的影响，日食月食、雷电暴击、狂风大雨、山崩地裂、奇寒异热之时，天地阴阳错乱，不可同房。《吕氏春秋·季春记》云："大寒、大热、大燥、大湿、大风、大震、大雾七者动精则生害矣。故养生者，莫若知本，知本则疾无由生矣。"自然界的剧烈变化对人体的影响，一是导致精神情绪变化，二是对生物功能的干扰。自然界的剧变常可超过人体本身的调节能力，打破人体的阴阳平衡，发生气血逆乱，此时行房，即为触犯天忌。古代养生家还认为，在自然界气候异常变化之时行房受孕，对胎儿正常发育产生一定的影响。孙思邈在《备急千金要方·房中补益》中强调指出："弦望晦朔，大风、大雨、大雾、大寒、大暑、雷电霹雳、天地晦冥，日月薄蚀，虹蜺地动，若御女者，则损人神不吉，损男百倍，令女得病，有子必癫痴顽愚瘖哑聋聩，挛破盲眇，多病短寿。"在自然界剧烈变化之时进行房事，不仅影响男女双方的身体健康，如果受孕生子，有可能出现先天性疾病和先天畸形或出现临盆难产等情况。这说明夫妇房事生活充分注意自然界的异常变化是非常必要的，对优生优育有积极意义。

（三）行房地忌

所谓"地忌"，就是指不良的地理环境忌入房。《备急千金要方·房中补益》所说"日月星辰火光之下，神庙佛寺之中，井灶圊厕之侧，塚墓尸柩之傍"等，一切环境不佳之处均应列为禁忌。良好的环境是房事成功的重要条件之一。不良的环境可影响男女双方的情绪，有害于房事质量，有时还能造成不良后果，在心理上留下阴影。有利于房事的环境，应是安静、少干扰、面积较小的房间，室内光线明暗适度，温度适宜，空气较为流通，卧具干净。行房的场所忌阴冷，竹席上忌行房事。因竹子性寒冷，将来会落得腰酸腿痛。总之，一个安逸、舒爽的环境，对房事和健康有益。

房事保健对人类健康长寿至关重要，正常的房事生活是人们幸福美满生活中不可缺少的一部分。它可以给人们带来幸福和欢乐，也可给人们造成灾难和苦恼，这种相互满足的幸福是不会自行来到人们中间，它是建立在一定知识的基础之上的。中国古代养生家和医家对房中保健做了比较系统的阐述，指出了他的理论原则和具体方法，以及有关禁忌，其中很多观点已被现代科学所证实。研究和学习房事保健知识的目的是为了使人类能够得到科学的指导，打破人类对性生活的蒙昧，创立新的生命科学观，为提高人口素质和人类的健康长寿做出新的贡献。

六 优孕优生

优孕优生是一个全新的生育新理念：在受孕种子前 3 个月，甚至 6 个月，就开始孕育准备，力求在达到优身、优时、优境的最佳状态下，让最健康最富活力的精子和卵子在天时地利人和时，把父母双方的精良基因如容貌、智慧、个性、健康在受精卵中高度重新组合并表达，从而实现优生，以提高后代的质量。

（一）适当的婚育年龄

《内经·素问》指出："女子，四七，筋骨坚，发长极，身体盛壮。""丈夫四八，筋骨隆盛，肌肉满壮。"女子四七（21～28 岁），生长收藏的功能都达到最旺盛的阶段，筋骨强健，心血充盈至极，脏腑经气强盛，功能强壮。男子四八（24～32 岁），筋骨生长和收藏的功能都达到最充足旺盛的阶段，精气充满而功能强壮。这个阶段是男女生理的高峰阶段。因此，最佳的婚育年龄段是：男子 24～32 岁，女子 21～28 岁。正如《妇人大全良方》所说："合男女必当其年，男虽十六而精通，必三十而娶；女虽十四而天癸至，必当二十而嫁。皆欲阴阳充实，然后交而孕，孕而育，育而子坚壮长寿。"

男子二八（16 岁）、女子二七（14 岁）阶段，虽然具有性生活的能力，但青春期少男少女发育尚未完善，即阴阳尚未充实，身体本身虚弱，功能尚未强盛，不是生育理想时期。父母精血不旺，男子易伤精气，女子易伤血脉，生子愚痴或短寿的概率增大。父母年龄过大，肝肾精血日渐虚弱、衰弱，精气功能自然衰退，也不利于优生优育。

（二）生育前不纵欲

纵欲之人，男子精气不足，女子血气不足，子女禀赋父母的精血，如不

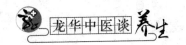

足，则体弱、短寿。《养生保命录》中说："好色之人，子孙必多夭折，后嗣必不蕃昌。何则，我之子孙，我之精神所种也。今以有限精神，供无穷色欲，譬诸以斧伐木，脂液既竭，实必消脱，故好色者，所生子女每多单弱。"

（三）选择种子时机

春秋季节，不过寒过热，天气晴和，播种前禁欲5～7天，养精蓄锐，使男女的精血旺盛充盈，女子还要选在排卵期（两次月经来潮的中间时间段）。男女都要在性欲强烈之际，精力最充沛之时，最好在夜半子时（23：00-01：00），这就是播种的最佳期，所孕育的胎儿得天独厚，既能享高度长寿，又聪慧厚德。《千金翼方》记载："老子曰：夜半合阴阳生子上寿，贤明；夜半后合会生子，中寿，聪明智慧。"

（四）晚婚少育

中国古代养生家早就提出晚婚的主张。《泰定养生主论》中指出："古法以男三十而婚，女二十而嫁。又当观其血色强弱而抑扬之，察其禀性淳漓而权变之，则无旷夫怨女过时之瘵也。"可见，不仅主张晚婚，而且还要观察有无妨碍晚育的疾病，再做决定。这些观点与现代医学的观点是一致的。只有待全身发育成熟后，婚育才可进行。不仅如此，古人还提倡少育。孙思邈在《备急千金要方》中说"太早，或童孺而擅气""生子愚痴，多病短寿"。可见，早婚早育不仅会耗损男女本身的精血，损害身体健康，而且为下一代带来灾难。胎孕生育必然耗伤人体大量精血，因此，产妇产后，正气未复，则不可再孕。否则，会更加耗精伤肾，引起多种疾病，不仅影响母体健康，胎儿亦多先天不足。

（五）媾清禁忌

可概括为三忌：天忌、地忌、人忌。例如，严寒酷热、暴风骤雨、地震雷电、日月亏蚀、过饥过饱、过疲过劳、酩酊大醉、过于喜怒忧思悲恐惊、正在患病、月经未净、服药饮酒吸烟等。男女长期吸烟和饮酒会损伤生殖细胞和胚胎，胎儿易流产、早产、发育不良、畸形、弱智，易患病。《玉房秘诀》指出："当避大寒大热、大风大雨、日月蚀、地动雷电，此天忌也。醉饱、喜怒、忧怨、恐惧，此人忌也。山川社祗、社稷井灶之处，此地忌也。

即避三忌，称此忌者，即致疾病，子必短寿。"《医心方》也说："醉饱之子，必为病癫、疽、痔、有疮。"

（六）提高精子质量

精子质量关系到人类生存繁衍的重大问题。精子质量下降已经成为全世界范围内男性面临的一项重大健康危害。它会直接导致男性不育，对人类代代相传的生存方式构成威胁。在过去的50年里，男性精液质量在全球范围内下降，不育症可能成为流行病。现代研究发现，影响男子精子质量的因素很多，食品包装和化妆品中邻苯二甲酸酯可干扰内分泌，使男性精子数量减少，影响精子质量；汽车尾气含有大量的二氧化硫、二氧化碳等，对人体都有害，可使男性的睾丸形态发生改变、精子数量减少、生精能力降低。烟、酒的危害会引起睾丸萎缩和精子形态改变，不少男青年烟酒过量，使精液中的锌、锰、碘等明显下降而导致性功能障碍，应引以为戒。同时，避免食用有损于性功能的食品和药物：如棉籽油、酱菜、菱角、动物的脑、茭白、兔肉、水獭肉等。长期接触生活中的雌激素的物品，会对生殖系统造成明显的影响，降低精液中的精子数量。与男性生育相关的微量元素主要包括锌、硒、铜、钙和镁等，可影响男性生殖器官和第二性征的发育。抗癌、激素类、抗生素等药物都会对男性性腺功能造成影响，因此一定科学合理地应用。长时间的噪音污染可引起男性不育，女性会导致流产和胎儿畸形。大剂量的辐射可引起睾丸组织结构的变化，增加精子的畸形率，降低精子数量、精子密度等。有些毒品，如大麻、可卡因等，对精液质量都会产生影响。

学习和研究房事保健的目的是打破人们对性生活的蒙昧，使人们得到科学指导，提高生活质量；为爱情、家庭幸福、身心健康提供必要的科学知识；对优生优育给予导向性的指导，提高人口质量。

第十章

睡眠养生

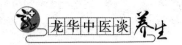

睡眠占生命的三分之一，几乎和食物一样至关重要。它是人体所具有的一种规律性的自我保护性抑制，也是人的"睡眠－觉醒"系统与大自然昼夜交替规律相适应的体现。希腊神话说："睡眠和死亡是兄弟。"如果从意识消失这点上说尚属相似，但是，死亡是一切功能的停止，而睡眠时则保持正常的生命功能，由是而论，死亡并非是"永远不会醒来的睡眠"。睡眠的意义在于调节人体与环境的昼夜变化，使其协调统一，以保证人体生理和生态活动的相对稳定，提高人体的免疫能力。

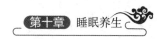

第一节 睡眠养生概述

　　所谓睡眠养生就是根据宇宙与人体阴阳变化的规律，采用合理的睡眠方法和措施，以保证睡眠质量，恢复机体疲劳，养蓄精神，从而达到防病治病、强身益寿的目的。中医学十分重视睡眠的养生作用，认为睡眠能消除疲劳，调节人体各种机能活动，使人的精、气、神得以内存和补充，让气血内洒陈于五脏六腑，外流通于四肢百骸、七孔九窍。

一 中医睡眠理论

　　古代中医学家从唯物的形神统一观出发，认为睡眠－清醒是人体寤与寐之间阴阳动静对立统一的功能状态。主要包括以下内容：

　　1. 阴阳学说　　阴阳睡眠学说主要是以阴阳理论来解释睡眠的节律性问题。自然界处于阴阳消长变化之中，故有昼夜交替而出现。与之相应，人体阴阳之气也随昼夜而消长变化，于是就有了寤与寐的交替。吴塘在《温病条辨·下焦》中提到"阳入于阴则寐，阳出于阴则寤"。认为寤属阳为阳气所主，寐属阴为阴气所主。中医学认为，阴主静，阳主动；阴气盛，阳气衰则发生睡眠；阳气盛，阴气衰，则发生觉醒。当夜晚人体阳气减少、阴气旺盛的时候，人就会睡眠；反之，到了清晨，阳气旺盛、阴气衰落，人们就会醒来。即所谓"一阴一阳谓之道"，一昼一夜作之眠。由此人们就有作有息，有劳有逸，有张有弛，以维持正常个体基本的生命活动。

　　2. 神主学说　　睡眠的神主学说认为，睡眠和醒觉是由神的活动来主宰的。正如张景岳所说："盖寐本乎阴，神其主也。神安则寐，神不安则不寐。"睡眠不仅是个生理过程，而且也是个心理过程，睡眠和觉醒均受心神的主宰，神安则寐，神动则寤。同时，形体的动静也受心神的指使。一方面神受阴阳出入的影响，当阳气入于里则神安而入睡，阳气出于表则神动而苏醒；另一

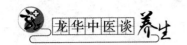

方面神又能控制和影响阴阳出入、营卫运行。所以，由于睡眠受心神的支配，心神安然就能睡好，这就是说睡眠的关键是神的安静，也就是五脏之神是否守舍，而心神的地位尤其重要，心神不安就睡不好。如由于某种需要，可以抑制睡意使睡眠节律改变。而连续数十小时不寐，正是"神动则寤"、阳气得出的道理。

3.营卫运行学说　人的寤寐变化是以人体营卫气的运行为基础的，其中又与卫气运行最为相关。《内经》认为，生理情况下营卫二气有规律地运行，卫气昼行于阳，夜行于阴，行于阳则寤，行于阴则寐，从而产生人体有规律的正常睡眠周期。《灵枢·营卫生会》也说："卫气行于阴二十五度，行于阳二十五度，分为昼夜，故气至阳而起，至阴而止。"卫气运行一昼夜总计五十周，每日清晨，卫气出于目，循行手足阳经二十五周，人体阳气盛于外，卫外而为固，人寤而活动。夜间卫气运行于阴经合五脏，人卧寐休息。卫气昼夜运行的规律，使人体出现寤与寐的不同生理活动。

以上论述的中医睡眠理论的三个学说之间相互关联，共同组成了中医睡眠的理论体系。睡眠的阴阳说是中医睡眠理论的总纲领，揭示了睡眠与醒觉的基本原理；而神主学说与五脏、五神学说结合起来，揭示了睡眠是人体整体的生命活动形式，又为临床辨证治疗提供更为具体的思路；卫气运行说具体到经络循行的时间和部位，是阴阳说的具体化。

睡眠的作用

古有"不觅仙方觅睡方""吃人参不如睡五更"的说法。医学研究表明，睡眠是一种保护性抑制，可避免神经细胞因过度消耗而致功能衰竭，使疲劳的神经细胞恢复正常的生理功能。同时，良好的睡眠还能增强人体免疫功能及抗病能力。睡眠的作用可概括为以下五个方面。

1.消除疲劳，恢复体力　睡眠是消除身体疲劳的主要形式。睡眠时，人体精气神皆内守于五脏，五体安舒，气血和调。同时，睡眠时机体生理功能以副交感神经活动占优势，出现血压下降、心率减慢、体温下降、代谢率降低、骨骼肌反射运动和肌紧张减弱等，从而使代谢率降低，体力得以恢复。

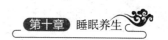

2. 保护大脑，稳定情绪 中医学认为，脑为元神之府，良好睡眠是决定脑神经是否长期运转与正常工作的决定因素，并可直接影响身心健康。近年来研究发现，睡眠时的体位能改变大脑的血流量，而血流量的增加是维持脑细胞功能正常的有效保障。睡眠不足者，常表现为烦躁、激动或精神萎靡、注意力分散、记忆减退等精神神经症状；若长期缺眠则会导致幻觉。此外，大脑在睡眠状态中耗氧量大大减少，有利于脑细胞能量贮存和恢复精力，提高脑力效率。

3. 增强免疫，康复肌体 睡眠不仅是智力和体力的再创造过程，还是疾病康复的重要手段。有效的睡眠能提高人体免疫力，增强白细胞的吞噬功能，还可使各组织器官自我修复加快。故现代医学中常把睡眠作为一种治疗手段，用来医治顽固性疼痛及精神病等。

4. 促进发育，提高智力 睡眠与儿童生长发育密切相关。婴幼儿在出生后相当长的一段时期内，大脑的继续发育需要更多的睡眠，而生长激素在夜晚熟睡时的分泌量也比白天高 7 倍，其中夜间 10：00 ～ 12：00 又是生长激素分泌最为旺盛的时间。若在此时间尚未进入深睡期，生长激素的分泌也必将受到影响。所以，保证儿童的充足睡眠有利于其生长发育、提高智力。

5. 延缓衰老，利于美容 研究表明，睡眠障碍者每天的衰老速度是正常人的 2 ～ 3 倍。这是因为生长激素在夜晚熟睡时的充足分泌可激活人体内的各种活性酶，从而加快新陈代谢的速度而延缓衰老；同时，在睡眠过程中，皮肤表面的分泌和清除过程加强，毛细血管循环增多，加快了皮肤的再生。因此，酣甜的熟睡可使第二天皮肤光滑，眼睛有神，面容滋润；反之，由于精神创伤、疲劳过度及其他不良习惯造成的睡眠不足或失眠则会使颜面憔悴，毛发枯槁，皮肤出现细碎皱纹。

三 影响睡眠的因素

每人每天生理睡眠时间根据不同的年龄、性别、体质、性格、环境因素等而变化。

1. 年龄因素 年龄是决定睡眠节律变化的最主要因素。由于人体神经

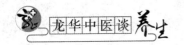

系统的功能状态及发育阶段的不同而出现睡眠需求差异。一般而言，年龄越小，睡眠时间越长，次数也越多。睡眠时间与年龄有密切的关系，是由人生长发育的规律决定的。婴幼儿无论脑还是身体都未成熟，青少年身体还在继续发育，因此需要较多睡眠时间。老年人由于气血阴阳俱亏，"营气衰少而卫气内伐"，故有"昼不精，夜不瞑"的现象，但并不等于生理睡眠需要减少。相反，由于老人睡眠深度变浅，质量不佳，反而应当增加必要的休息，尤以午睡为重要。古代养生家说"少寐乃老人大患"，《古今嘉言》认为老年人宜"遇有睡思则就枕"，这是极符合养生道理的。

2. 个体因素 睡眠时间可因个体差异而呈现长短不一。《内经》中就对此有明确论述："此人肠胃大而皮肤湿（涩），而分肉不解焉。肠胃大则卫气留久，皮肤湿则分肉不解，其行迟，留于阴也久。其气不精则欲瞑，故多卧矣。""其肠胃小，皮肤滑以缓，分肉解利，卫气之留于阳也久，故少瞑焉。"以上表明睡眠多少与人体胖瘦大小有关。相对来说，胖人一般入睡快，睡眠时间长；而体瘦的人一般入睡慢，睡眠时间相对缩短。若按中医五行体质分类，则金型、火型人睡眠时间相对较少，而水型、土型人睡眠时间较多。睡眠时间的变化还与工作性质、体力消耗和生活习惯有关，如强体力劳动和体育锻炼的人常常睡眠需求量较多，尤其是在睡前几个小时内进行体育锻炼，有助于肌肉放松和增加睡眠；而强脑力劳动、精神紧张、抑郁、烦恼的人则可使睡眠量减少。

3. 食物因素 某些食物的摄入会改变睡眠状况。如含有 L- 色氨酸的食物（如牛奶等），食用后能促进入睡，缩短入睡时间，故 L- 色氨酸被认为是一种天然的催眠剂。另外，少量饮酒也能促进放松和睡眠，但大量饮酒却会抑制异相睡眠；而咖啡由于含有咖啡因，睡前饮用会使人兴奋而干扰睡眠，浓茶亦有与咖啡相同的作用。

4. 环境因素 住房条件，包括卧房的空气和湿度、光线、噪音及地区海拔等环境因素均可影响睡眠者的心理、睡眠时间和质量。研究发现，人在新环境中慢波睡眠和异相睡眠的比例会有所变化，其特点是异相睡眠减少，入睡时间延长，觉醒的次数增加等。阳光充足的日子一般人睡眠时间短，气

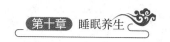

候恶劣的天气一般人睡眠时间长。随地区海拔增高，一般人的睡眠时间稍稍减少。随纬度增加，一般人的睡眠时间稍要延长。

5. 内分泌及心理因素 研究表明，人体内分泌和心理情志因素的变化均可影响睡眠。如妇女在月经期常因感到疲劳而以增加睡眠来补充体力；绝经期妇女由于生理功能的衰退可比男性更容易失眠。正常人由于工作、学习和生活压力而造成的紧张、焦虑或感情上的痛苦等都会干扰原有的睡眠状况。通常女性比男性平均睡眠时间长，现代研究认为可能与性激素分泌差异有关。

四 顺时睡眠

《灵枢·本神》说："智者之养生也，必顺四时而适寒暑……"中医养生法则中很重要的一条就是天人相应、顺时养生。因此，人的睡眠规律也应根据四季交替而做出相应调整，故《类修要诀·养生要诀》中提到："春夏宜早起，秋冬任晏眠，晏忌日出后，早忌鸡鸣前。"《素问·四气调神大论》中说："春三月，此为发陈。天地俱生，万物以荣，夜卧早起，广步于庭……夏三月，此为蕃秀。天地气交，万物华实，夜卧早起，无厌于日……秋三月，此谓容平。天气以急，地气以明，早卧早起，与鸡俱兴，使志安宁……冬三月，此为闭藏。水冰地坼，勿扰乎阳，早卧晚起，必待日光，使志若伏若匿……"也就是说人的睡眠起居规律大到四季，小到一天之中都应有规律，即睡眠起居要与四时生长化收藏的规律相应。如春夏两季宜早起晚睡，以每日睡眠5～7个小时为宜；秋季宜早睡早起，以每日睡眠7～8个小时为宜；冬季宜早睡晚起，以每日睡眠8～9个小时为宜。如此以合四时生长化收藏规律。

五 子午觉

子午觉是古人睡眠养生法之一。一天之中，子为夜半23：00～01：00，阳之始；午为日中11：00～13：00，阴之始。可见子午含有阳极生阴，阴极生阳的意义，是阴阳转化的起点与界线。中医学认为子午之时，一是为阴阳交接，极盛及衰，体内气血阴阳极不平衡，故必欲静卧，以候气复，达到颐养天年的目的；二是为经气"合阴"及"合阳"之时，此时睡眠有益养阴及养阳；

三是子时是肾所主时，肾水上升，可交于心火，则心火不至于过旺，午时是心所主时，心火下降，则肾水不至于过寒。此二时辰，若能充足睡眠，人睡静养，则心肾相交，水火相济，阴阳协调，人自精力充沛。

现代医学研究表明只有深睡眠才是有效睡眠，对消除疲劳、恢复体力可起到重要作用。而人在0～4点之间最容易获得深睡眠；同时，每日中午小睡能使大脑和身体各系统都得到放松与休息，可弥补夜晚睡眠的不足，有益缓解疲劳，使体内激素分泌更趋平衡，新陈代谢趋缓，消耗能量减少；并可减少心血管病的发生，从而避免早衰。因此，人的睡眠应顺天道自然的规律，坚持"子时大睡，午时小憩"。由此既可储存精力、缓解疲劳，也不干扰阴阳相交，对提高睡眠质量、身体免疫力及预防心脑血管疾病等有积极作用。

六 睡眠方位

睡眠方位，即睡眠的卧向。我国古代养生家对睡眠卧向有着独到的认识。

1. 季节与卧向 孙思邈在《备急千金要方·道林养性》中说："凡人卧，春夏向东，秋冬向西。"《老老恒言》引《保生心鉴》："凡卧，春夏首宜向东，秋冬首宜向西。"即认为春夏属阳，头宜朝东卧；秋冬属阴，头宜朝西卧，符合中医学"春夏养阳，秋冬养阴"的养生原则。从方位上讲，东方属阳，西方属阴。春夏阳气升发旺盛，秋冬阳气收敛潜藏而阴气盛，所以春夏头向东卧可顺应阳气，秋冬头向西卧可顺应阴气。

2. 寝卧恒东向 古代一些养生家主张一年四季都应向东而卧，认为东方主阳气升发，四季头朝东卧可顺应东方升发之阳气。如《老老恒言》引《记玉藻》："寝恒东首，谓顺生气而卧也。"中医学认为，头为诸阳之会，人体之最上方，气血升发所向，而东方震位主春，能够升发万物之气，故头向东卧，可保证清升浊降，头脑清楚。

3. 避北首而卧 《备急千金要方·道林养性》提出："头勿北卧，及墙北亦勿安床。"《老老恒言·安寝》也指出："首勿北卧，谓避地气。"中医学认为北方属水，阴中之阴位，主冬主寒。若头朝北，恐北首而卧阴寒之气直伤人体元阳，损害元神之府。而现代有些观点则认为，地球是一个巨大的磁场，

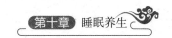

其磁力线由北极经地球表面而进入南极。人体的生物电流通道与地球磁力线方向相互垂直，地球磁场的磁力就成为人体生物电流的一种阻力。而人睡觉时采取头北脚南的姿势，可使磁力线平稳地穿过人体，最大限度地减少地球磁场的干扰，使人代谢降低，能量消耗减少，利于血液通畅，提高睡眠质量。

以上主张虽各有其道理，但由于日常生活中每个人所处的地理位置及睡眠习惯各异，所采用的睡眠方位也不尽相同。因此，睡眠方位的选择要和自己的身体相协调才是最佳的。

七 睡眠姿势

孙思邈在《备急千金要方》中提到"人卧一夜当作五度反复，常逐更转"。现代研究表明，绝大多数健康人的睡眠姿势在一夜之间是在不断变换着的，这样有利于解除疲劳。睡姿以体位来分，一般有仰卧、俯卧、侧卧三种。

1. 常人宜右侧卧 《备急千金要方·道林养性》中曰："屈膝侧卧，益人气力，胜正偃卧。"《道藏·混元经》说："仰面伸足睡，恐失精，故宜侧曲。"说明侧卧比仰卧好。侧卧益气活络，仰卧则易造成噩梦、失精和打鼾。侧卧与俯卧亦不同，气功家口头禅有"侧龙卧虎仰瘫尸"，认为侧卧利于调青龙，使肝脉舒达；俯卧利于调白虎，使肺脉宣降。但现代调查认为，俯卧时全身大部分重量压在肋骨和腹部，使胸部和横隔膜受压易影响呼吸，加重心脏负荷；同时，俯卧还会增加腰椎弧度，导致脊椎后方的小关节受压。此外，俯卧时颈部向侧面扭转才能使头歪向一边，容易造成颈肌受损。《释氏戒律》中说"卧为右侧"；《续博物志》中说"卧不欲左肋"，意为右侧卧为最佳卧姿。人睡眠时右侧卧的优点在于使心脏在胸腔中受压最小，以利于减轻心脏负荷，使心输出量增多；并可使全身处于放松状态，呼吸匀和，心跳减慢，使大脑、心、肺、胃肠、肌肉及骨骼得到充分的休息和氧气供给；而且，右侧卧时肝处于最低位，利于藏血。此外，胃及十二指肠的出口均在下方，右侧卧还利于胃肠内容物的排空。故《老老恒言》中说："如食后必欲卧，宜右侧以舒脾气。"左侧卧时，双腿微曲，虽有利于身体放松、消除疲劳，但心脏位于胸腔内左右两肺之间而偏左，胃通向十二指肠、小肠通向大肠的出口也在左侧，

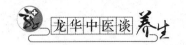

故左侧卧时不仅使心脏受到挤压，而且胃肠受到压迫，胃排空减慢。

2. 孕妇宜左侧卧　仰卧对妇女盆腔血液循环不利，易致各种月经病。孕妇宜取左侧卧，尤其是进入中晚期妊娠的人，此时大约有80%孕妇子宫右旋倾斜，使右侧输尿管受压，易产生尿潴留倾向，长期可致右侧肾盂肾炎。另外，右侧卧可压迫腹部下腔静脉，影响血液回流，不利于胎儿发育和分娩。仰卧时，增大的子宫可直接压迫腹主动脉，使子宫供血量骤然减少，严重影响胎儿发育和脑功能。因此说左侧卧最利于胎儿生长，可以大大减少妊娠并发症。

3. 婴幼儿睡姿　婴幼儿不宜俯卧。婴儿自主力差，不能主动翻身，加之颅骨软嫩，易受压变形，俯卧时间一长，会造成面部五官畸形。长期一侧卧或仰卧也易使头颅发育不对称。因而婴幼儿睡眠时，应在大人的帮助下经常地变换体位，每隔1～2小时翻一次身。

4. 老人及病人睡姿　对于老年人仰卧、俯卧、左侧卧均不适宜，以右侧卧最好。对于心衰病人及咳喘发作病人宜取半侧位或半坐位，同时将枕与后背垫高，以减轻呼吸困难。对于肺病造成的胸腔积液患者，宜取患侧卧位，使胸水位置最低，不妨碍健侧肺的呼吸功能。对脑血栓患者，宜取仰卧位。在《千金要方》中孙思邈还提出，"凡人眠，勿以脚悬踏高处，久成肾水"。头低脚高位置睡觉，易得肾脏疾患。

第二节　睡眠环境与宜忌

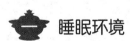 睡眠环境

1. 恬淡宁静　安静的环境是帮助入睡的基本条件之一，一般良好睡眠比较适合的声音强度是15～30dB。嘈杂的环境使人心神烦躁，难于安眠，还会引起头昏脑胀、四肢无力。因而卧室选择应重在避声，尽量保持睡眠环境

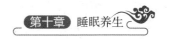

的安静。

2. 空气新鲜 卧室应保持空气新鲜，因为氧气充足不仅利于大脑细胞消除疲劳，而且利于机体表皮的呼吸功能。通常，卧室应保证白天阳光充足，并在睡前、醒后及午间开窗自然通风，以免潮湿、秽浊之气滞留。在睡觉时也不宜全部关闭门窗，应保留门上透气窗；或将窗留有缝隙，但应避免窗户直对睡床。

3. 光线幽暗 《老老恒言》曰："就寝即灭灯，目不外眩，则神守其舍。"《云笈七签》曰："夜寝燃灯，令人心神不安。"研究表明，较强的光线能通过刺激视网膜产生神经冲动导致大脑异常活跃，而无法进入睡眠状态。所以，睡前必须关灯。同时，室内色彩宜宁静，窗帘以冷色为佳。若住房面积有限，没有专用卧室者，应将床铺设在室中幽暗角落，并以屏风或隔带与活动范围隔开为好。

4. 温湿度适宜 睡眠环境的温湿度对睡眠的影响较大。一般比较适合睡眠的最佳温度是 21 ～ 25°C，最佳湿度为 60% ～ 70%。室内温度可以通过空调、空气加湿器、风扇、暖气等合理调节。卧室内可置吊兰、仙人掌等绿色植物，也有利于温湿度调节。此外，古人睡眠养生强调头部不要面向热源，以免产生头晕鼻干、鼻出血，甚至产生痈疽疮疡等病。

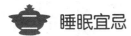 **睡眠宜忌**

古人把睡眠经验总结为"睡眠十忌"。一忌仰卧，二忌忧虑，三忌睡前恼怒，四忌睡前进食，五忌睡卧言语，六忌睡卧对灯光，七忌睡时张口，八忌夜卧覆首，九忌卧处当风，十忌睡卧对炉火。可概括为以下三个方面。

1. 睡前禁忌 睡前不宜饱食、饥饿或大量饮水及浓茶、咖啡等饮料。《彭祖摄生养性论》曰："饱食偃卧，则气伤。"《抱朴子·极言》曰："饱食即卧，伤也。"《陶真人卫生歌》说："晚食常宜申酉前，何夜徒劳滞胸膈。"都说明了饱食即卧，则脾胃不运，食滞胸脘，化湿成痰，大伤阳气。饥饿状态入睡则饥肠辘辘，难以入眠。睡前亦不宜大量饮水，饮水损脾，水湿内停，夜尿增多，甚则伤肾。睡前更不宜饮兴奋饮料，烟酒亦忌，以免难以入睡。睡前还忌七情过极，读书思虑。大喜大怒则神不守舍，读书极虑则神动而躁，

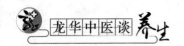

致气机紊乱，阳不入阴。睡前亦不可剧烈运动，以免影响入睡。

2.睡中禁忌 寝卧忌当风，忌对炉火、对灯光。睡卧时头对门窗风口，易引起面瘫、偏瘫。卧时头对炉火、暖气，易使火攻上焦，造成咽干目赤鼻衄，甚则头痛。卧时头对灯光则神不寐，其次卧忌言语哼唱。古人云："肺为五脏华盖，好似钟磬，凡人卧下肺即收敛。"如果卧下言语，则肺震动而使五脏俱不得宁。睡卧时还忌蒙头张口，《备急千金要方·道林养性》曰："冬夜勿覆其头得长寿。"此即所谓"冻脑"之意，可使呼吸通畅，脑供氧充足。孙氏在书中还说："暮卧常习闭口，口中即失气。"张口睡眠最不卫生，易生外感，易被痰窒息。

3.醒后禁忌 古人云"早起者多高寿"，故醒后忌恋床不起，"令四肢昏沉，精神瞢昧"（《混俗颐生录》）。睡懒觉不利于人体阳气宣发，使气机不畅，易生滞疾。此外，旦起忌嗔恚、恼怒，此大伤人神。《养生延命录·杂诫》有"凡人旦起恒言善事，勿言奈何，歌啸""旦起嗔恚二不详"，认为这样影响一日之内的气血阴阳变化，极有害于健康。

第三节　失眠的预防

失眠，古籍记载称"不寐""不得眠""目不瞑"等，是以各种原因导致心神失养而引起的经常不能获得正常睡眠为特征的病症。轻者入寐困难，有寐而易醒，有醒后不能再寐，亦有时寐时醒，严重则整夜不能入寐。当失眠症状连续出现时间在两周以上，并伴头晕胀痛、心慌心烦等症状，并可明显影响日间功能活动时，称为失眠症。

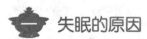 失眠的原因

1.起居失常 是失眠最常见的因素。由于生活不规律、熬夜或劳逸失度，都可造成睡眠–觉醒节律的破坏，使自主神经系统紊乱而致失眠。

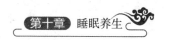

2.心理因素 情志过极，白天思虑过度、兴奋不安、焦虑、烦恼和抑郁等都能造成大脑皮层兴奋－抑制失常，以致夜晚失眠。《能寐吟》中说："大惊不寐，大忧不寐……大喜不寐。"《景岳全书·不寐》中说："劳倦思虑太过者，必致血液耗亡，神魂无主，所以不眠。"以上均说明各种精神心理的刺激都易干扰正常的睡眠程序而发生失眠。

3.躯体与疾病因素 躯体因素中包含来自身体内部的生理、病理刺激，如过饥、过饱、大渴大饮、腑实便秘、疼痛、搔痒、呼吸障碍等，都会影响正常的睡眠；疾病因素，如脑部疾患、心脑血管病、胃肠病、肝病、肾病、肺系疾病及妇女经期、更年期等内分泌、代谢障碍性疾病，以及其引发的各种症状均可致失眠。

4.环境因素 不良的睡眠环境也能引起失眠，如强光、噪音、过冷、过热、空气污染、蚊蝇骚扰及地域时差变化等因素。

5.药物因素 常见影响睡眠的药物有咖啡因、茶碱、甲状腺素、可卡因、皮质激素和抗震颤麻痹药等；某些药物的副作用对睡眠也有干扰作用，如拟肾上腺素类药物常可引起头疼、焦虑、震颤等；有镇静作用的药物产生的睡眠－觉醒节律失调等。

6.老年因素 《灵枢·营卫生会》中说："老者之气血衰，其肌肉枯，气道涩，五脏之气相搏，其营气衰少，而卫气内伐，故昼不精，夜不瞑。"张景岳在《景岳全书·不寐》中说："无邪而不寐者，必营气之不足也，营主血，血虚则无以养心，心虚则神不守舍。"明代戴元礼在《证治要诀》中有"年高人阳衰不寐"的论述。以上均说明老年人因年迈体衰，阴阳亏虚，均可导致神失所养，神机逆乱不安而不寐。

二 失眠的预防

预防失眠必须掌握正确的原则和方法，首先要有不害怕失眠的思维方法，即顺应失眠，调节失眠，告别失眠；其次，有的放矢，做好自我调节，平衡阴阳，调理气血，调节身心；再次，最重要的是不妄作劳，建立合理的生活方式，通过多样的方法达到身心平衡。

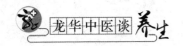

1. 养成良好的睡眠习惯 制定适合自己的作息时间，不要熬夜，保持睡眠量适度，睡和醒要有规律。其中，睡眠－觉醒节律训练可适当采用日光疗法：定时暴露于强光下 2～3 天，可改善睡眠－觉醒节律，一般适用于睡眠－觉醒节律紊乱者。应避免睡前进行兴奋性活动或饮用干扰夜眠的饮料和药物。此外，还应做好睡前的准备工作，如洗脚、沐浴等，都有助于预防失眠。

2. 病因预防 对于因躯体、起居失常、环境因素等造成的失眠，宜采用病因疗法，即消除失眠诱因，对身患各种疾病而影响安眠的病人，应当首先治疗其原发病，再纠正继发性失眠。

3. 心理预防 平素宜加强精神修养，遇事乐观超脱。增强心理适应能力，改变对失眠症的认识。心理治疗常用的方法有自我暗示法，长期进行自我训练，可以形成良好条件反射，乃至上床就会很快入睡。

4. 体育预防 体育锻炼不仅可以改善体质、加强心肺功能，还可使大脑得到更多新鲜血液，而且有助于增强交感－副交感神经的功能稳定性，对防治失眠有良好作用。《老老恒言》中说："盖行则身劳，劳则思息，动极而反于静，亦有其理。"所以，一般在睡前 2 小时左右可选择一些适宜项目进行锻炼，以身体发热微汗出为度。

5. 药物预防 安眠药易产生依赖性和成瘾性，对肝、脑及造血系统可产生不良作用，并可干扰睡眠周期节律，影响脑力恢复。因此，安眠药宜偶尔或短期使用，对于中老年人及失眠不严重的人宜选中成药为佳。

6. 食物预防 失眠者可适当服用一些有益睡眠的食物，如蜂蜜、桂圆、牛奶、大枣、木耳等，还可配合药膳保健，可根据人的体质和症状辨证选用。有益睡眠的常用药膳，如茯苓饼、银耳羹、百合粥、莲子粥、山药牛奶羹、黄酒核桃泥、芝麻糖、土豆蜜膏等。此外，玫瑰烤羊心、猪脊骨汤效果亦好。

7. 按摩法 失眠者可躺在床上进行穴位按摩，如按揉双侧内关穴、神门穴、足三里穴及三阴交穴，左右交替揉搓涌泉穴等都有助于催眠。在按摩过程中要尽量做到调节呼吸，全身放松，排除杂念，可帮助入静安眠。

第十一章

饮食养生

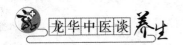

　　中医饮食养生是在中医理论指导下，研究食物的性能，根据食物的性味归经及其功能作用，合理地调配膳食，从而保健强身、防老抗衰的方法。经过几千年的实践，中医饮食养生形成了其独特的文化理论体系及方法。

　　俗语云"民以食为天"，饮食是从古至今永恒不变的话题。不论当今科技多么发达，也代替不了美食在人们心目中的地位。安身之本，必资于食，饮食是人们获取能量、维持生命的主要方式。饮食需要搭配，更要注重营养的均衡，以保证人体每天所需能量供应和各种营养素的补充。养生有许多方面，饮食是其中非常重要的一环，因为它与日常生活息息相关。"药食同源"，有很多日常生活中的食物都可以用来调理脏腑，改善身体的阴阳状态。中医学关于饮食养生有着悠久的历史和丰富的经验。唐代孙思邈《备急千金要方·食治》云："夫含气之类，未有不资食以存生，而不知食之有成败。"在日常生活中要注重饮食养生，才能避免"病从口入"的发生。

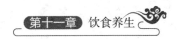

第一节 饮食养生的作用

现代生活压力的加快，饮食的不规律，高脂肪、高热量的摄入都对身体健康带来了极大的威胁，催生出了现在所谓的"富贵病"。像高血压、糖尿病、冠心病、脑血管病等各种疾病接踵而至，癌症发病率越来越高，且发病年龄呈现年轻化趋势。这就迫使我们考虑怎么来解决这个问题。饮食养生是其中重要的一方面，这也是中医药一贯倡导的"治未病"思想，治于未发，防微杜渐。

饮食养生的作用不言而喻，首先，饮食与生活息息相关，健康规律的饮食十分重要；其次，饮食养生不仅关系到个体的生命维护，更关系到种族的延续，民族的兴旺，国家的富强。在今天食品安全令人担忧的时代，更需要注意饮食安全，尽量避免一些有毒有害物质的积累，并且在饮食习惯和方法上注意，还可以运用药膳对身体进行调养。饮食养生的作用体现在可以减少疾病的发生、提高正气、治疗疾病、改善体质等方面。

减少疾病的发生

人们都说"病从口入"，饮食不节，百病由生，许多疾病都是"吃"出来的。例如高血压，如果有高盐饮食，会导致或加剧血压升高；油腻之品摄入过多，大量脂肪无法通过运动等方式排泄，堆积在血管壁，易造成动脉粥样硬化，最终导致高脂血症和肥胖症的发生，还可加剧高血压的危险，脑卒中的发生率也大幅增加。过食甜腻食物会导致高血糖的发生，如果超过胰岛细胞承受的限度，胰岛素分泌减少，周围组织拒绝吸收血糖，产生胰岛素抵抗，使糖尿病难以控制，日久产生各种并发症。饮食不洁，搭配不合理，都有可能造成疾病。例如饮食中缺乏绿叶蔬菜，导致同型半胱氨酸升高，加速动脉硬化进程，甚至引起高血压；饮食中海产品较多，同时饮食啤酒等，导致尿

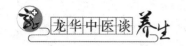

酸增高，发展为痛风，等等。

通过饮食养生，注意饮食习惯的改善，包括饮食结构的合理优化，进餐时间的规律化，饮食数量的合理化，避免有毒有害物质摄入，都可以有效地避免上述诸多疾病的发生。

 提高人体正气

正气是人体抵御病邪的能力，反映的是人体脏腑的功能。中医历代医家都非常重视人体正气的功能和保护，有"正气存内，邪不可干"之说。金元时期"攻下派"代表人物张从正，在其《儒门事亲》指出"病蠲之后，莫若以五谷养之，五果助之，五畜益之，五菜冲之"，肯定了饮食养生的重要性。他还指出"治病当论药攻"，肯定了祛病邪应用药物治疗，但病邪祛除后，正气并未完全恢复，胃气需要精心养护，因为胃气的和谐对人体的健康至关重要，食补之重在补养胃气。张从正从"养生当论食补"及"治病当论药攻"这两个方面阐述了饮食养生对人体健康及疾病康复的重要性。饮食的主要目的就是扶养正气，通过规律的饮食，营养的合理搭配，在人体生病之时，正邪相争，损兵折将，正胜邪退，大战过后，势必正气大伤，这时通过中医饮食理论的指导，补养胃气，使其正气恢复如常。

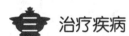 治疗疾病

药食同源，食物是人类生存最基本的前提，人类对于药物的最初认识也始于对食物的认识。药与食物在特定方面同源，某种程度上可以认为食物的保健和治疗作用是药物的鼻祖。

正因为如此，中国的传统饮食文化和理论与医药一脉相承，中药与食物的关系密不可分。中医药学是古代劳动人民在艰苦复杂的自然环境下，通过不断地尝试，不断地经验积累和总结而产生出来的医学。中药是古代人民发现探索食物的同时，了解并掌握了药物的治疗功效，后来通过逐步的筛选，提炼出专门的中药材。食物从古至今都是我们防御疾病、保持健康的重要手段。

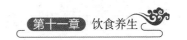

我国古代著名的关于饮食养生的著作不胜枚举。从奠定了中医几千年理论基础的皇皇巨著《内经》中就有关于食疗的记载,《灵枢·邪客》中有治疗不寐的半夏秫米汤:"其汤方以流水千里以外者八升,扬之万遍,取其清者,五升煮之,炊以苇薪,火沸置秫米一升,治半夏五合……"其中的秫米就是高粱米。及至东汉时期医圣张仲景非常重视饮食养生,在《金匮要略》中就有"当归生姜羊肉汤"以治疗妇人产后腹中冷痛,养血、温寒,补足正气。唐朝政局稳定,医学有了很大的发展,唐代著名医学家孙思邈在代表著作《备急千金要方》中有专篇论述食疗,他把饮食养生分成了果实、菜蔬、谷米、鸟兽四大类,介绍日常食物的药用功效,如在"葱实"条中云:"其味辛、温,无毒。宜肺。辛归头,明目,补中不足。其茎白……主伤寒寒热,骨肉碎痛。能出汗;治中风,面目浮肿,喉痹不通。"充分说明了饮食既可以充养身体,更能够愈病疗疾。

四 改善体质

人体由于先天因素、后天生活及饮食环境的不同,形成了不同的体质特点。

中医体质是指人体生命过程中,在先天禀赋与后天获得的基础上所形成的形态结构、生理功能和心理状态方面综合的、相对稳定的固有特质,是人类在生长、发育过程中所形成的与自然、社会环境相适应的人体个性特征。

体质的形成一方面来源于父母的遗传(先天禀赋),另一方面是在自然、社会环境中形成的(后天获得)。后天环境因素又包括居住环境、饮食状况、作息状况、社会压力等许多方面。而饮食的好与坏对体质的形成非常重要。体质本质上是个体生命状态的偏颇倾向,它属于健康范畴,但是由于每个人身上所具有的体质特性决定了某一种疾病的易感性。例如阳虚质之人畏寒喜暖,阳气不旺,所以易感寒邪,容易在秋冬季气温下降时受寒,而且在饮食上不能吃寒凉食物,所以在饮食养生之中要注意运用食物所具有的一定的偏性以改善体质。

中药之所以具有不同的功效,能够调整阴阳,是因为中药有一定的阴阳

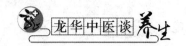

偏性，药有四气，亦有五味，药食同源，食物之中同样有寒热温凉之性，只因其性味柔缓，偏性不强，且大多数无毒无害，富有营养，能够为人们长期食用，故而成为食物。但即使如此，生活在一个环境中，长期食用某一类食物，虽一日不觉，但经年累月，甚至祖祖辈辈都形成饮食习惯，对体质影响巨大。《素问·异法方宜论》对不同地域人们的饮食习惯、生活环境、人体体质，及医学发展方向都有明确阐述。其中道："东方之域，天地之所始生也，鱼盐之地，海滨傍水，其民食鱼而嗜咸……鱼者使人热中，盐者胜血，故其民黑色疏理，其病皆痈疡，其治宜砭石，故砭石者，亦从东方来。"东方沿海居民，食鱼较多，口味较重，形成了"黑色疏理"的体质特征，这是饮食习惯对人体体质改变的生动例子。所以饮食习惯可以改变人体的体质，并影响了其疾病的易感性。

饮食养生就是要通过改善生活中已经形成固定模式的，但又不适当、不合理的饮食习惯，利用食物的偏性来改善长久以来形成的体质。比如中国人食盐使用量普遍偏多，居民口味偏咸，导致高血压及中风疾病的广泛存在，所以要倡导少盐饮食，减轻身体钠超载，以降低血压，改善体质，改变疾病的易感性。

同时可以利用一些药食两用的中药，加入日常食物中，形成药膳，以改变人体的寒热体质。例如，瘦弱女子，畏寒喜暖，经常小腹冷痛，痛经，时有下利清谷，可建议其食用当归生姜羊肉汤，以改善其阳虚体质；脾虚痰湿之人，多食用山药、薏苡仁之类健脾祛湿之品等。

第二节　饮食调养的原则

饮食有一定的规则和规律，才能起到预防疾病、提高正气、治疗疾病、改善体质的作用。孔子云："食不厌精，脍不厌细。"《内经》也提出了"五谷为养，五果为助，五畜为益，五菜为充"的基本结构。时代发展到今天，人

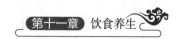

们认识问题的深度和广度在不断加深，不仅在饮食结构上要进行合理优化，而且在饮食安全、饮食节律，甚至烹饪方法上都需要遵循一定的原则。

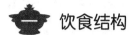 饮食结构

饮食结构又称膳食结构，是指膳食中各类营养素的数量及其在食品中所占的比例。人类膳食中的营养素主要有蛋白质、脂肪、碳水化合物、维生素、矿物质（包括微量元素）、水和膳食纤维七大类。任何一种单一食物都不能提供人体所需的全部营养素，因此，人类的膳食必须由多种食物组成，且各种食物组成比例合适，才能达到营养平衡、促进健康的目的。在饮食结构上，要遵循的原则有均衡原则、搭配原则。

1. 均衡原则 是指在饮食中各种营养素的比例要均衡协调，既不可偏颇，又不可过度平均。

因为人体对于各种营养素的需求量不同，比如糖类、脂肪、蛋白质是人体需要量最多的物质，摄取食物时虽以此为主，但是不能以此作为全部。人体其他营养物质，包括维生素、各种微量元素等同样不可偏废，缺少哪一种，健康都会受到影响，例如人体缺乏维生素 C 会导致易患坏血病等。不可过度平均是指要分清饮食需求主次，主要食用的膳食量要多，次要的膳食适量即可，不可代替主食。比如有爱美女士追求瘦身，减少主食量，甚至不吃主食，以瓜果蔬菜替代，这是不可取的。瓜果蔬菜固然好，能够提供人体需要的微量营养素，有益健康，但是忽视甚至摒弃脂肪、糖类、蛋白质的摄入，只会让机体内贮存的能量来代偿，一旦机体发生病变，无法为免疫系统提供能量，储备耗尽，同时饮食补充不及时，就会造成严重问题。所以一定要重视主食的摄入。

《中国居民膳食指南》提出"平衡膳食宝塔"的概念，意在以直观可见的形式推广健康合理的饮食。其中有主有次，虽曰"平衡"，但不是"平均"。平衡膳食宝塔共分五层，包含每天应吃的主要食物种类。宝塔各层位置和面积不同，这在一定程度上反映出各类食物在膳食中的地位和应占的比重。谷类食物位居底层，每人每天应吃 300 ～ 500g；蔬菜和水果占据第二层，每天

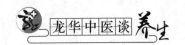

应吃 400 ～ 500g 和 100 ～ 200g；鱼、禽、肉、蛋等动物性食物位于第三层，每天应吃 125 ～ 200g（鱼虾类 50g，畜、禽肉 50 ～ 100g，蛋类 25 ～ 50g）；奶类和豆类食物合占第四层，每天应吃奶类及奶制品 100g，豆类及豆制品 50g；第五层塔尖是油脂类，每天不超过 25g。这体现了均衡的原则，同时可以发现，它与《内经》所讲膳食结构惊人相似，这也是中医饮食养生的精髓所在。

2.搭配原则 不同食物在一同食用时有一定的相互作用，有些不能一块进食。要注重科学合理的搭配，避免相矛盾的食物。

在中医的视角下，万物都可分阴阳，都是相互矛盾的统一体，并且古人把不同类别的食物用五行来归属，五行之间相生相克，这一说法反映出万物具有紧密的相互联系，和广泛的相互作用。食物的搭配禁忌应根据病人的年龄、体质、疾病状况、季节和地域等多种因素综合评价。

在日常饮食中有很多良好搭配，就像中药配伍，相匹配的食物搭配食用能够更加健康。例如鸡肉、栗子补益气血，鸡蛋清与百合搭配清肺润燥。饮食搭配的几个小窍门：饭中有豆，菜中有叶，肉中有菇。即粳米熬粥时搭配玉米渣、红小豆等粗粮膳食纤维，可以弥补粳米在加工时把膳食纤维去除的缺点，而且口味更佳；炒菜时应多一些绿叶蔬菜，平时常食用的如菠菜、油菜、小白菜、生菜等都可以补充身体必需的维生素，并且可以改善叶酸的代谢，防止体内同型半胱氨酸的过度升高；煮肉时放点菌类，不仅味道鲜美而且营养互补，是养生美食佳品。这都反映出良好的饮食搭配在养生中的重要作用。

中医学主张饮食不可种类过杂，既要考虑脾胃的承受能力，又要顾及食物间可能存在的排斥、制约作用。食物禁忌并不是反对摄取多种食物达到膳食平衡，也不是要求无条件地一味忌口。其有别于民间"食物相克"的主要特征，在于它是以中医理论为指导的，建立在整体观念和辨证论治基础上，是有条件的禁忌。

一 饮食安全

饮食安全是关乎人民群众生存健康的重大问题，历来是国家和医学家关注的重点。随着市场经济的发展，一切以经济建设为中心，人民已经摆脱了吃不饱的生活，正在向小康生活迈进。但是在不法利益的推动下，有些人为了多赚钱，为了提高产量，为了保持食品的长期储存而"不变质"，采取了各种有损人类健康的手段，瓜果蔬菜上大量的农药残留，化肥、催熟剂的大量使用，以及储藏加工过程中使用的大量防腐剂，虽然可以保证食物的大量供给，而且便于运输和销售，但是对人类健康产生了威胁，这是非常严重的问题。所以在现代中医养生的范畴中，必须与时俱进，注重探索如何减少食品安全问题，从而保证健康，这不仅是中医"治未病"在现代意义上的诠释，更是今后需要努力的方向，要把传统中医养生理论与现代饮食安全理论相结合。在饮食安全上，要遵循洁净原则和有益健康原则。

1. 洁净原则 是指在食用或者加工食物的过程中要做到最大限度地减少有毒有害物质的侵袭，减少"病从口入"的发生。它可以分为两方面，一是人体个体饮食过程中要注意保持洁净的环境；二是尽量减少食品附带的有毒有害物质。

"饭前便后要洗手"是孩童时期幼儿教育的重要内容，这一习惯对保持饮食健康非常重要。

七步洗手法：①洗手掌：流水湿润双手，涂抹洗手液（或肥皂），掌心相对，手指并拢相互揉搓；②洗背侧指缝：手心对手背沿指缝相互揉搓，双手交换进行；③洗掌侧：指缝掌心相对，双手交叉沿指缝相互揉搓；④洗指背：弯曲各手指关节，半握拳把指背放在另一手掌心旋转揉搓，双手交换进行；⑤洗拇指：一手握另一手大拇指旋转揉搓，双手交换进行；⑥洗指尖：弯曲各手指关节，把指尖合拢在另一手掌心旋转揉搓，双手交换进行；⑦洗手腕、手臂：揉搓手腕、手臂，双手交换进行。

瓜果蔬菜表面的农药残留是目前被广泛诟病的食品安全问题，祛除农药残留应该是一个从国家、社会到个人的系统工程。要从食物生产源头上杜绝

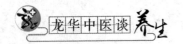

过量有毒农药的使用，形成不使用农药的理念。

2. 有益健康原则 是指在饮食保证各营养素均衡合理摄取、满足身体需要时，注重避免或减少对某些疾病的诱发作用，或者避免加重人体现有的疾病。《内经·素问》云："膏粱之变，足生大疗。"膏粱厚味不仅可以使人热盛，出现疔疮等外科疾患，现代认为还可以对人体的脏器造成损害。例如摄入脂肪过多，会造成脂肪性肝炎，高脂血症对血管内皮有损害作用，长期血脂升高，会导致严重的心脑血管疾病的发生。糖尿病患者要控制糖类食物的摄入，生活中要严格制订饮食计划，并且遵照执行，才能避免对糖尿病靶器官的进一步损害。这些因素，在正常人看来并不是危险因素，脂肪、糖类，生活之所必需，无毒无害，因而容易为患者所轻视；但是对于既往有相关疾病，或者有家族聚集性病史之人群，预防此类食物造成的健康事件的发生是非常必要而且紧迫的。

三 饮食节律

饮食节律方面要遵循定时原则、适度原则和季节性原则。

1. 定时原则 是指饮食时间上要尽量规律，避免无节律饮食。

按正常规律生活的人们，早、午、晚一日三餐几乎都在一定的时间进行，这种摄食行为不单是由饥饿感所驱使，而是受机体日节律所支配和控制。与这种摄食节律相对应，营养代谢及其他许多生理节律都与之同步，即自身内部都有固定的生物节律，形成这种节律并按照其规律进行饮食是饮食养生的重要措施，定时原则即强调这一观点。

有许多职业，比如餐饮服务人员，医院急诊医生、外科医生，因其工作性质的特殊性，长期存在饮食无规律的问题，所导致的问题也非常严重。

正常的饮食时间，胃酸分泌旺盛，经过神经体液调节反馈机制，产生饥饿感，促使进食以满足营养需求，这是健康的保证。但是如果饮食长期无节律，无一定的时间规律，那么在人体饥饿时无法进食，会导致神经内分泌调节的严重紊乱，包括胃酸、胰岛素、胆汁、小肠液等许多消化液的分泌都会严重紊乱，从而造成严重的消化系统疾病。

现代社会已经无法想象古代"采菊东篱下，悠然见南山"的悠闲生活，人们迫于生活的压力努力工作，在辛勤付出的同时，快餐的过量食用，饮食过快、过热或过凉，无时间节律，高热量、高脂肪摄入已经成为当今公认的威胁健康的因素。同时，来自各方面的压力导致人体情绪不稳定，肝气易于郁结，横犯脾土，导致纳差、腹胀的饮食问题。这些体现了定时原则提出的必要性和迫切性。

2. 适度原则 是指饮食切勿过饱过饥，要适量。饮食节律不仅指时间上的节律性，还指数量上的多少适宜。饮食不节，暴饮暴食，是健康大敌。《内经·素问·痹论》云："饮食自倍，肠胃乃伤。"饮食一定要有节制，要适度用餐。在家庭中按需制作饭菜，不多不少；在外适量点菜，避免饮食过量。

3. 季节性原则 是指最好食用应季的蔬菜、水果与食物。人与天地相协调，是一个整体，人要遵循自然规律而不能违背。大自然的四季提供了每个季节应有的蔬菜水果，比如春天吃菠菜等，夏天食用豆角、黄瓜、西红柿，秋天食用南瓜、苹果、梨等，冬天食用白菜、白萝卜。现在反季节蔬菜给人们的生活带来了极大的便利，但是最好还是食用当季蔬菜水果为好。

四 烹饪方面

中国的饮食文化与西方国家不同，中国人食物来源以面食、蔬菜为主，而西方国家食物来源以肉类、奶制品为主，因此饮食习惯、饮食制作工艺有很大的不同。烹饪上讲究五味调和，色香味俱全，而欧美国家很少进行烹饪，肉类习惯于烧烤，蔬菜则喜于凉拌。由于饮食习惯的不同，导致在医学上衡量饮食营养的标准不尽相同。所以中医饮食养生方面有必要对烹饪上需要注意的问题和原则进行阐述。这在现代营养学或者预防医学中是没有的，也是中医饮食养生的特点之一。烹饪方面要遵循生熟适宜、因人制宜的原则。

1. 生熟适宜原则 食物的烹饪需要有一定的技巧，要生熟适宜。有些绿叶蔬菜，绿叶中含有大量的维生素，而这些维生素一般都是不耐高温加热的，所以在烹饪的时候要注意火候，不要将其烹饪过熟，防止营养成分的流失。有的食材，像猪骨等坚硬食材，营养成分需要长时间煎煮才能煮出，在烹饪

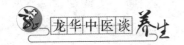

时就要注意加长时间。

2.因人制宜原则 不同年龄的人群，脾胃功能具有较大差异，食物的生熟程度要因人而异。老年人肾气衰弱，发堕齿脱，牙齿大多缺如，无法咀嚼，年老中气不足，脾气衰败，饮食食物宜软濡，故在烹饪时要注意适当增加煎煮时间，使其柔软容易消化。青年人脾胃功能正常，牙齿健全，烹饪时需要更加注重营养成分的保存。

第三节　进食保健

平常的饮食生活中还要注意一些细节问题，包括进食前后需要注意的事项，一日三餐进食要注意的问题，还有一些特殊人群的饮食保健问题，都会在以下部分谈及。

 进食时勿过热过凉

食物由生到熟需要经过煮沸、煎炒烹炸等诸多加热程序，饮食过热是健康的一大杀手。趁热吃是我们平时的饮食习惯，因为热食可以帮助御寒，保持体温，并且食物还在冒热气的时候味道是最好的。然而，吃热食也并非都是好事。在消化道内，食物的消化过程适宜在接近体温的温度下进行。过热的食物会导致气血过度活跃，胃肠道血管扩张，对肠胃产生刺激。如果食物太热，进食后还会灼伤娇嫩的黏膜。如果经常吃烫的食物，胃黏膜损伤尚未修复又受到烫伤，可形成浅表溃疡。反复地烫伤、修复就会引起黏膜质的变化，久而久之，有可能发展成为肿瘤。用嘴唇感觉有一点点温，也不烫口，就是最适宜的。同样，饮水时也应该讲究温度。日常最好饮用温水，水温在18～45℃之间。过烫的水不仅会损伤牙齿的珐琅质，还会强烈刺激咽喉、消化道和胃黏膜。即使在冬天，喝的水也不宜超过50℃。如果实在怕冷可以多吃些姜、胡椒、肉桂、辣椒等有"产热"作用的食物，既不会损伤食道，还有额外的保健功效。

食物不宜过凉。人类科技飞速发展，冰箱的使用使食物的保鲜有了保障，这是人类生活的一大进步，但是一些人为的冰制食品如冰淇淋、雪糕等对肠胃会造成严重的刺激。中医理论讲，寒邪直中脾胃，脾胃受寒，水谷精微无以运化，寒主收引，寒邪阻滞经络，致经络气血不通，不通则痛，导致腹痛腹胀、便溏，甚至清谷不化。所以要尽量少吃寒凉食物，尤其是人造冰冻食品。

二 进食前保持卫生

前述洁净原则已经包含"洗手"这一保健内容，在此不再赘述。除了要保持手的清洁，还要在做饭之前对炊具进行有效的清洗。因为如果餐具及炊具不及时清洗，经过几个小时的放置，尤其是夏天，天气炎热，一些有毒微生物就会产生，会对人体健康造成损害，所以一定要在饭后即时洗刷餐具，以保持健康。

三 进食后的活动问题

饮食过后，胃内充满食物，此时需要静坐片刻，不要剧烈运动，待15～20分钟后可以适当活动。尤其是老年人，脾胃虚弱，运化功能减退，需要借助活动来鼓舞胃气，并助其消化，所以饭后要适量活动。清代曹庭栋所著的中医养生名著《老老恒言》对饭后散步有较为精辟的论述，散步的好处：散步可以舒畅络脉，增长脚力而健四肢。书上说"习之既久，步可渐至千百，兼增足力""步主筋，步则筋舒而四肢健，懒步则筋挛，筋挛日益加懒，偶展数武，便苦气乏，难免久坐伤肉之弊"。饭后需要散步，"饭后食物停胃，必缓行数百步，散其气以输于脾，则磨胃而易腐化"，散步有助于运化。《蠡海集》曰："脾与胃俱属土，土耕锄始能生殖，不动则为荒土矣。故步所以动之。"《琅嬛记》曰："古之老人，饭后必散步，欲摇动其身以消食也。故后人以散步为消摇（逍遥）。"所以时常散步对健康生活有益。

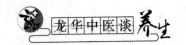

四 夜间的饮食问题

在古代，人们没有现代生活的快节奏，"上夜班"的人群也主要限于巡视治安的更夫和守卫的官兵等，所以很少夜间饮食。而当代，电器，特别是电子照明设备的发展，使得晚上的生活变得丰富多彩，夜班族的增多也导致人们生活习惯的改变，变得昼伏夜出，城市的夜生活更是繁华，以此产生出了宵夜文化。但这是一种违背自然规律的生活方式，夜间人体代谢减慢，肠胃等器官的消化能力减弱，此时进食使得肠胃负担加重，会导致胃肠功能紊乱。

五 夏天勿贪凉饮冷

夏季气温较高，人体喜凉恶热，冷饮、冰淇淋等成为年轻人常食用的解暑之品，但是在享受冷饮带来的清凉之外，也要认识到它对健康造成的影响。夏季是肠胃疾病的多发期，一些夏季流行性疾病多由饮食途径传染，一些传染细菌和病毒随着口腔进入消化道。很多细菌、病毒都能在高温下被灭活，彻底杀死，而冷饮由于没有经过加热，所以很容易附着细菌、病毒而进入体内，导致疾病。另外，饮冷易损阳气，使脾阳受损，水谷无以温化，导致泄泻等疾病的发生。

六 冬季勿嗜食辛辣

冬季天气寒冷，水冰地坼，万物蛰伏，人要顺应自然的变化。

《内经》曰："冬三月，此谓闭藏，水冰地坼，无扰乎阳。"冬季人体阳气潜藏在体内，好比自然界之草木枝枯叶萎，但是折断树枝后发现隐藏在枯萎之中的是绿色的，滋润的，这其中蕴含着生机，种子也是植物之精华所在。细心观察不难发现，它们都有个共同的特点，就是阳气不泄露于外，保持内藏的状态。人与天地相参，人在冬季寒冷季节也要进行闭藏，以保存体内阳气，保护生机，待冬去春来，内藏之阳气舒发出来，顺应春天，才能顺应四时，以养其生。《内经》讲的也是这个道理。

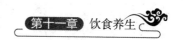

冬季人们避寒就温，这是自然界规律，要适量食用一些辛温散寒之品，如辣椒、生姜、牛羊肉之品。饮食形式上以火锅、麻辣烫为主。辛味，性发散，能使阳气由内向外发散，适量食用可以驱寒，但其辛辣之性会使得阳气外泄，就不能做到闭藏，精气泄露于外，阳气内虚，正气不足，来年春天即得温病。《内经》曰："藏于精者，春不病温。"所以冬天使用辛辣食材要适可而止，不能嗜食辛辣。

第四节　不同体质人群的饮食养生

中医饮食养生是基于中医理论指导下的对古代饮食养生文化的总结，并结合现代社会特点所制订的一系列饮食养生方案和措施。同时，中医理论强调整体观念和辨证论治，任何一个人，体质、生活习惯、社会环境都是不同的，所以要特别指出，中医饮食养生需要对患者进行个体化的评估与判断，并且制订针对个人的个性化养生方案，这是一个系统而又复杂的工程，而且方案制订的好坏与否很大程度上取决于中医医师的理论水平和临床经验。以下分别介绍中医健康体质评估及不同体质的饮食养生措施。

中医健康体质评估

中医健康评估是对人体的体质和证候特点进行的评估。从总体的体质特征和证候特点进行评价，同时对其所造成的体质和证候变化的原因进行分析，能够有效地帮助中医进行准确的辨证。通过评估和原因分析，让中医医生能够根据各个阶段的证候状态的特点，有针对性地制订可行的健康饮食方案，从而保证"精准养生"。

中医对人体体质的分类评估有多种方法（见体质养生），目前国内临床采纳运用较多的实用体质分类方法中以王琦先生的九种体质理论最为流行。该理论将中国人群划分为平和质、气虚质、阳虚质、阴虚质、气郁质、血瘀质、

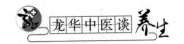

痰湿质、湿热质、特禀质九种体质类型，由此制定的《中医体质分类与判定》为中华中医学会采纳，近乎成为行业标准。简述如下：

平和质：总体特征是体形匀称健壮。表现为面色、肤色润泽，头发稠密有光泽，目光有神，鼻色明润，嗅觉通利，唇色红润，不易疲劳，精力充沛，耐受寒热，睡眠良好，胃纳佳，二便正常，舌色淡红，苔薄白，脉和缓有力。性格随和开朗。平素患病较少。对自然环境和社会环境适应能力较强。

气虚质：总体特征为元气不足，以疲乏、气短、自汗等气虚表现。表现为肌肉松软不实。平素语音低弱，气短懒言，容易疲乏，精神不振，易出汗，舌淡红，舌边有齿痕，脉弱。心理上性格内向，不喜冒险。易患感冒、内脏下垂等病；病后康复缓慢。不耐受风、寒、暑、湿邪。

阳虚质：是因阳气不足造成的，以畏寒怕冷、手足不温等虚寒表现为主要特征。肌肉松软不实。平素畏冷，手足不温，喜热饮食，精神不振，舌淡胖嫩，脉沉迟。性格多沉静、内向。易患痰饮、肿胀、泄泻等病；感邪易从寒化。耐夏不耐冬；易感风、寒、湿邪。

阴虚质：以口燥咽干、手足心热等虚热表现为主要特征。体形偏瘦。古人有"瘦人多火"之谓。主要表现为手足心热，口燥咽干，鼻微干，喜冷饮，大便干燥，舌红少津，脉细数。性情急躁，外向好动，活泼。易患虚劳、失精、不寐等病；感邪易从热化。耐冬不耐夏；不耐受暑、热、燥邪。

痰湿质：是因痰湿凝聚造成的，以形体肥胖、腹部肥满、口黏苔腻等痰湿表现为主要特征。以面部皮肤油脂较多，多汗且黏，胸闷，痰多，口黏腻或甜，喜食肥甘甜黏，苔腻，脉滑为主要表现。心理上性格偏温和、稳重，多善于忍耐。所谓"心宽体胖"即为此类人群的心理特征。容易罹患消渴、中风、胸痹等病。对梅雨季节及湿重环境适应能力差。

湿热质：其总体特征为湿热内蕴，以面垢油光、口苦、苔黄腻等湿热表现为主要特征。这类人形体中等或偏瘦。常见表现为面垢油光，易生痤疮，口苦口干，身重困倦，大便黏滞不畅或燥结，小便短黄，男性易阴囊潮湿，女性易带下增多，舌质偏红，苔黄腻，脉滑数。心理特征：容易心烦急躁。易患疮疖、黄疸、热淋等病。对夏末秋初湿热气候，湿重或气温偏高环境较

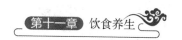

难适应。

血瘀质：总体特征为血行不畅，以肤色晦暗、舌质紫黯等血瘀表现为主要特征。这类人胖瘦都有可能。常见表现为肤色晦暗，色素沉着，容易出现瘀斑，口唇黯淡，舌黯或有瘀点，舌下络脉紫黯或增粗，脉涩。心理上易烦，健忘。易患癥瘕及痛证、血证等。血瘀之人，寒邪易于阻滞血脉，使瘀血更重，所以不耐受寒邪。

特禀质：是先天失常，以生理缺陷、过敏反应等为主要特征的一种体质。过敏体质者一般无特殊；先天禀赋异常者或有畸形，或有生理缺陷。常见表现为过敏体质者常见哮喘、风团、咽痒、鼻塞、喷嚏等；患遗传性疾病者有垂直遗传、先天性、家族性特征；患胎传性疾病者具有母体影响胎儿个体生长发育及相关疾病特征。心理特征随禀质不同情况各异。过敏体质者易患哮喘、荨麻疹、花粉症及药物过敏等；遗传性疾病如血友病、先天愚型等；胎传性疾病如五迟（立迟、行迟、发迟、齿迟和语迟）、五软（头软、项软、手足软、肌肉软、口软）、解颅、胎惊等。对外界环境适应能力差，如过敏体质者对易致过敏季节适应能力差，易引发宿疾。先天不足之人正气亏虚，体质瘦弱，易受外来邪气侵袭。

九种体质中除平和质外，其他8种体质的人即使无器质性病变，也是一种亚健康状态。在现代医学看来，各项指标均正常，但是由于生活环境与工作环境的影响，身体出现了不同程度的不适感，这时正是进行预防保健的适宜时机。《内经》有云："圣人不治已病治未病，不治已乱治未乱。夫病已成而后药之，乱已成而后治之，譬犹渴而穿井，斗而铸锥，不亦晚乎？"预防于未病之先，这是所有医学最美好的愿景，而这也是现代中医饮食养生的核心所在，以食之味，调其体质，预防疾病，促进健康。

 不同体质饮食养生措施

针对九种体质人群，有许多具体的调理措施，主要包括饮食疗法、生活起居、运动功法等中医特色保健措施，在这里只叙述饮食疗法的内容。

饮食疗法简称食疗，是将药物与食物相结合，通过饮食调理而达到治疗、

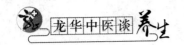

保健的目的。食疗之所以有效，在于它发挥了食物和药物的双重作用，不仅可以营养机体，补益脏腑，而且可以调和阴阳，益寿防老，是常用的中医治未病自然调理方法之一。

《中医体质分类与判定》编写组制定了"九种体质人群的调体保健方案"，有很多实用的保健措施，读者可以此作为参考。

1. 平和质调体保健方案

（1）饮食有节　饮食应有节制，不要过饥过饱，不要常吃过冷过热或不干净的食物，粗细粮食要合理搭配，多吃五谷杂粮、蔬菜瓜果，少食过于油腻及辛辣之物。

（2）劳逸结合　生活应有规律，不要过度劳累。不宜食后即睡。作息应有规律，应劳逸结合，保持充足的睡眠时间。

（3）坚持锻炼　根据年龄和性别参加适度的运动。如年轻人可适当跑步、打球，老年人可适当散步、打太极拳等。

注：平和质是一个理想状态，平常人总会由于各种原因造成不同程度的体质偏颇，注重饮食养生的目的是努力使自己的体质由偏颇接近甚至达到平和质。

2. 气虚质调体保健方案

（1）食宜益气健脾　多食用具有益气健脾作用的食物，如黄豆、白扁豆、鸡肉、香菇、大枣、桂圆、蜂蜜等。少食具有耗气作用的食物，如空心菜、生萝卜等。

（2）药膳指导

①黄芪童子鸡：取童子鸡1只洗净，用纱布袋包好生黄芪9g，取一根细线，一端扎紧纱布袋口，置于锅内，另一端则绑在锅柄上。在锅中加姜、葱及适量水煮汤，待童子鸡煮熟后，拿出黄芪包。加入盐、黄酒调味，即可食用。可益气补虚。

②山药粥：将山药30g和粳米180g一起入锅加清水适量煮粥，煮熟即成。此粥可在每日晚饭时食用。具有补中益气、益肺固精、强身健体的作用。

（3）起居勿过劳　起居宜有规律，夏季午间应适当休息，保持充足睡眠。

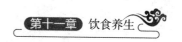

平时注意保暖，避免劳动或激烈运动时出汗受风。不要过于劳作，以免损伤正气。

（4）运动宜柔缓 可做一些柔缓的运动，如散步、打太极拳、做操等，并持之以恒。不宜做大负荷运动和出大汗的运动，忌用猛力或做长久憋气的动作。

3. 阳虚质调体保健方案

（1）食宜温阳 平时可多食牛肉、羊肉、韭菜、生姜等温阳之品，少食梨、西瓜、荸荠等生冷寒凉食物，少饮绿茶。

（2）药膳指导

①当归生姜羊肉汤：当归 20g，生姜 30g，冲洗干净，用清水浸软，切片备用。羊肉 500g 剔去筋膜，放入开水锅中略烫，除去血水后捞出，切片备用。当归、生姜、羊肉放入砂锅中，加清水、料酒、食盐，旺火烧沸后撇去浮沫，再改用小火炖至羊肉熟烂即成。本品为汉代张仲景名方，温中补血，祛寒止痛，特别适合冬日食用。

②韭菜炒胡桃仁：胡桃仁 50g 开水浸泡去皮，沥干备用；韭菜 200g 择洗干净，切成寸段备用；麻油倒入炒锅，烧至七成热时，加入胡桃仁，炸至焦黄，再加入韭菜、食盐，翻炒至熟。本品有补肾助阳、温暖腰膝的作用，适用于肾阳不足，腰膝冷痛。

（3）起居要保暖 居住环境应空气流通，秋冬注意保暖，夏季避免长时间待在空调房间，平时注意足下、背部及下腹部丹田部位的防寒保暖。防止出汗过多，在阳光充足的情况下适当进行户外活动。

（4）运动避风寒 可做一些舒缓柔和的运动，如慢跑、散步、打太极拳、做广播操。夏天不宜做过分剧烈的运动，冬天避免在大风、大寒、大雾、大雪及空气污染的环境中锻炼。

4. 阴虚质调体保健方案

（1）食宜滋阴 多食瘦猪肉、鸭肉、绿豆、冬瓜等甘凉滋润之品，少食羊肉、韭菜、辣椒、葵花子等性温燥烈之品。

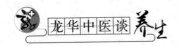

（2）药膳指导

①莲子百合煲瘦肉：用莲子（去芯）20g、百合20g、猪瘦肉100g，加水适量同煲，肉熟烂后用盐调味食用，每日1次。有清心润肺、益气安神之功效。适用于阴虚质见干咳、失眠、心烦、心悸等症者食用。

②蜂蜜蒸百合：将百合120g、蜂蜜30g拌和均匀，蒸令其熟软。时含数片，后嚼食。本药膳功能补肺、润燥、清热，适用于肺热烦闷，或燥热咳嗽、咽喉干痛等症。

（3）起居忌熬夜　起居应有规律，居住环境宜安静，避免熬夜、剧烈运动和在高温酷暑下工作。

（4）运动勿大汗　适合做有氧运动，可选择太极拳、太极剑、气功等动静结合的传统健身项目。锻炼时要控制出汗量，及时补充水分，不宜洗桑拿。

5.血瘀质调体保健方案

（1）食宜行气活血　多食山楂、醋、玫瑰花、金橘等具有活血散结、行气、疏肝解郁作用的食物，少食肥肉等滋腻之品。

（2）药膳指导

①山楂红糖汤：山楂10枚，冲洗干净，去核打碎，放入锅中，加清水煮约20分钟，调以红糖进食。可活血散瘀。

②黑豆川芎粥：川芎10g用纱布包裹，和黑豆25g、粳米50g一起水煎煮熟，加适量红糖。分次温服，可活血祛瘀，行气止痛。

（3）起居勿安逸　作息时间宜有规律，保持足够的睡眠，可早睡早起多锻炼，不可过于安逸，以免气机郁滞而致血行不畅。

（4）运动促血行　可进行一些有助于促进气血运行的运动项目，如各种舞蹈、步行健身法、徒手健身操等。血瘀质的人在运动时如出现胸闷、呼吸困难、脉搏显著加快等不适症状，应停止运动，去医院进一步检查。

6.痰湿质调体保健方案

（1）食宜清淡　饮食应以清淡为主，少食肥肉及甜、黏、油腻的食物。可多食海带、冬瓜等。

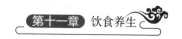

（2）药膳指导

①山药冬瓜汤：山药 50g，冬瓜 150g 入锅中慢火煲 30 分钟，调味后即可饮用。本品可健脾，益气，利湿。

②赤豆鲤鱼汤：将活鲤鱼 1 尾（约 800g）去鳞、鳃、内脏；将赤小豆 50g、陈皮 10g、辣椒 6g、草果 6g 填入鱼腹，放入盆内，加适量料酒、生姜、葱段、胡椒，食盐少许，上笼蒸熟即成。本品健脾除湿化痰，用于痰湿体质见疲乏、食欲不振、腹胀腹泻、胸闷眩晕者。

（3）起居忌潮湿　居住环境宜干燥而不宜潮湿，平时多进行户外活动。衣着应透气散湿，经常晒太阳或进行日光浴。在湿冷的气候条件下，应减少户外活动，避免受寒淋雨，不要过于安逸。

（4）运动宜渐进　因形体肥胖，易于困倦，故应根据自己的具体情况循序渐进、长期坚持运动锻炼，如散步、慢跑、打乒乓球、打羽毛球、打网球、游泳、练武术及适合自己的各种舞蹈。

7. 湿热质调体保健方案

（1）食忌辛温滋腻　饮食以清淡为主，可多食赤小豆、绿豆、芹菜、黄瓜、藕等甘寒、甘平的食物。少食羊肉、韭菜、生姜、辣椒、胡椒、花椒等甘温滋腻及火锅、烹炸、烧烤等辛温助热的食物。

（2）药膳指导

①泥鳅炖豆腐：泥鳅 500g 去腮及内脏，冲洗干净，放入锅中，加清水，煮至半熟，再加豆腐 250g，食盐适量，炖至熟烂即成。可清利湿热。

②绿豆藕：粗壮肥藕 1 节，去皮，冲洗干净备用；绿豆 50g，用清水浸泡后取出，装入藕孔内，放入锅中，加清水炖至熟透，调以食盐进食，可清热解毒，明目止渴。

（3）起居避暑湿　避免居住在低洼潮湿的地方，居住环境宜干燥，通风。不要熬夜、过于劳累。盛夏暑湿较重的季节，减少户外活动的时间，保持充足而有规律的睡眠。

（4）运动强度宜大　适合做大强度、大运动量的锻炼，如中长跑、游泳、爬山、各种球类、武术等。夏天由于气温高、湿度大，最好选择在清晨或傍

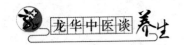

晚较凉爽时锻炼。

8. 气郁质调体保健方案

（1）食宜疏肝理气　多食黄花菜、海带、山楂、玫瑰花等具有行气、解郁、消食、醒神作用的食物。

（2）药膳指导

①橘皮粥：橘皮 50g，研细末备用；粳米 100g，淘洗干净，放入锅内，加清水，煮至粥将成时，加入橘皮，再煮 10 分钟即成。本品理气运脾，用于脘腹胀满，不思饮食。

②菊花鸡肝汤：银耳 15g 洗净撕成小片，清水浸泡待用；菊花 10g、茉莉花 24 朵温水洗净；鸡肝 100g 洗净切薄片备用；将水烧沸，先入料酒、姜汁、食盐，随即下入银耳及鸡肝，烧沸，打去浮沫，待鸡肝熟，调味，再入菊花、茉莉花稍沸即可。佐餐食用可疏肝清热，健脾宁心。

（3）起居宜动不宜静　气郁体质的人不要总待在家里，应尽量增加户外活动，如跑步、登山、游泳、武术等；居住环境应安静，防止嘈杂的环境影响心情；保持有规律的睡眠，睡前避免饮茶、咖啡和可可等具有提神醒脑作用的饮料。

（4）宜参加群体运动　可坚持较大量的运动锻炼，多参加群众性的体育运动项目，如打球、跳舞、下棋等，以便更多地融入社会。

9. 特禀质调体保健方案

（1）食宜益气固表　饮食宜清淡、均衡，粗细搭配适当，荤素配伍合理。多食益气固表的食物，少食荞麦（含致敏物质荞麦荧光素）、蚕豆、白扁豆、牛肉、鹅肉、鲤鱼、虾、蟹、茄子、酒、辣椒、浓茶、咖啡等辛辣之品、腥膻发物及含致敏物质的食物。

（2）药膳指导

①固表粥：乌梅 15g、黄芪 20g、当归 12g 放砂锅中加水煎开，再用小火慢煎成浓汁，取出药汁后，再加水煎开后取汁，用汁煮粳米 100g 成粥，加冰糖趁热食用。可养血消风，扶正固表。

②葱白红枣鸡肉粥：粳米 100g、红枣 10 枚（去核）、连骨鸡肉 100g 分

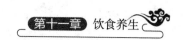

别洗净；姜切片；香菜、葱切末。锅内加水适量，放入鸡肉、姜片大火煮开，然后放入粳米、红枣熬 45 分钟左右，最后加入葱白、香菜，调味服用。可用于过敏性鼻炎见鼻塞、喷嚏、流清涕。

（3）起居避免过敏源　居室宜通风良好。保持室内清洁，被褥、床单要经常洗晒，可防止对尘螨过敏。室内装修后不宜立即搬进居住，应打开窗户，让油漆、甲醛等化学物质气味挥发干净后再搬进新居。春季室外花粉较多时，要减少室外活动时间，可防止对花粉过敏。不宜养宠物，以免对动物皮毛过敏。起居应有规律，保持充足的睡眠时间。

（4）加强体育锻炼　积极参加各种体育锻炼，增强体质。天气寒冷时锻炼要注意防寒保暖，防止感冒。

第五节　特定人群的饮食养生

前述九种体质，叙述了一般人的健康饮食建议，但是像儿童、老年人、孕妇等特殊人群，因其特殊的生理病理特点，故需要制定特别的方案。特定人群包括孕妇、乳母、婴幼儿、学龄前儿童、学龄儿童、老年人及素食人群。孕妇与哺乳期妇女由于其饮食与生活环境可以影响到婴幼儿，故在平时饮食上要特殊对待；婴幼儿五脏娇嫩，成而未全，全而未壮，学龄前与学龄期儿童正处在生长发育的快速增长期，饮食需求量大，而且对营养的种类、质量要求很高，饮食搭配很重要；老年人消化能力减退，饱受各种慢性病困扰，这些陈年痼疾许多都是由饮食不注意造成的，所以对饮食也有比较严格的要求。所以要注重这些特定人群的饮食，以期预防疾病，保护健康。

特殊女性人群饮食养生

1. 孕妇　妇女备孕时第一要调整体重至合理水平，不能太瘦，否则能量储备太少。第二要多食用含铁丰富的食物，食用加碘盐，孕前 3 个月开始

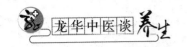

补充叶酸。禁止吸烟饮酒。

孕期妇女要补充叶酸，常吃含铁丰富的食物，选用碘盐。孕吐严重者，可少量多餐，保证摄入含必要量碳水化合物的食物。孕中晚期适量增加奶、鱼、禽、蛋、瘦肉的摄入。注意孕期饮食不能盲目进补，避免孕期超重，易分娩巨大儿。严禁烟酒。

2. 哺乳期妇女 哺乳期妇女要增加富含优质蛋白质及维生素 A 的动物性食物和海产品，选用碘盐。产褥期食物多样，不过量，重视整个哺乳期营养。坚持哺乳，适度运动，逐步恢复适宜体重。忌烟酒，避免浓茶和咖啡。

婴幼儿及儿童的饮食喂养方案

1.0 ～ 6 个月龄婴儿 该阶段是出生后生长发育的第一个高峰期，对能量和营养素的需要高于其他任何时期，因此对母乳的质量有很高的要求。营养作为最主要的环境因素对其生长发育和后续健康持续产生至关重要的影响。母乳中适量的营养既能提供婴儿充足而适量的能量，又能避免过度喂养，使婴儿获得最佳的、健康的生长速率，为一生的健康奠定基础。

纯母乳喂养是《中国居民膳食指南》所提倡的。婴幼儿配方奶粉是在母亲乳汁不足时的无奈选择。产后尽早开奶，坚持母乳喂养，应按需喂养，不必定时定量。

2.7 ～ 24 个月婴儿 开始添加辅食，这时婴儿的食物仍以母乳为主，但是辅食的加入为婴儿提供了母乳所不具有的其他营养素，婴儿成长以后是以五谷杂粮为食物的，添加辅食有助于婴儿培养对外界事物的适应能力，有助于发育。

补充断奶过渡食物，应该遵循少量到适量，一种到多种的原则，密切注意婴儿食后的反应，并注意食物与食具的清洁卫生。在通常的情况下，婴儿有可能对一些食物产生过敏反应或不耐受反应，例如皮疹、腹泻等。因此每开始供给孩子一种食物，都应从很少量开始，观察 3 天以上，然后才增加分量，或试用另一种食物。辅助食物往往从谷类，尤以大米、面粉的糊或汤开始，后逐步添加菜泥、果泥、奶及奶制品、蛋黄、肝末及极碎的肉泥等。这

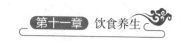

些食物应该加入适量的食用油，但不必加入食盐。

3. 1～2岁的幼儿 其肠胃还不够成熟，胃的容量只有 250mL 左右，牙齿也正在生长，咀嚼能力有限，消化力不强，但是其身体发育迅速，需要吸取许多营养物质，所以应该特别的关爱照顾。

每次喂养适量即可，不必因为害怕孩子饿着而多喂，刻意喂养反而会损伤孩子的脾胃。俗话说：要想小儿安，三分饥和寒。应增加餐次，供给富有营养的食物，食物的加工要细又不占太多空间。每日饮奶或相应的奶制品不少于 350mL，注意食用蛋和蛋制品、半肥瘦的禽畜肉、肝类、加工好的豆类及切细的蔬菜类。有条件的地方，每周给孩子吃一些动物血和海产品食物。要引导和教育孩子自己进食，培养他们的自理能力。每日 4～5 餐，进餐应该有规律。吃饭时应暂停其他活动，以此来培养孩子集中精神进食的好习惯。应让孩子每日有一定的户外活动。

4. 学龄前儿童 因为进入幼儿园，大部分的时间都在学校内，包括饮食也需要在学校内完成，个人饮食生活向集体饮食生活的转变，是这一时期幼儿面临的比较关键的问题。在家中幼儿集万千宠爱于一身，挑食、厌食是很普遍的现象，所以在进入幼儿园集体生活以后要注意教育孩子不挑食、不厌食，养成自主进餐的好习惯。每天饮奶，足量饮水，正确选择零食。食物应合理烹调，易于消化，少调料、少油炸。引导孩子参与食物选择与制作，增进对食物的认知与喜爱。

学龄期儿童身体发育迅速，突出特点是好奇心强烈，学习认知世界的渴望强烈，学习能力有了很大提高。所以这一时期要让他们认识事物，学习烹饪，三餐合理，规律进餐，不吃零食或尽量少吃零食；不喝含糖碳酸饮料，避免儿童肥胖的出现。多在户外活动，锻炼身体。

三 老年人和高龄老人的饮食养生

老年人和高龄老人分别指 65 岁和 80 岁以上的成年人。老年人身体虚弱，对食物的摄取、消化、吸收能力下降，容易出现营养不良的问题。同时老年人通常会有多种慢性疾病，像冠心病、脑卒中、糖尿病等疾病，都需要有其

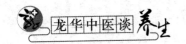

特殊合理的饮食计划。所以老年人的饮食健康需要特别关注。

老年人应选择容易消化的食物，以利于吸收利用。但食物不宜过精，应强调粗细搭配。一方面主食中应有粗粮、细粮搭配，粗粮如燕麦、玉米，所含膳食纤维较大米、小麦为多；另一方面食物加工不宜过精，谷类加工过精会使大量膳食纤维丢失，并将谷粒胚乳中含有的维生素和矿物质丢失。胚乳中含有的维生素 E 是抗氧化维生素，在人体抗氧化功能中起着重要的作用。老年人抗氧化能力下降，使非传染性慢性病的危险增加，故从膳食中摄入足够量抗氧化营养素十分必要。另外某些微量元素，如锌、铬对维持正常糖代谢有重要作用。

老年人便秘是常见问题，膳食纤维能增加肠蠕动，起到预防老年性便秘的作用。膳食纤维还能改善肠道菌群，使食物容易被消化吸收。近年的研究还说明膳食纤维尤其是可溶性纤维对血糖、血脂代谢都起着改善作用，这些功能对老年人特别有益。随着年龄的增长，非传染性慢性病如心脑血管疾病、糖尿病、癌症等发病率明显增加，膳食纤维还有利于这些疾病的预防。

第六节 不同季节的饮食养生

每一个季节都有其独特的气候特点，如春天阳气生发，万物生长；夏季气温升高，树木枝繁叶茂，万物都展现出蓬勃向上的生机与活力；秋天天高气爽，天气逐渐转凉，草木凋零，一派肃杀之象；冬季银装素裹，万物闭藏。人生活在自然中，机体本身就是大自然的一部分，所以人体的生理病理变化都与自然界的气候变化息息相关。同样，人的饮食也应与不同季节保持相对一致才能符合养生之道。

中医理论论述问题常常以五行为属性，并根据天地万物及人体脏腑自然之性为指导，制订饮食养生计划。古人根据生活经验把日常生活中的食材，归属五味，配属五行，以此来说明饮食养生。这一认识问题的方法具有浓郁的中医特色，希望对于现代养生有一定的启迪。

 春季中医饮食养生

《内经》云："春三月，此为发陈。天地俱生，万物以荣。"春天，万物复苏，草木方萌，阳气初生，此为少阳，少阳之气，在人体脏腑应肝，在饮食滋味应酸。肝体阴而用阳，其性主生发条达，恶抑郁，酸味主收敛，不利于春季肝气生发之性舒展，而甘味其性和缓，能够缓急，故《内经》曰："肝苦急，急食甘以缓之……肝欲散，急食辛以散之，以辛补之，酸泻之。"辛味可发散，正和肝之生发之性，故以辛散之，以辛为补，因其顺应肝主条达之性。生活中可选用一些辛味食材，辛散以助阳气生发，食物比如大葱、生姜、蒜、洋葱等辛散升发以助阳升散；韭菜温阳，益肝健胃；荠菜凉肝明目，益胃；菠菜滋阴平肝，健脾和胃；大枣甘温，补中益气，养血安神。

春季该食用哪些食物，《内经》亦有论述，"肝色青，宜食甘，粳米牛肉枣葵皆甘。"以此道明春季应当食用之品。应多食甘味，如粳米、牛肉、大枣、葵等食物，以养脾气。春季应少食酸味，清代徐文弼《寿世传真》中指出："（春季）勿多食酸味，减酸以养脾气。"其原因是春季肝气主事，酸味属木；木克土，脾属土，酸味过盛会伤害脾土致病，故勿多食酸，以养脾胃之气。

 夏季中医饮食养生

《内经》云："夏三月，此为蕃秀，天地气交，万物华实。"夏季，天地阳气蒸腾，万物生机活力旺盛，其五行属火，在脏腑属心，在饮食滋味属苦。《内经》曰："心苦缓，急食酸以收之……心欲软，急食咸以软之，用咸补之，甘泻之。"在生理上，心气易于涣散，酸味其性收敛，故可收敛涣散之心气；在病理上，心之性倾向耎弱，咸能软坚，故以咸补之。

根据夏季的气候特点及五行的相生相克关系，《内经》曰："心色赤，宜食酸，小豆犬肉李韭皆酸。"生理上夏季为心所主，由于天气炎热，火热其性发散，心气容易涣散，为预防心气过于涣散，故用酸味制约之，应食用小豆、犬

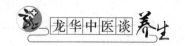

肉、李、韭菜等酸味食物。火性炎上，煎灼津液，能伤阴、伤气，加之夏日排汗较多，气阴更易耗伤，如有阴雨，则兼湿邪为困。所以在病理情况下，心气"欲耎"，故"用咸补之，甘泻之"。

在《寿世传真》中，夏季"勿多食苦味，减苦以养肺气"，夏季属火，苦味为其主味，若多食苦味助火克金，有损肺气。夏季虽热，但"勿食冻水、冷粉、冷粥等物，虽取快一时，冷热相搏，多致腹疾"，就是说夏季不可贪凉饮冷，冷物虽能凉快一时，但是肠胃不耐寒凉，饮食寒气由口直中脾胃，致使脾胃受寒，寒热错杂于腹中，造成肠胃方面的疾病。

另外此书还告诫人们在夏季"勿食煎炒炙等物，以助热毒，多发痈疽"。煎炒之物、油腻之品蕴藏湿热、炙煿之物，多藏火毒，此类食物食用过多，火热湿毒蕴蓄体内，久而不化，火热外散于体表，热盛肉腐而成脓，致生痈疽。

夏季气候炎热，津液易于耗散，气随津泄，要注意保护人体阳气，补充津液。还要防暑化湿。常用食材有：黄瓜清热止渴，利水，解毒；番茄生津止渴，健胃消食；西瓜清热解暑，除烦止渴，利小便；绿豆清热消暑，利水解毒；等。

 秋季中医饮食养生

《内经》曰："秋三月，此为容平，天气以急，地气以明。"秋天，阳气开始收敛，阴气渐生，万物萧瑟，一派肃杀之象。秋季五行属金，金曰从革，主刑杀万物，故万物开始在秋季凋零，其主味为辛味。《内经》曰："肺主秋，手太阴、阳明主治，其日庚辛，肺苦气上逆，急食苦以泄之。"道明了秋季为肺所主，肺脏易患气逆之类的疾病，苦味能降泄，故应多食苦味。

在秋季饮食的选择方面，《内经》主张："肺色白，宜食苦，麦羊肉杏薤皆苦。"秋天多为燥邪，肺喜濡润恶干燥，燥邪最易侵袭肺系导致肺气上逆之疾，症见咳嗽、咳痰、呼吸困难、喘促等，为预防肺气上逆之疾患，在饮食上应多食用苦味，代表性的苦味食物《内经》列举了麦、羊肉、杏、薤等。并且《内经》又云："肺病者，下晡慧，日中甚，夜半静。

肺欲收，急食酸以收之，用酸补之，辛泻之。"说明在病理情况下，肺气耗散太过，应予收敛，酸味性收涩，可收敛肺气。在用药治疗上，《内经》强调"用酸补之、辛泻之"。

秋季燥邪成为主要致病邪气，燥易伤肺，耗伤津液，故应滋阴润燥养肺，饮食上选择一些滋润的食材。例如蔬菜中山药可清肺生津、健脾益肾；莲藕可清热生津、凉血止血；白菜清肺生津、通利肠胃；木耳润肺止咳，补气养血。

秋季饮食需要注意"勿多食辛味，减辛以养肝气"。《寿世传真》中谈到要少食辛味食物，秋季，肺金正旺，辛味属金，肝属木，恐辛味助金克木，令肝受病。生活中像花椒、辣椒、蒜、葱等辛辣食材在秋季都应尽量避免。同时注意勿食生冷，以防痢疾。因生冷之物未经加工，易夹杂不洁之物，故宜少食。在九月九日，佩戴茱萸，饮菊花酒，可以"却疾益人"。

四 冬季饮食养生

冬季，阳气潜藏，自然界气候寒冷，万物收藏，虫兽藏匿，草木凋零。冬季其脏属肾，其饮食滋味属咸，冬季肾气主事，《寿世传真》曰："冬，肾水正旺，咸属水，心属火，恐咸味助水克火，令心受病。"冬季肾水过盛，若多食咸味，水盛克火，克伐心气，使心受病，故少食咸。

《内经》云："肾苦燥，急食辛以润之，开腠理，致津液，通气也。"肾主水，冬季一些肾阳虚之人肾阳不足，蒸腾气化失常，津液不得布散、运行不畅，导致"肾燥"，这时应用辛味性温之药食以温散阳气，肾阳得充，蒸腾津液，水气得以散布，肾燥得缓。"肾色黑，宜食辛，黄黍鸡肉桃葱皆辛。"经文列举了辛味的食材供参考，如黄黍、鸡肉、桃、葱等。"肾欲坚，急食苦以坚之，用苦补之，咸泻之。"肾阴易亏，欲得坚固，需苦味以坚阴，故需食用苦味食材以补之。

冬季是一年中最好的进补季节。《内经》云："冬不藏精，春必温病。"饮食宜滋补温补，敛阴护阳，使人体阴阳平衡。常用食物有：栗子养胃健脾，补肾强筋；核桃补肾益精，温肺定喘；羊肉健脾温中，补肾壮阳，益气养血；

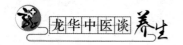

黑芝麻补益肝肾，养血益精；鸭肉补气益阴，利水消肿；鳖滋阴补肾，清退虚热；枸杞子补益肝肾，明目。阳气虚弱之人亦可食用一些养生药膳，如当归生姜羊肉汤等以温肾助阳。在进补的同时要注意，热能伤阴，故也应适量，以舒适为度。

第七节　不同脏腑疾病的五行饮食养生

中医学理论认为人体是以五脏为中心，遵循五行生克理论构成的统一的整体。在生理情况下五行生克制化正常运转，人体健康无病，而一旦一脏有病，就会造成五行之间的失衡。一脏脏气太盛，对其所胜相乘，对其所不胜相侮；一脏脏气衰弱，则其所不胜乘之，其所胜反侮之，这是古人认识人体的一种方法。这种方法从《内经》即已有之，后经历代医家发扬光大，广泛应用于对疾病的病因病机的认识，对疾病的药物诊治、针灸治疗，以及养生保健。同样，古代中医饮食养生也遵循着五行生克乘侮制化理论，形成了独具特色的中医五行饮食养生文化。

中医讲求五行，木、火、土、金、水对应酸、苦、甘、辛、咸五味，五行之间相生相克是古人根据自然界诸多变化通过古代取类比象之思维总结而来，五味分属不同五行属性，五味与五脏之间的关系很密切。《灵枢·五味》云："五味各走其所喜，谷味酸，先走肝，谷味苦，先走心，谷味甘，先走脾，谷味辛，先走肺，谷味咸，先走肾。谷气津液已行，营卫大通，乃化糟粕，以次传下。"饮食之中食物的五味属性在本篇也有记载："五谷：糠米甘，麻酸，大豆咸，麦苦，黄黍辛。五果：枣甘，李酸，栗咸，杏苦，桃辛。五畜：牛甘，犬酸，猪咸，羊苦，鸡辛。五菜：葵甘，韭酸，藿咸，薤苦，葱辛……肝病禁辛，心病禁咸，脾病禁酸，肾病禁甘，肺病禁苦。"是对饮食五行属性及其临床应用的综合论述，对现代中医饮食养生有很大启发。

　　根据五行相生相克理论，饮食五味之间也有它们相应的关系，那就是五行食物相克理论。《饮膳正要·五味偏走》中详细讲述了以五行为依据的五脏饮食禁忌。篇中道："肝病禁食辛，宜食粳米、牛肉、葵菜之类。心病禁食咸，宜食小豆、犬肉、李、韭之类。脾病禁食酸，宜食大豆、豕肉、栗、藿之类。肺病禁食苦，宜食小麦、羊肉、杏、薤之类。肾病禁食甘，宜食黄黍、鸡肉、桃、葱之类。"文中运用五行五味之相生相克理论来阐述饮食宜忌，可作为现代养生的借鉴。

第十二章

气功养生

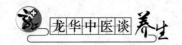

　　气功是中华民族的瑰宝，是中华传统文化的精华之一。它是中华民族先人数千年的生命实践中所体察到的，对自我生命真谛和祛病养生之道的认知和经验。在医学领域中，气功是传统中医学的重要组成部分，对疾病的预防、康复和临床辅助治疗有着不可替代的价值。

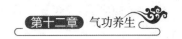

第一节 气功的概念

气功一词虽然古已有之，但始终未被普遍采纳。20 世纪 50 年代初，经刘贵珍先生提倡，气功一词才开始流行。与"导引""吐纳""养生"相比，气功一词似乎更通俗一些，但却引起了更多的误会。

"气"的概念容易让人混淆。在历史流传过程当中，"气"概念有其复杂性，既有哲学层面的抽象含义，也有现实事物的具体指向。现代人不少把气功之"气"理解为空气之"气"，把气功误解为深呼吸运动或者呼吸训练法。有人认为气功之"气"是指物质的精华，将气功无限扩大到生命身体之外的各个领域；也有人认为气功之"气"是指生命"真气"而言，虽然切合气功锻炼的起初特性，但却容易执着于气。

纵观历代气功修炼的典籍，其核心乃是身心的操作技术和方法。中医气功学的气功定义是：气功是调身、调息、调心融为一体的心身锻炼技能。这个定义表述有四层意思：第一，气功的操作内容为调身、调息、调心，合称"三调"；第二，气功操作的目标和指向为"三调合一"，即身、心、息融为一体；第三，气功操作兼具心理学和生理学；第四，气功本质上是技能性知识。

第二节 气功的简明历史与基础理论

一 气功起源

气功起源于原始人类的自我保健方法。大约在前 3000 年至前 2000 年的新石器时代，自觉的有意识的身心锻炼已经出现。据《尚书》《史记》《孟子》

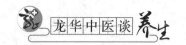

等记载，在距今的 4000 多年前，中原地区气候多雨潮湿，洪水泛滥成灾，百姓气血郁滞，筋骨瑟缩而不达，多患周身及关节疼痛一类的疾病，于是有圣人出，作"舞"以宣导之。1975 年，青海省乐都地区出土了马家窑文化时期的一个彩陶罐，为一彩绘浮塑服气吐纳的人像。1957 年，青海省大通县发掘出一批新石器时代的墓葬，其中有一个舞蹈纹彩陶盆，为原始舞蹈或导引的描摹。

到了春秋战国时期，医疗气功"导引按跷"开始成型。据《内经》记载，源于上古而行之有效的医疗方法有五种：砭石、毒药、灸焫、九针、导引按跷。《内经》中多处采用导引治病，如《素问·奇病论》治疗息积病时提出"积为导引服药，药不能独治也"，《素问·遗篇·刺法论》中记载了采用导引治肾病的方法："肾有久病者，可以寅时面向南，净神不乱思，闭气不息七遍，以引颈咽气顺之，如咽甚硬物。如此七遍后，饵舌下津令无数。"

《内经》以气（精气）为总纲，根据其部位、作用的不同，命名了 80 余种气，广泛深入地论述了这些气在人体中的重要作用，这些理论不仅仅是中医学基础理论的重要组成部分，也是气功经典理论的主导思想之一。在《内经·素问·上古天真论》中记载的"恬淡虚无，真气从之，精神内守，病安从来"和"上古有真人者，提挈天地，把握阴阳，呼吸精气，独立守神，肌肉若一，是以寿蔽天地，无有终时，此其道生"等论述奠定了气功学的基础理论基石。

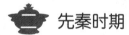 先秦时期

在先秦的道家代表人物中，老子、庄子的论述对气功学形成发展具有重要意义。老子著作《道德经》中的"虚其心，实其腹""绵绵若存，用之不勤""致虚极，守静笃""专气致柔，能婴儿乎"等都是深刻的气功体验和理论总结。《庄子》一书中记载："吹呴呼吸，吐故纳新，熊经鸟申，为寿而已矣。此导引之士，养形之人，彭祖寿考者之所好也。""窈窈冥冥，至道之极，昏昏默默，无视勿听，抱神以静，形将自正，必静必清，无劳汝形，无摇汝精，乃可以长生；目无所见，耳无所闻，心无所知，汝神将守形，形乃长

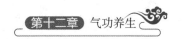

生。""回曰：敢问心斋。仲尼曰：若一志，无听之以耳，而听之以心，无听之以心，而听之以气。耳止于听，心止于符。气也者，虚而待物者也。唯道集虚，虚者心斋也。"以及"回坐忘矣。仲尼蹵然曰：何谓坐忘？颜回曰：堕肢体，黜聪明，离形去知，同于大通，此谓坐忘"等内容充实了气功的理论和技术方法。

在先秦诸子的著作中，法家代表人物管仲的《管子》一书中主张"人主安静""人能正静，皮肤裕宽，耳目聪明，筋信而骨强"。另一位法家代表韩非的《韩非子》一书中指出"圣人爱精神，而贵处静""虚静无为，道之情也"等理论观点，都为气功的发展提供了重要资料。战国时期成书的《吕氏春秋》一书指出了气功动静修炼的重要意义："精神安乎形，而年寿得长焉""形不动则精不流，精不流则气郁""宜动者静，宜静者动也"等。战国时期文物"行气玉佩铭"，是考古发现的迄今为止最早且完整描述气功修炼过程的实物。在这件中空透顶的十二面体玉制饰物上，刻有45个铭文，据考证为："行气，深则蓄，蓄则伸，伸则下，下则定。定则固，固则萌，萌则长，长则退，退则天。天几春在上，地几春在下。顺则生，逆则死。"著名考古学家郭沫若先生认为："铭文讲的是深呼吸的一个回合。吸气深入则多其量，使它往下伸，往下伸则定而固；然后呼出，如草木之萌芽，往上长，与深入时径路相反而退进，退到绝顶。这样，天机便朝上动，地机便朝下动。顺此行之则生，逆此行之则死。"

三 两汉时期

到了汉代，中医学的发展拓宽了气功养生治病应用的范围。中医学大家张仲景在《金匮要略》中指出"病邪……适中经络，未流传脏腑，即医治之，四肢才觉重滞，即导引吐纳……勿令九窍闭塞"。著名医家华佗则根据《吕氏春秋》"流水不腐，户枢不蠹"的思想和《淮南子》上提到的若干动物动作，结合自己的临床经验，创编了一套动功，名曰五禽戏，"一曰虎，二曰鹿，三曰熊，四曰猿，五曰鸟""除疾，兼利蹄足，以当导引。体有不快，起作一禽之戏，怡而汗出，因以着粉，身体轻便而欲食"。这是气功功法套路的鼻祖，为最早记载的完整动功。长沙马王堆汉墓出土的《导引图》《却谷食气篇》

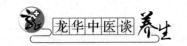

《养生方》等书，反映了当时气功养生治病的发展状况。《导引图》是一张彩色帛画，绘有男女多种练功姿势；《却谷食气篇》描述了"食气"（呼吸锻炼）为主的练功方法；《养生方》专论了气功养生的原则和方法。

东汉初年，佛教由印度传入中国。汉代译出的佛经中，专讲禅定修持的《安般守意经》中也记载了气功修炼的方法。禅定为佛教的重要修行方法，"安般守意"为坐禅时通过计数呼吸出入，使精神专注，进入禅定意境。该书提出了两种禅定调息法：一是"谓数息、相随、止观、还净……"为后世六妙法和数息观的基础；二是提出了呼吸四相，"一为风，二为气，三为息，四为喘"，即结合意念，调呼吸至柔和轻细，对后世气功也颇具影响。

中国的道教也产生于汉代。这一时期道教的两部重要著作《太平经》《周易参同契》都有论及气功修炼。《太平经》中提倡守一法和存想法，认为"守一明之法，长寿之根也"且全身均有可守之处，存想时"使空室内傍无人，画像随其脏色，与四时气相应，悬之窗光之中而思之"。该书还阐述了精气神的相互转化及其效用，认为"气生精，精生神，神生明。本于阴阳之气，气转为精，精转为神，神转为明。欲寿者，当守气而合神……"该书中开始出现的"炁"字，专指气功内练中的元气、先天之气，被后世气功著作广泛沿用。魏伯阳的《周易参同契》以《周易》作主要说理工具，来说明炼丹过程，被后代气功流派内丹派称为"万古丹经王"，是内丹术的经典著作。

四 魏晋南北朝时期

魏晋南北朝时期，战事频繁，社会动荡，经济发展受阻，而佛道思想盛行，导引养生在士大夫中流行，气功养生治病的理论得到进一步发展。曹魏时期的曹操及他的儿子均是气功爱好者。曹操曾召集过不少擅长气功的方士，如甘始、皇甫隆等计16人，向众人传授"鸱视狼顾，呼吸吐纳"。曹操本人还与皇甫隆讨论过服食导引的方法，以求延年益寿。曹操之子曹丕在《典礼》中记述的因练功方法掌握不当而造成的"……为之过差，气闭不通，良久乃苏"，可能是气功史上第一例练功偏差的记载。

成书于晋代的《黄庭经》是重要的气功典籍。该书以人体黄庭部位及脏腑皆有主神之说为本，结合中医脏腑理论，用七言韵文形式阐述了气功修炼的理论及长生久视之诀。所谓黄庭，乃人体之中空部位，黄为中央之色，庭为四方之中。黄庭三宫，即上宫脑中、中宫心中、下宫脾中，为后世三丹田学说的源头。晋代医学家、道教理论家、炼丹家葛洪，著有《抱朴子》一书，其中论述导引"疗未患之疾，通不和之气"，可以延年续命。葛洪倡导胎息法，强调"虽云行气，而行气有数法焉……其大要者，胎息而已"；首次提出了意守三丹田的理论和方法，"子欲长生，守一当明……或在脐下二寸四分下丹田中，或在心下绛宫金阙中丹田也，或在人两眉间……三寸为上丹田也"。晋代张湛的《养生要集》中总结了养生大要"一曰啬神，二曰爱气，三曰养形，四曰导引，五曰言语，六曰饮食，七曰房事，八曰反俗，九曰医药，十曰禁忌"，其中前四项均与气功修炼有关。他认为保养精气神的方法以闭气法为最佳，在闭气法的基础上，可以引内气以攻局部病症。

南北朝时期的气功家、道教理论家和医家陶弘景在其专著《养性延命录》中，主张气功修炼应动静结合，以静为主。该书包括了论述静功的"服气疗病篇"和论述动功的"导引按摩篇"。在静功方面，陶弘景介绍了闭气法、吐气法、引气攻病法等，并开创了六字诀法，即"纳气有一，吐气有六。纳气一者，谓吸也；吐气有六者，谓吹、呼、唏、呵、嘘、呬，皆出气也"。在动功方面，华佗创编的五禽戏首先记载于该书，这套功法难度高，运动量大，习练时要求"任力为之，以汗出为度"。现代流行的保健功，如浴面、栉发、耳功、目功、鼻功等，以及内视脏腑法、存思日月法等，书中都有记载。

中国佛教禅宗之初祖菩提达摩于南北朝时期来华，其创导的禅定方法，面壁而坐，终日默然，也称"壁观"，对后世气功功法，尤其是禅定派功法的发展有较大影响。禅宗四祖智顗所著的《童蒙止观》《摩诃止观》等论述禅定修持的著作，也大大丰富了气功修炼的理论和方法。《童蒙止观》一书中倡导的调饮食、调睡眠、调息、调身、调心为后世气功三调理论奠定了理论基础。智顗还将练功中出现的正常反应归纳为八触，即痛、痒、冷、暖、轻、重、涩、滑等，这些对自身练功体验的准确描述，有助于认识和界定练功境界。

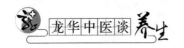

五 隋唐时期

隋唐时期,气功在医疗上被广泛应用,随着传统内丹修炼的兴起,气功理论走向完善。国家开办的太医署中,设有按摩科,开展包括导引在内的多种疗法。隋朝太医令巢元方,著有《诸病源候论》一书,为一部中医学病因病机专著,其50卷,67门,详论了内、外、妇、儿、五官各科疾病,是中医学经典《伤寒杂病论》之后的较重要的医学著作之一。书中详论了各科众多疾病的病因病机,但治疗却未涉及一方一药,只列出了气功疗法共289条养生方导引法,删去76条重复者,共计213种导引法,用以治疗110种病候。其中的多数病候还介绍了多种导引法,最多的可达十几种,体现了气功学辨证施功的重要特点。书中介绍的导引法三调具备,形式多样,内容丰富。调身内容几乎贯穿于所有导引法中,姿势多样,坐卧立行,各有多种变化。调息内容亦丰,除一般呼吸外,闭气不息运用较多,还有数息法、发声呼吸法等。调心有"瞑心""静心"等入静法;以意导气,从某部位入某部位处的意念活动较多;意守、存想等法也常用,如多处提及"内视丹田""存心念五脏""思心气上下四布"等。该书独以气功疗法治各科疾病,在古代中医书籍中独一无二,因此该书是气功医学的临床专著,在气功医学发展史上占有重要的地位。

唐代著名医家、道教理论家孙思邈,也是一位造诣极高的气功学家,其所著《备急千金要方》总结了汉至唐的医学成就,凡诊治诀、针灸之法、导引按摩、养生之术无不周悉。孙氏提倡养生首当养性;在气功功法上,其著作中除了录引《诸病源候论》导引法外,还记载了以调气、闭气法为主的静功及调心为主的"禅观"法,动功则有"天竺按摩法""老子按摩法"等。孙思邈将较高的"胎息"境界修持称为"和神导气之道",并且做了详细说明。唐代医家王焘于752年编著了《外台秘要》40卷,分论临床各科。该书中也详细转录了《诸病源候论》养生导引法,并补充了若干导引法。

隋唐时期,内丹术开始兴起。早期的内丹术比较简单,是在胎息的基础上加以意念引导。唐末五代出现了一批内丹术的先驱者,如钟离权、吕岩等,被后世称为钟吕派，其著作《钟吕传道集》《灵宝毕法》等对后世内丹术影响颇大。此时期，道教书籍《太清中黄真经》《太清调气经》《延陵先生集新旧服气经》等一批强调内练为主，注重呼吸锻炼的气功专著出现，不但提出了许多呼吸锻炼方法，而且也已出现了内气外放的"布气诀"。同时，这些书籍中"气功""入静"等术语也见使用。

 ## 六 两宋金元时期

两宋金元时期，中医学发展迅速，理论上创新突破，带动气功学的进一步发展。中医金元四大家中，主寒凉派的刘完素（河间）对六字诀的临床应用深有体会，攻下派的张从正（子和）在其代表著作《儒门事亲》中将导引列为汗法之一，补土派的李杲（东垣）主张在服药调理的同时应配合静坐以养气，滋阴派的朱震亨（丹溪）对杂病的治疗提倡气功疗法。

成书于1117年的《圣济总录》，为宋代政和年间皇帝下诏编纂，该书广泛收集历代方术及民间方药，并摘录道家气功修炼的神仙导引、神仙服气、神仙炼丹等，还论述了服气与辟谷、辟谷食饵与食疗药膳的关系。宋元时期也是中医养生学术发展较快的时期，出现了不少著作，专论养生及气功，如《三元延寿参赞书》《寿亲养老新书》《泰定养生主论》等。

内丹术在唐代发展的基础上，至宋金元时期形成了一大气功流派，出现了一批内丹术的实践者、研究者，如南方的张伯端、北方的王喆。张伯端著有《悟真篇》一书，专论内丹修炼，修炼的中心是"取将坎位心中实，点化离宫腹内阴，从此变成乾健体，潜藏飞跃总有心"，这对内丹术具有很大的指导意义。王喆的传世之作有《重阳全真集》等。南、北两宗的内丹功法，早期的主要差别在于从"性"入手，还是从"命"入手。一般认为，南宗主命功，从下丹田精气入手，先命后性；北宗主性功，从上丹田元神入手，先性后命。但从元代起，两者都开始强调性命双修。

宋代出现了八段锦，并在民间广泛流行。在流行过程中，八段锦又分为南北两派。北派动作繁而难练，以刚为主，又称"武八段"，流传不广。南派动作难度不大，以柔为主，又称"文八段"；文八段又分坐式、立式两种，现

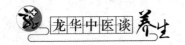

在所说的八段锦多指"立式文八段锦"。

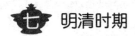 明清时期

　　明清时期，气功广泛被医家掌握，气功功法流行广泛，内丹术日趋完善。明初由皇帝朱棣主持召集编写的《普济方》一书，收录了许多气功治病的内容，收载了导引、引气等气功方法数百条，涉及病种有头痛、耳聋、虚劳等几十种，所用功法以《诸病源候论》为主，兼及《备急千金要方》《圣济总录》等。明代杰出医学家李时珍，积极倡导气功锻炼，他结合自己的锻炼体会，对气功与经络的关系问题发表了许多宝贵的见解。其内容除集中反映在《奇经八脉考》之外，也散见于《本草纲目》中。李时珍非常重视奇经八脉在人体中的作用，更强调任督二脉，认为"任督二脉，人身之子午也。乃丹家阳火、阴符升降之道，坎水、离火交媾之乡"。关于"内景隧道，惟返观者能照察之"的名言，或是他练功实践的切身体会；此观点对经络的形成开辟了从气功修炼探索的途径，对气功与针灸、中医的关系研究有重大影响。

　　清代医家龚廷贤重视养生之道，著有《寿世保元》，其中对养生问题多有论述，提倡养内为主。医家万全精于儿科与气功养生，其对静坐、打坐多有论述，提出打坐要以调息为入手方法，要思想宁静，祛除杂念。医家李梴著的《医学入门》将气功功法分为动功、静功两大类，并强调必须动静结合，提倡辨证施功。医家王肯堂于1602年编成《证治准绳》一书，将气功疗法用于眼科疾病的治疗，肯定了气功对青盲症的疗效。医家龚居中所编的《红炉点雪》为重点讲述治疗痨瘵病的专著，书中介绍了气功在治疗痨病中的应用。医家沈金鳌所著《杂病源流犀烛》中提到"导引、运功，本养生家修炼要诀，但欲长生，必先却病，其所导、所运，皆属却病之法"，表明气功锻炼实为长生修炼之基础法门。该书在46种病证之后，分别辑录了不同的导引运功方法，为研究辨证选功提供了宝贵的文献资料。

　　明清医家、气功家对丹田、命门的研究日趋深入。比如明代医家张景岳对命门的论述结合了气功修炼的有关理论，这不但充实了立论根据，也发展了中医命门学说。张景岳在《类经》中，将《蒋氏调气篇》《苏氏养生诀》

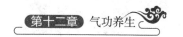

《李真人长生十六字诀》列为气功养生的"下手功夫""入门之阶"。明代医家还十分重视吞咽口津的作用，如李时珍认为口津能"灌溉脏腑，润泽肢体"，张景岳也认为吞咽口津"久饵之，令深根固蒂也"。明清医家和气功家对气功偏差和副作用也有了较详细的认知。李梴指出："内动运任督脉者，久则生痈；运脾土者，久则腹胀；运丹田者，久则尿血；运顶门者，久则脑泄，内动固不然矣。"张景岳对闭气法的副作用有较明确的论述。清初名医张璐在《张氏医通》中详细分析了气功偏差的病因、症状与治疗，认为气功偏差一为呼吸掌握不当，二为意念运用失度；认为常见的偏差症状，有的以神志错乱为主，有的以肝火上炎为主；偏差的治疗上，对涤痰安神不应者用大剂独参汤，对安神补气不应者，用六味地黄丸兼滋肾丸等。

传统内丹术到了明清趋向于成熟，功法逐渐定型，其代表人物和著作有张三丰的《玄机直讲》《道言浅近》《玄要篇》《注百字碑》，尹真人的《性命圭旨》，陆西星的《玄肤论》《金丹就正篇》等。此时期，被誉为"丹经之王"的两部经典著作《周易参同契》和《悟真篇》被更多地阐述和注释。

明清时期的功法有了许多创新，最经典的是易筋经的出现。明初冷谦的《修龄要旨》收有多种功法，如"延年六字诀""八段锦"等。《保生心鉴》，署名铁峰居士，为一部功法专著，主要内容有"二十四气导引图像"。周履靖的《赤凤髓》介绍了"华山睡功十二图""古仙导引图"等，并附有较多插图。徐文弼在《寿世传真》中，将众多的外功分为分行式、合行式两大类。明清盛行的太极拳、形意拳、八卦掌等，也都是在古代气功导引功法的基础上发展而成。

八 近现代时期

近代的医家，如潘蔚以徐文弼的《寿世传真》为底本，加以增删，编成其气功专著《卫生要术》，认为对疾病要防重于治，而预防的方法即气功锻炼。近代人王祖源又在《卫生要术》的基础上重摹，改称《内功图说》，重视动功锻炼，内容包括了"易筋经""却病延年法""分行外功诀"等，并配插图。民国初年，在知识分子阶层中，静坐法较为风行。上海蒋维乔的《因是

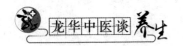

子静坐法》是当时静坐法的代表作。

新中国成立后，气功事业发展迅速，先后形成了两次高潮，并在新世纪开始之际，进入规范管理、健康发展时期。1949～1965年，国内出现第一次气功高潮。刘贵珍、陈涛等新中国气功事业的先驱者，为此做出了巨大贡献。刘贵珍于1954年着手筹建唐山市气功疗养所，并在有关部门的参与下确立了"气功疗法"这一名称。1957年刘贵珍的《气功疗法实践》出版，1959年唐山市气功疗养院的《内养功疗法》问世，这两本书对气功的推广普及起到了很大的作用。1957年，上海市气功疗养所成立，由陈涛任所长，蒋维乔任顾问。刘贵珍为首的唐山气功疗法小组和上海市气功疗养所先后受到卫生部（现国家卫生健康委员会）表彰，使气功得到了前所未有的发展，重点是医学气功为主，紧密结合临床，并进行了初步的现代科研。此时期的代表功法为内养功和放松功。

1979～1999年，国内出现了第二次气功高潮，此时期功法大量涌现，呈现出传统功法、新编功法百花齐放的局面。气功外气备受关注，成为研究和争议的热点，气功的现代科学研究也逐步展开，气功养生康复专业进入各中医药院校，气功的对外交流日益频繁，并使中国气功走向世界，为全人类服务。

2000年后，气功发展进入规范管理阶段。2000年下半年，国家体育总局和国家中医药管理局先后颁布了《健身气功管理暂行办法》和《医疗气功管理暂行办法》。2001年4月，国家体育总局建立了健身气功管理中心，随后推出了四套健身气功，分别为"健身气功·易筋经""健身气功·五禽戏""健身气功·六字诀""健身气功·八段锦"，受到广大群众的喜爱。

气功在海外的发展也非常迅速，20世纪80年代后，气功走出国门，形成一股热潮。亚洲的气功以日本为最盛，日本各地几乎都有气功民间团体存在，经常组织各种练功活动，1999年7月，世界气功会议在旧金山举行，来自16个国家和地区的500余位从事气功医疗和科研的学者、爱好者出席会议，当时的美国总统克林顿还发来了贺信。

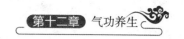

第三节 气功的基本内容：三调及三调合一

调身、调息、调心是气功锻炼的基本操作内容，简称"三调"。各种各样的气功都是在这三调的基础上进行操作。三调是人可以自主调节自身的全部内容，气功锻炼的要求是三调融为一体。气功锻炼可以分别从三调的某一调节手段入手，然后逐步进入三调合一的境界。

 调身

调身，是调控身体静止或运动状态的操作活动。其包括外在的调控和内在的调控。常见的外在调身姿势包括站式、坐式、卧式等。其中站式要求身体放松、形体撑圆、重心下沉，固定的站式称为站桩，如无极桩、养元桩、浑元桩、扶按桩、三体式等。坐式是习练静功最常用的姿势，大体可分为平坐、盘坐、靠坐等。初学静坐者可选用平坐法，要求臀部前1/3～1/2坐在方凳或硬椅上，小腿和躯干垂直地面，大腿与地面平行，两手自然放置腿上；盘坐，包括自然盘腿、单盘腿、双盘腿，是习练静功最适宜的姿势，有助于元气的蓄积；靠坐适合年老体弱的人。卧式有仰卧式、侧卧式、半卧式等，方便在睡觉前后练功或极其虚弱者练功。其他的练功姿势还有蹲式、跪式、爬式、滚式等。

气功动作的操作方面，包括单行动作、套路动作、自发动作等。对于大多数气功动功，动作是预先设计的、固定的，一般按顺序依次完成各式动作。有些功法动作可以单式分行，合而成套；有些功法必须连贯一气。常见的动作类型有柔韧型、刚硬型、按摩型、放生型、舞蹈型、体操型、行走型等。气功锻炼的动作与通常的体育动作有别，前者强调动作的周身协调、内气调运，所谓的"一动无有不动""气到力到"，切忌生硬和拙力。自发动作在气功锻炼中常见，是练功得法、"得气"的结果。自发动作是人体内气推动外在

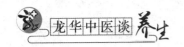

躯体而发生的运动，非预设，也不随意识支配，其动作形式多样，甚至可以做到日常难以做到的动作。自发动作的注意事项是不能失控，如果控制不当，容易发生气功偏差，因此，自发动作不适宜初学气功者。所以，学练气功最好有老师带领入门为宜。

气功调身的内在操作，重在觉察内部运动的感受，保持形体放松和精神安静。常见的内在调控要求，如头正颈直、虚灵顶劲、舌抵上腭、下巴内收、沉肩坠肘、含胸拔背、收腹敛臀、伸腰坐胯、屈膝平脚等。这些内在的操作和细节要求，有助于练功者精神内守，从而寻求最适合自身的姿势和动作。

 调息

调息，是调控呼吸的操作活动。通过呼吸调节，练功者可以孕育和引导内气，是进入气功境界的重要环节。一吸一呼谓之一息，内气与呼吸关系密切，随着日常呼吸的减弱，内气的活动会逐渐增强，特别是呼气时。现代科学研究证实，调息可以调节自主神经系统中交感神经和副交感神经的张力，从而可以调整相应的内脏组织器官的功能。调息的操作包括呼吸形式的调控和出入气息的调控。

常见的呼吸形式有胸式呼吸、顺腹式呼吸、逆腹式呼吸及胎息等。其中顺腹式呼吸为吸气时腹部隆起，呼气时腹部缩回；逆腹式呼吸与之相反，吸气时腹部回缩，呼气时腹部膨出。随着呼吸的深长，呼吸形式一般从胸式呼吸调整为顺腹式呼吸，接着逆腹式呼吸。逆腹式呼吸可以最大幅度地运动膈肌和腹部呼吸肌，有助呼吸之气激荡调运内气。在内丹术的修炼中，呼吸形式多为逆腹式呼吸。胎息为呼吸极细微、极轻柔的方式，类似于闭气不息。胎息状态下，人体内气运动加剧，可以气攻病灶，自我痊愈和消除病患。胎息也可以实现自身与天地之间的气机融合，自我形体边界消失，有助于感受到"天人合一"的感觉。其他特殊的呼吸形式还包括停闭呼吸、发音呼吸等。

呼吸气息的调控是指练功时呼吸尽量柔和、缓慢、深长、均匀。在佛教典籍《安般守意经》中描述呼吸有四相：风、喘、气、息。其中息相为"不声、不结、不滞、不粗，出入绵绵，若存若亡，资神安稳，情抱悦豫"。因

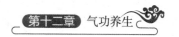

此，习练静功要求的呼吸气息形式大都是息相。

调心

调心是调控心理状态的操作活动。调心的意义在于改变日常意识活动的内容和方式，进入"恬淡虚无"的境界，实现人体内"真气从之"，消除病患，促进康复。一般日常生活的意识活动属外向性，而气功习练过程中时刻要求将意识活动导向内向，即"返观内视"。调心是气功锻炼的核心和关键。常用的调心操作为意守和观想。

意守，是在主观感觉上将意识移置于某一现实事物的心理操作活动。所谓"移置"，是迁移、放置之意，即在主管感觉上将意识从头脑中移出，自然安放在意守的事物上，练功术语谓之"凝神入气穴"。根据意守对象的不同，意守分为内守和外守，前者守身体内，后者可守身体外。意守的目的是排除杂念和诱导感受。意守与心理学上的注意不同，后者要求意识活动清晰明确，逐步对关注的事物产生确定性认知；而意守只是意识本身的转移，不需要对关注物产生清晰认知，所谓"勿忘勿助""似守非守"，强调的是聚焦意识维度，减弱意识强度，达到"一念代万念"的目的。

观想，是内观或想象某一特定的景象、事物、感受或状态的心理操作活动。观想的对象可以是练功者熟悉的情境、事物，也可以是虚幻的故事、神话等。观想的意识操作自由度大于意守，且可以产生心理的力量。例如《诸病源候论》所载的医家气功，介绍了观想五脏光色以治病的方法；武术气功中意想增加力量的意念，如推山、托天门、拉九牛等。一般气功习练中的抱气球、按水面、排病气、贯元气等，都属于观想的方式。观想也不同于日常心理活动的想象，后者往往是变化的、模糊的表象认识；而观想在于专注和凝神，使意识活动聚焦于气象的变化当中，感受到身体的"气化"和心理的"志壹动气"，从而有助于进入身心融合一体的境界。

意守和观想的操作过程可以统一称为"入静"。入静是逐渐消除一切思维活动的心理过程。首先，意守和观想本身属于意识操作而具有思维活动特性，所谓的消除一切思维活动，是采用意守和观想的技术来消除表层思维模式，

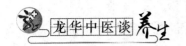

启动深层的自我意识，即气功术语为"去识神，出元神"。按入静的阶段进程，可以分为安静、松静、定静和静复。安静是人的意识活动开始减弱，从兴奋性转为抑制性，表现为昏沉欲睡；松静是身体肌肉开始局部以至于周身放松，意识内收，精神内聚，身体内感觉逐渐清晰，内气开始蓄积，气感明显，不自觉局部有微小动作；定静是气机贯通周身，身心已凝然不动，内心安定，心如明镜，对内外的感觉如镜中事物，过而不留，身心的边境开始慢慢融化，与周围环境融为一体感；静复是静定到极致后，身心内在的自发活动渐渐复苏，觉察到自我生命、生机活力的萌发和复归，即老子所言"致虚极，守静笃，吾以观其复"。

四 三调合一

三调是气功的基本操作和基础内容，学练气功可以分开学练，但气功的关键在于"三调合一"，即通过调身、调息、调心的单一操作，逐步整合另两种，实现三者一同操作，达到身心息合而为一。三调合一的技术方法包括合并法和引申法。前者从三调分立，到三调协同，再到三调合一；后者是从单一调节入手，操作至极致，就会自然吸引、吸收其他两调，从而实现三调合一。三调合一是一种境界，在这种境界中，三调都存在，也都已经消失；在这种境界下，人的内在感觉统一和合；在这种境界下，生命的自主性得到显现，体会到自我的进化和身心的超越。

第四节 气功功法简介

气功功法是气功学的主体内容，是气功传承和气功研究的载体。由于气功历史悠久，气功功法涉及儒、释、道、医、武、民间等各领域，种类庞多，数量极大。不同的学术流派的功法，往往有不同的功效和指向，比如佛家气功旨在明心见性，道家气功追求修心练性，儒家气功要求存心养性，医家气

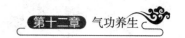

功重在健身养生，武术气功实现以功助拳，民间气功多半杂要卖艺。从动静形式来看，气功功法大致分为动功和静功两大类，其中动功以调身为主，静功以调心、调息为主。当然，任一气功都要求三调合一，只是入手点的不同。因此，气功的动静不能截然分开。从历史沿袭和习练特征来看，气功功法可分为五大流派：导引派、吐纳派、静定派、冥想派、周天派（内丹派）。

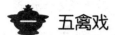 五禽戏

五禽戏，是华佗所创的当前历史记载的第一套动功功法，属于医家导引功法。《后汉书·华佗传》言："是以古之仙者，为导引之事，熊经鸱顾，引挽腰体，动诸关节，以求难老。吾有一术，名曰五禽之戏：一曰虎，二曰鹿，三曰熊，四曰猿，五曰鸟，亦以除疾，以利蹄足，以当导引。体有不快，起作一禽之戏，怡而汗出，因以著粉，身体轻便而欲食。"华佗的弟子吴普坚持五禽戏，年九十而耳目聪明，齿牙完坚。在历史流传过程，五禽戏发展成不少流派，有单纯模仿五禽动作的，有注重内练的，有演变为五禽拳术的，有成为五禽舞蹈的，也有注重养生治病。五禽戏模仿熊、虎、鹿、猿、鸟五种动物的形态动作，在习练时，不仅运动躯干肢体，更要求神态的模拟，并配合一定的呼吸方法，表现出熊的憨厚、虎的凶猛、鹿的柔和、猿的灵活、鸟的轻盈。常见的五禽戏动作包括虎举、虎扑、鹿奔、鹿抵、熊运、熊晃、猿摘、猿提、鸟伸、鸟飞等。五禽戏五种动物形态分别归属五行之木、火、土、金、水，可以有益于肝、心、脾、肺、肾的功能和康复。坚持五禽戏的习练，对人体神经系统、心血管系统、呼吸系统、运动系统和消化系统有一定的调节作用，对治疗诸如脾虚气滞、慢性胃炎、胃溃疡、高血压、便秘、慢性支气管炎、骨关节病及前列腺肥大等有一定作用。

二 六字诀

六字诀，首见于南北朝陶弘景的《养性延命录》，为医家吐纳功法。其功法操作的核心内容是呼气吐音（字），并有六种变化。六字分别是：嘘（发 xu 声，属肝木，为牙音）、呵（发 he 声，属心火，为舌音）、呼（发 hu 声，属

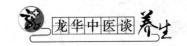

脾土，为喉音）、呬（发 si 声，属肺金，为齿音）、吹（发 chui 声，属肾水，为唇音）、嘻（发 xi 声，属三焦，为牙音）。自隋代以来，历代医家对六字诀多有论述，例如孙思邈的《备急千金要方》、汪昂的《医方集解》、龚廷贤的《寿世保元》等。明代冷谦著《修龄要旨》中，将六字诀按照五脏关系和四季配属对应起来，编成朗朗上口的歌诀："春嘘明目木扶肝，夏至呵心火自闲，秋呬定收肺金润，肾吹唯要坎中安，三焦嘻却除烦热，四季长呼脾化餐，切忌出声闻口耳，其功尤胜保金丹。"六字诀的疗效以泻实为主，适用于脏腑实证，通过呼气发音，并延长呼气时间来实现调理脏腑的功能。六字诀临床应用范围："嘘"字诀用于治疗肝火旺、眼中赤色兼多泪等病证；"呵"字诀适用于心神烦躁、口舌生疮及热痛等病证；"呼"字诀适用于痰湿热生、泻痢肠鸣、吐水等病证；"呬"字诀适用于咳嗽痰涎、胸膈烦躁、喉舌干等病证；"吹"字诀适用于治疗眉蹙耳鸣兼黑瘦等病证；"嘻"字诀适用于清利三焦。

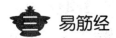 易筋经

易筋经，起于北魏太和十九年（527 年），相传印度达摩和尚所创，为佛家导引功法。宋元以前，易筋经仅流传于少林寺僧众之中，自明清以后才日益流行，且演变为数个流派。"易"是改变的意思，"筋"指筋肉，"经"为方法。顾名思义，"易筋经"就是通过锻炼来改变人体筋肉的方法。其功法内容为韦陀献杵势、横担降魔杵、掌托天门、摘星换斗、倒拽九牛尾、出爪亮翅、九鬼拔马刀、三盘落地、青龙探爪、卧虎扑食、打躬击鼓、掉尾摇头等。易筋经是保健强身和发放外气的基础方法。通过练习此功法，能活跃激发人体周身气机，提高气的敏感性与传布性。它既能练气，又佐以练力，久练后可使气力倍增；既是气功、推拿、针灸医师作为行气布气的基础训练方法，也是老、弱、病、残的康复手段。易筋经具有疏通经络、运行气血、防病健身之作用，临床可用于神经衰弱、胃肠疾病、呼吸系统疾病、肢体关节疼痛、颈腰椎疾病和痿证。

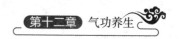

四 八段锦

八段锦是由古代导引术总结发展而成的一种传统养生功法，属于民间导引功法。隋唐时期已有八段锦之名，但一般认为功法的成型在南宋年间，首记载于宋代洪迈的《夷坚志》，距今已有 800 多年的历史。"锦"，为上等的丝织品；八段锦，意为八个精练完美的动作和良好的祛病保健作用。该功法柔筋健骨，养气壮力，行气活血，调理脏腑，且运动量恰到好处，即达到了健身效果，又不感到疲劳。现代研究表明，长期习练八段锦能改善神经调节功能，加强血液循环，对腹腔内脏有柔和的按摩作用，可激发各系统的功能，纠正机体异常的反应，对许多疾病都有医疗康复作用。八段锦的功法口诀为：两手托天理三焦，左右开弓似射雕，调理脾胃须单举，五劳七伤往后瞧，摇头摆尾祛心火，两手攀足固肾腰，攒拳怒目增气力，背后七颠百病消。

五 回春功

回春功是传承全真道华山派的一套疗法显著的气功功法，源于金元时期，已有 800 年历史，属于道家内丹基础功法。回春功以柔身养形、练形生精为特色，以清静无为、道法自然为原则，在练功过程中强调松、静、圆、柔等，是动静双修、精气神形并炼的功法。回春功的习练强调乐字当头、妙炼"下丹"，着重调理和改善人体神经内分泌功能，特别是下焦生殖性腺系统。该功法能够有效地健运全身十四经脉，通利关节筋骨，疏通脊柱，对人体四肢百骸、五脏六腑具有全面的濡养调整作用，因而对久服药物不愈的慢性病、虚弱病证有着显著的疗效。长期习练该功法，还有健身美容、延缓衰老、返老还壮之功效，并能够改善和提高性功能。回春功包括动功、静功两大类，动功中又以站、坐、蹲、卧为主，跪、滚、爬、养颜功为辅。回春功的基础功法为站功，常见常用的动作姿势有吐纳势、龙游势、鹏翔势、柔身势、蟾泳势、凤舞势、猫扑势、鹤伸势、鹿运势、龟缩势、猿献势、玉女势等。

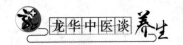

六 站桩功

站桩功是传统的站式练功法，使躯干肢体保持一定的姿势，肌肉呈持续静止性紧张，使思想集中，属武术静定功法。"桩"，树木深根在地，固定不动之意。站桩形式多样，流派很多，经典有代表的站桩姿势有自然式站桩、无极桩、养元桩、浑元桩、三体式、下按式、探马式、伏虎式、少林剑指桩等。按姿势难度来分，站桩有高位站桩、中位站桩、低位站桩三种。站桩可调节神经系统的紧张性，加强自主神经系统的协调性，并有助于促进血液循环，改善脏器和组织的供血，增强机体新陈代谢。因此，该功法是强壮身体的重要功法。站桩对神经衰弱、高血压、溃疡病、关节病、糖尿病及慢性软组织损伤性疾病具有较好的康复效果。

七 放松功

放松功是静功的一种，是通过有意识的放松，把身心调整到自然、轻松、舒适的状态，可以解除紧张，消除身体和大脑的疲劳，恢复体力和精力，同时能使意念逐渐集中，排除杂念，安定心神，疏通经络，协调脏腑，有助于增强体质，防治疾病。该功法安全有效，不易受环境条件限制，易学易练，站坐卧行均可，既适合健康人练习，也是练功入静的基础，还适合患者康复练习，能促进气血运行和新陈代谢，是高血压、冠心病等心脑血管疾病的首选功法之一。常用的放松功内容有意念放松法（松通法、三线放松法、分段放松法、局部放松法、整体放松法、倒行放松法）、震颤放松法、拍打放松法等。

八 内养功

内养功是以吐纳为主的气功功法，属于民间吐纳功法。内养功在明末清初流传于民间，新中国成立后经挖掘、整理并推广应用。数十年来经临床实践证明，内养功治疗消化系统疾病、呼吸系统疾病及其他多种慢性疾病疗效

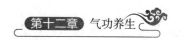

显著，是一种简便高效的优秀医疗气功功法。内养功分为静功和动功两种练习形式，要求"形气神合"贯穿于整个功法始终，而在不同的层次又各有侧重。停闭呼吸和意念的配合是内养功的锻炼重点。在具体操作上强调呼吸停顿、默念字句、舌体起落、气沉丹田，具有使大脑静、脏腑动的锻炼特点。通过特定的姿势、呼吸和意念的锻炼，实现形体放松、呼吸调和、心神恬静，从而起到静心安神、培补元气、平衡阴阳、调和气血、疏通经络和协调脏腑功能的作用。

九　真气运行法

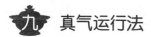

真气运行法是一种以调息为主的静功功法，是根据《内经》的理论并采纳了道家"小周天功"的修炼方法编创而成的现代功法。该功法主要通过凝神调息，培植真气，以贯通经络，调理阴阳气血，从而达到防病治病、延年益寿之功效。该功法的核心部分是"五步功法"：呼吸注意心窝部，意息相随丹田趋，调息凝神守丹田，通督勿忘复勿助，元神蓄力育生机。该功法是一套贯通任督的方法，具有简便易行、操作步骤井然等特点。该功法适用于各种慢性病证，也可用于养生保健。

十　郭林新气功

郭林新气功是在吸收传统五禽戏长处的基础上编创的现代功法。该功法以"行功"为主要练功方式，采用独特的"风呼吸法"，呼吸快、猛、强。该功法在清晨习练，可吸收大量的氧气，故可产生较强的内气。郭林新气功内容较多，包括定步风呼吸，升降开合慢步行功，快步行功，中度风呼吸法自然行功，中度风呼吸一、二、三步行功，以及吐音导引和各式复式按摩等。临床上常用中度风呼吸法自然行功防治疾病，用中度风呼吸法一、二、三步行功防癌抗癌。习练该功法，要求"松静自然""圆、软、远"等，配合调息。该功法具有消炎、去热、防癌、防病的功效。

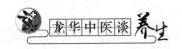

第五节 气功的学习方法

学练气功，除了学习必要的理论知识外，更重要的是学练功法。由于气功的境界是内在的，难以从外在直接感知，所以在气功的学习方法上有其特殊性。

1.悟性 古今许多气功家都强调学练气功需要悟性。因为悟性难以言说，因此气功的学练往往被蒙上神秘色彩。其实悟性的本义在于理解事物方式的间接性，这就需要气功习练者懂得各种比喻、借代、象征的内涵意蕴。多思考，多体悟。

2.练功 气功是技能性知识，掌握此类知识需要不断地练习直至熟练掌握。气功修炼的境界多依赖于身心体验和描述，需要气功学练者不断自我总结、不断体悟，然后又指导自我的练功实践。

3.静心 气功的习练强调静心。意识的自我反向调控离不开静。练功的内在体验大都是细致入微的，如果不够静心，气功的境界感受可能转瞬即逝，根本无法把握和体验。

第十三章

针灸经络养生

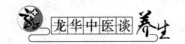

　　经络是古人在长期生活保健和医疗实践中逐渐发现并形成理论的，是人体气血运行的通路，是以手足三阴和三阳经及任督二脉为主体，网络遍布全身的一个综合系统。它内联五脏六腑，外布五官七窍、四肢百骸，沟通表里、上下、内外，将人体的各部分连接成有机的、与自然界阴阳属性密不可分的整体。《内经》记载："经脉者，人之所以生，病之所以成，人之所以治，病之所以起。"提出经络"决生死，处百病，调虚实，不可不通"的特点。它不仅指导着中医各科的临床实践，更是人体保健、养生祛病的重要依据。

　　针灸经络养生就是根据中医经络理论，按照经络和腧穴的功效主治，采取针、灸、推拿、按摩、导引等方式，达到舒经理络、交通阴阳而最终实现驱邪治病，使机体恢复阴平阳秘的和谐状态。针刺、艾灸、按摩是中医学的重要组成部分，是具有中医特色的传统养生方法之一。它们都以经络学说为基础，只是具体方法不同而已。三种方法各有特长，即可酌情单独应用，又可按需综合采纳，且对人体即无损伤，又无副作用。如能持之以恒，不失为易行、实用、有效的防病养生之法。

第一节　中医对经络（穴位）养生的认识

经络是沟通、联络人体的网络结构，它是经脉和络脉的总称。《医学入门》说："经者，径也；经之支脉旁出者为络。"说明经脉是主干，络脉是分支。经脉循行于深层，络脉循行于浅部，有的甚至显现于体表。经脉有一定的循行路线，而络脉则纵横交错，网络全身，把人体的脏腑、器官、孔窍、皮、肉、筋、骨等组织联成一个统一的有机整体。

经络系统是由十二经脉、奇经八脉等组成。十二经脉是经络系统中的主要组成部分，分为手太阴肺经、手阳明大肠经、足阳明胃经、足太阴脾经、手少阴心经、手太阳小肠经、足太阳膀胱经、足少阴肾经、手阙阴心包经、手少阳三焦经、足少阳胆经、足阙阴肝经。它们是纵行的主干，是人体运行营卫气血的主要通道。十二经脉有一定的起止点，一定的循行部位，一定的交接顺序，一定的分布规律，更重要的是与脏腑有一定的络属关系。奇经八脉即冲脉、任脉、督脉、带脉、阴跷脉、阳跷脉、阴维脉、阳维脉，具有统帅、联络、调节和加强十二经脉的作用。此外，还有十二经别、十二经筋、十五络脉、十二皮部、孙络和浮络。以上这些经络有粗，有细；有直行的总干，有横行的分支；有走于深层的，有行于浅表的；有络属脏腑的，有联系四肢的。它在人体内沟通上下，布连内外，四通八达，是无处不到、无处不在的具有流通全身气血、调节脏腑功能的网络系统。

经络是人体运行气血的通路。它内联脏腑，外络肢节，贯穿上下，沟通内外，使人体构成了一个统一的整体。而穴位是位于经络上的特定点，它既是疾病的反应点，可用于诊断疾病；又是疾病的刺激点，可用于防治疾病。对经络穴位进行针刺、艾灸、按摩，能起到疏通经络、调理虚实、和谐阴阳的作用。

近数十年来，大量的临床及研究资料证实了刺激经络穴位对机体不同系

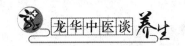

统、器官的多环节、多水平、多途径的调整及双向调节作用，特别在解痉、止痛、抗感染、抗休克、无痛麻醉等方面的显著疗效，同时对改善与调节内分泌功能、促进新陈代谢与消化吸收、增强中枢神经作用、改善呼吸气体交换、促进血液循环、提高与调节免疫功能等具有良好作用，其养生保健、防病治病前景广阔。

第二节 十二时辰与中医经络养生

 ### 胆经子时（23：00～1：00）

子时胆经最旺。"肝之余气，泻于胆，聚而成精。胆为中正之官，五脏六腑决定于胆气以壮胆，邪不能侵胆气虚则怯，气短，谋虑而不能决断。"可见胆的重要性。胆汁需要新陈代谢，人在子时前入睡，胆方能完成代谢。"胆有多清，脑有多清"，凡在子时前入睡者，晨醒后脑筋清楚，精神和面红润。

 ### 肝经丑时（1：00～3：00）

丑时肝经最旺。"肝藏血""人卧则血归于肝"，人的思维和行动要靠肝血撑持，废旧的血液裁减，新颖的血液孕育发生，这类代谢都是在肝经最旺的丑时完成。丑时仍未入睡者，容易出现面色青灰，情志倦怠而躁，脸色晦暗生斑。

 ### 肺经寅时（3：00～5：00）

寅时肺经最旺。"肺朝百脉"，肝于丑时推陈出新，将新鲜血液提供给肺，经由肺送往全身。因此，寅时睡得熟，晨起脸色红润，精神抖擞。寅时，有肺病的人反映尤为强烈，如巨咳或哮喘而醒。

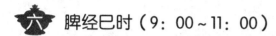

四 大肠经卯时（5：00～7：00）

卯时大肠经最旺。"肺与大肠相表里"，肺将充足的新鲜血液布满全身，紧接着促进大肠经步入兴奋状态，完成对食品中水分与营养的吸收，排出渣滓。这时起床，大肠蠕动旺盛，适合排泄。

五 胃经辰时（7：00～9：00）

辰时胃经最旺。如果患有胃痛、胃酸等疾病，可以在这段时间内进食养胃早餐，效果较为明显。

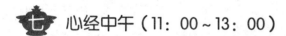

六 脾经巳时（9：00～11：00）

巳时脾经最旺。"脾主运化，脾统血"，脾是消化、吸收、排泄的总调度，又是人体血液的统领。"脾开窍于口，其华在唇"。脾的功效好，表现为消化吸收好，嘴唇红润。

七 心经中午（11：00～13：00）

午时心经最旺。"心主神明，开窍于舌，其华在表"。心气推动血液运行，养神、养气、养筋。人在中午能小睡片刻，对于养心大有益，可以使乃至晚上精神抖擞。

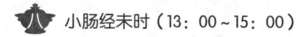

八 小肠经未时（13：00～15：00）

未时小肠经最旺。故午餐应在下午1时前吃，小肠分清浊，把水液归入膀胱，糟粕送入大肠，精华上输至脾。小肠经在此时对人一天的营养进行调整，此时多喝水喝茶有利于小肠排毒降火。

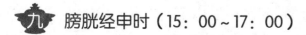

九 膀胱经申时（15：00～17：00）

申时膀胱经最旺。膀胱储藏水液和津液，水液排出体外，津液循环在体

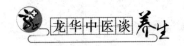

内，膀胱经最活跃的时候，适当多喝水及活动，有助于体内津液的循环。

 ## 肾经酉时（17：00～19：00）

酉时肾经最旺。"肾藏生殖之精和五脏六腑之精，肾为先天之根"。人体经过申时泻火排毒，肾在酉时步入储藏精华的阶段。此时不适宜太强的运动量，也不适宜大量饮水。

 ## 心包经戌时（19：00～21：00）

戌时心包经最旺。"心包为心之外膜，附有脉络，是气血通行之道。邪不能容，容之心伤"。心包是心的保护组织，又是气血运行的通道。心包经戌时行旺，可清除心脏周围外邪，使心脏处于完好状况。此时需保持心情舒畅，可选择看书听音乐，或做 SPA、跳舞、打太极等运动，放松心情释放压力。

 ## 三焦经亥时（21：00～23：00）

亥时三焦经最旺。三焦是六腑中最大的腑，具备主持诸气、疏通水道的作用。亥时三焦通百脉，人如果在亥时睡眠，百脉可休养生息，对身体及美容十分有益，次日起床精神倍佳。

第三节　针灸养生保健法

中医养生历来强调未病先防，修身养性，动静结合，饮食调理，四时养生，并辅以药物、食疗、针灸等手段从而颐养天年。针灸作为一种传统中医的治疗手段，在临床用于各种疾病的治疗，其效果得到了国内外中西医和广大患者的认可。同时，针灸作为一种养生保健的手段这些年来也逐渐被人们所重视和接受。

运用针灸以防治疾病、抗老延寿的实践，远在春秋战国时期就已经开始了，《内经》对针法和灸法具有养生保健的作用分别有明确的记载。《素问·刺法论》云："是故刺法有全神养真之旨也，法有修真之道，非治疾也。"明确指出针刺有保全精神、调养真气、维护机体自然状态的养生作用，并非专为治疗疾病而设。《灵枢·逆顺》云"上工刺其未生者也"，把针刺治未病的医者称为上工。《伤寒论》中则有关于应用针刺调补胃气，防太阳病邪再入阳明经的论述，此为既病防变的具体应用。《灵枢》曰："灸则强食生肉。""阴阳皆虚，火当自之。"以后的文献记载，均从不同侧面记载了针灸尤其是灸法可以延年抗老，使得灸法得以推广应用。《扁鹊心书》云："于人无病时，常灸关元、气海、命门、中脘……虽未得长生，亦可保命百余年矣。"唐代孙思邈说："宦游吴蜀，体上常须两三处灸之……则瘴疠、瘟疟，不能着人。"还说："吴蜀多行灸法，语云：若要安，三里常不干。"说明当时不仅医师，即使一般人群，也常常用灸法来保健防病抗衰。宋代王执中所著《针灸资生经》，明确推崇摄生保健灸，认为灸气海、关元等穴位有强壮抗衰等作用，可治"脏气虚惫，真气不足，一切气疾"。

由此可见，古人养生保健十分倚赖针灸疗法，但从文献记载来看，针刺和艾灸相比较，艾灸养生保健的文献内容更为丰富。在具体应用中艾灸也多于针刺，针刺多用于既病防变，而正常机体的未病先防则多用灸法。这是因为艾灸在预防疾病发生、发展、病后防复、强身健体及延年益寿方面具有更好的功效。

现代所讲的针灸保健养生，就是指运用针刺、艾灸等方法，刺激经络、穴位，以激发经气，通利经络，调整人体生理功能的平衡，增强其抗病能力，从而达到治疗疾病、强壮身体、益寿延年的一种养生方法。针、灸和药物一样都是治疗疾病的手段，所以有"一针、二灸、三吃药"之说。针、灸、药物在防治疾病中都有着积极的作用，不可偏废。以下主要叙述针灸养生保健的操作技能、常用穴位及注意事项。

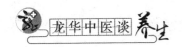

 针刺养生保健的作用

针刺养生保健是指在中医基础理论的指导下，应用毫针刺激人体一定的穴位，运用迎、随、补、泻针刺手法刺激经络，通经气、调气血、和脏腑，使人体新陈代谢功能旺盛起来，以达到强壮身体、益寿延年的目的，是一种行之有效的养生方法，为历代中医养生家所重视。现代针刺养生常用的针具有毫针、皮肤针、三棱针。针刺养生保健的作用概括起来有以下三个方面。

1.通调经络 针刺具有养生保健的作用主要是通过刺激经络上某些具有强壮功效的腧穴，以疏通经络，通畅气血，使之正气充盈，阴阳平衡。针刺的治疗机理用一句简单的话概括就是"通经络，行气血"。《灵枢·九针十二原》中指出："欲以微针通其经脉，调其气血。"这里的微针即指毫针。针刺过程中一些操作手法，如催气、候气、得气等都是以毫针作为中介体，对患者进行经络、气血、阴阳的调治过程。

2.调补虚实 人体的脏腑功能每时每刻都在进行着各自独立又相互协调的生理活动，中医称这种正常的生理活动为"阴平阳秘"。即使在健康状态下，人体也会随时出现一些虚实盛衰的偏差。比如，体质的盛衰、体力的强弱、机体防御机能和耐力适应能力的好坏、在特殊环境下抗病能力的大小等，肯定地说，对于不同的个体，在不同的时期，上述种种情况都会有一定的差异。针刺养生保健就是在中医四诊、八纲的理论指导下，根据患者的具体情况，辨证施治，进行个体化调治，虚则补之，实则泻之，补泻得宜，从而使弱者变强，盛者平和，最终使机体健康无虞。

3.调和阴阳 阴阳平衡是人体健康的关键。针刺则可以通经络，调虚实，使机体内外交通，气血畅通，营卫调和，阴阳平衡。这样，机体新陈代谢能力就会旺盛，升清降浊的能力就不会发生障碍，自然也就达到养生保健的目的。所谓"阴平阳秘，精神乃治"就是这个道理。

 针刺养生保健的操作要领

1.针的种类 《灵枢·官针》曰："九针之宜，各有所为，长短大小，各有所施。"所谓九针就是指根据不同疾病反映而采取相应的针具，目前临床常用的有毫针、火针、巨针、芒针、皮内针、三棱针等。

2.针刺方法 要进行针疗，掌握针刺操作程序是非常重要的。针刺操作时，持针的手称为刺手，按在穴位局部的手称为押手。常用的进针手法有指切进针法、夹持进针法、舒张进针法、提捏进针法。

（1）针刺角度 正确的针刺角度有助于保证与提高疗效。针刺角度一般分为直刺、斜刺、横刺。

直刺：针体与穴位所在的皮肤平面成直角，一般适用于肌肉丰厚处的穴位，也可用于透刺。

斜刺：针体与穴位所在的皮肤平面成45°角，适用于骨骼边缘和不宜深刺的穴位。

横刺：针体与穴位所在的皮肤平面成15°角，多用于头面部皮肉浅薄处的穴位。

（2）针刺深度

根据诊断和症状决定针刺深浅：《素问·刺要论》中指出"并有浮沉，刺有浅深，各致其理，无过其道"。就是说要根据不同肌肉组织深浅及病情的需要来决定针刺的深浅。

根据患者的年龄、胖瘦决定针刺深浅：通常小儿及老年人不宜深刺，体胖者宜深刺，体瘦者宜浅刺，具体操作时需要根据临床情况和患者的感觉来决定针刺深浅。

根据针刺部位和针刺方向决定针刺深浅：足趾、手指和头面部的穴位，不宜深刺或无法深刺。而有些穴位直刺时不可深刺，若需深刺则可改用斜刺或横刺。

根据患者针感决定针刺深浅：患者出现针感的范围与部位，因针刺穴位的不同而各有不同。如果患者针刺后无明显针感，可能是针感的效果差，也可能时患者的感觉迟钝，可适当提插以决定针刺深度。但对于语言障碍或神志昏迷的患者，不可任意深刺。

（3）进针方法 进针手法包括以下三种。

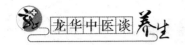

缓慢捻进法：主要用于慢性病和老年、体弱患者。

快速刺入法：多用于短毫针、圆利针和三棱针，大多用于浅表的刺激。

刺入捻进法：主要用于深刺治疗亚急性疾患、皮肤极敏感的患者及急需止痛的患者。

（4）运针手法　临床实践中，进针后可采取行针手法以促进得气感，提高临床疗效，常用的基本手法有进、退、捻、留、捣五种。

（5）起针方法　行针后，把针退出人体，出针时用消毒干棉球沿针身压住穴位，轻轻捻转。浅刺者可迅速退出，深刺者须缓慢退出，以免牵拉局部组织而引起疼痛或出血。

3. 针刺注意事项

（1）对于体质虚弱、精神过度紧张，或过饥、过饱、过劳、大汗、大泻、大出血后者不宜针刺；年老体迈及孕妇等不宜针刺。皮肤感染、溃疡、疤痕或肿瘤的部位不宜针刺。

（2）进针手法要熟练，指力要均匀，并要避免进针过速、过猛。在留针过程中，不要随意更动体位。若出现滞针，可延长留针时间，以缓解紧张状态，用手指触按邻近部位以稍作放松，然后缓慢捻转出针。

（3）发现晕针应立即停止针刺，将已刺之针全部拔出，平卧于空气流通处，松开衣带，轻者静卧片刻，并给饮用温水，即能恢复；重者可针刺水沟、涌泉、合谷、足三里等穴。

针刺养生保健的常用腧穴及取穴原则

（一）针刺养生保健的常用腧穴

1. 足三里（ST36）　足阳明胃经之合穴，四大合穴之一。是全身具有强壮功能腧穴的首选穴，有益脾胃、和气血、通经络、扶正培元、祛病防病之功效，临床上多用于多种疾病的防治。古人把足三里称为长寿穴，是成年人保健要穴之一。

2. 曲池（LI11）　手阳明大肠经之合穴，具有疏邪热、利关节、祛风湿、调气血之功效。临床上有提高人体气力、调整血压、防止老人视力衰退的功效。

3.三阴交（SP6） 足太阴脾经穴位，足三阴经的交会穴。此穴具有助消化、疏下焦、调血室、祛风湿的功效。有增强腹腔诸脏器，尤其是生殖系统健康的作用。

4.气海（RN6） 任脉穴，肓之原。功效理气、益气。此穴为养生要穴，可与足三里配合施针，具有强壮作用。

5.关元（RN4） 任脉穴，小肠募穴，交会穴，足三阴、任脉之会。有益肾气、利下焦、回阳救逆之功效。本穴为养生要穴，具有强壮作用。

6.合谷（LI4） 手阳明大肠经，原穴。功效疏散风邪、开关通窍、清泄肺气、和胃通肠、调经引产。临床主要用于防治头面部五官疾患。

7.天枢（ST25） 足阳明胃经，大肠募穴。具有扶土化湿、理气消滞、疏调肠道、调中和胃之作用。

8.神门（HT7） 手少阴心经，腧穴，原穴。具有养心安神、清火凉营、清心热、调气逆之功效，可防治心痛、心烦、健忘失眠、惊悸怔忡。

9.养老（SI6） 手太阳小肠经，郄穴。具有通经活络、清热明目之功效，可防治目视不明，落枕，肩臂腰痛。

10.太溪（KI3） 足少阴肾经，腧穴，原穴。具有益肾清热、壮腰健骨的功效。

11.内关（PC6） 手厥阴心包经，络穴，八脉交会穴之一，通于阴维脉。具有宁心安神、宽胸和胃、降逆止呕的作用。

12.阳陵泉（GB34） 足少阳胆经，合穴，筋会。具有疏泄肝胆、清利湿热、舒筋健膝的作用，可防治胁痛、口苦、肝炎、胆囊炎、下肢痿痹。

（二）针刺养生保健的取穴原则

针刺养生与针刺治病的方法基本相同，但又各有侧重。养生保健的针刺治疗，着眼于强壮身体，增进机体代谢能力，旨在养生延寿；治病所用针刺治疗，则着眼于纠正机体阴阳、气血盛衰，扶正祛邪，意在祛病除病。当然，在临床具体操作时，更多的是把养生与治病合二为一，兼而顾之。当下随着人们对健康养生的不断重视，选择针刺养生的人也逐渐增多，因此，有必要

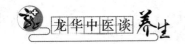

把针刺养生的内容来做专门介绍。

针灸处方中穴位的选择以阴阳、脏腑、经络和气血等学说为依据，其中最基本的原则是"循经取穴"，这是根据"经脉所过，主治所及"的理论而来的。具体来说取穴有三个原则：近部取穴，远部取穴，辨证取穴。掌握了取穴原则，还要知道配穴方法。配穴是在选穴的基础上，选取两个或两个以上主治相同或相近，具有协同作用的穴位加以配伍应用的方法，有似于中药方剂中君臣佐使的配伍应用法。其目的是加强穴位防病治病的协同作用。临床常用的配穴方法主要包括本经配穴、表里经配穴、上下配穴和左右配穴等，选用配穴时应处理好主穴与配穴的关系，尽量少而精，重点突出主要穴位的治疗作用。

四 灸法养生保健的作用

《灵枢》曰："针所不为，灸之所宜。"灸法因其副作用少，故老幼皆宜。古代的灸法，除用于治疗疾病外，也常常用于增强体质、预防疾病，以及防止衰老、延年益寿等保健方面。

《灵枢》曰："阴阳皆虚，火自当之……经陷下者，火则当之。经络坚紧，火所治之。"由此可见，凡一切阳气不足、经脉下陷及虚寒病证，皆可用灸法。概括起来灸法的适应证为：外感表证，咳嗽痰喘，脾肾虚证，气滞积聚，风寒湿痹，上盛下虚，厥逆脱证，妇儿诸疾，顽癣疮疡、瘰疬肿毒。

五 灸法养生保健的操作要领

1. 灸的种类 灸的种类及名称多依其使用方法而定。一般分为艾灸法和非艾灸法两大类。艾灸法又可分为艾炷灸、艾卷灸和温灸；非艾灸法可分为敷灸、灯火灸、硫黄灸等。

2. 灸疗体位选择 选择体位以医者能正确取穴、方便操作、患者肢体舒适并能持久为原则。尽量选取能将施灸部位暴露在外的穴位。对于体质虚弱、精神紧张的患者宜取卧位。要求患者尽量把肢体放得舒服自然，在施灸时不可随便移动，以免艾炷倾倒。天气寒冷或室内温度较低时，尽量减少皮肤的暴露面，或适当减少灸疗的时间，以防受冻。常用体位姿势如下。

（1）仰靠坐位：适用于头面、颈前和上胸部的穴位。

（2）俯伏坐位：适用于头颈、后项和背部穴位。

（3）侧卧位：适用于侧身部以少阳经为主的穴位。

（4）仰卧位：适用于胸腹部以任脉、足三阴经、阳明经为主的穴位。

（5）伏卧位：适用于背腰部以督脉、太阳经为主的穴位。

（6）仰掌式：适用于上肢屈掌侧（手三阴经）的穴位。

（7）曲肘式：适用于上肢伸（背）侧（手三阳经）的穴位。

（8）屈膝式：适用于下肢内外侧和膝关节处的穴位。

3. 常用灸疗的操作　灸法的种类甚多，这里仅将常用的艾炷灸、艾条灸和温针灸介绍如下。

（1）艾炷灸

1）直接灸：又称"明灸"。是将艾炷直接放在皮肤上施灸，根据灸后对皮肤烧灼程度的不同，又分为以下两种。

①无瘢痕灸：又称"非化脓灸"。是用大小适宜的艾炷直接放在腧穴上施灸，以局部皮肤红润而不起泡为度。灸后不留瘢痕。此法适用于慢性虚寒性疾病。

②瘢痕灸：又称"化脓灸"。是将艾炷直接置于腧穴上施灸，以灸至局部皮肤起泡，并令化脓、结痂、留下瘢痕为特点。此法适用于哮喘、肺痨、癫痫等，还有预防中风的作用。

2）间接灸

①隔姜灸：用姜片做间隔物，并用针在其中间穿刺数孔，置于施灸部位，上置艾炷，点燃施灸。灸至局部皮肤潮红湿润为度。此法用于寒性腹痛、腹泻及风寒痹痛等。

②隔蒜灸：是用蒜做间隔物而施灸。此法有消肿、拔毒、止痛的作用，适用于痈、疽、疮、疖等外科病证。

③隔盐灸：是用食盐填敷于腹部，上置大艾炷连续施灸。此法有回阳、救逆、固脱之效，可用于大汗亡阳、肢冷脉微等证。

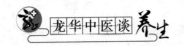

（2）艾条灸　本法操作简便，疗效好，易为患者所接受，故近代临床多采用此法。

1）温和灸：点燃艾条的一端，靠近穴位熏烤，一般距皮肤 3cm 左右，使患者感到温热舒适而无灼痛为宜。每次 10～20 分钟，灸至皮肤稍红晕即可。本法适用于可灸疗的各种病证。

2）雀啄灸：将艾条的一端点燃，对准腧穴，像小雀啄米一样，一起一落，每次 5 分钟左右。多用于治疗小儿疾病或急救等。

3）回旋灸：点燃艾条的一端，在所灸部位，距皮肤 3cm 左右，回旋熏灸，每次 10～20 分钟。适用于风湿痛、神经性麻痹等病证。

（3）温针灸　温针灸是将针刺与艾条结合使用的一种方法。适用于既需留针，又需施灸的病证。具体操作：针刺得气后，将毫针留在适当的深度，点燃针柄上的艾绒，直到燃尽为止。或在针柄上套置一段 1～2cm 的艾条施灸，使热力通过针身传入体内。此法适用于灸治常见病及用于灸法保健。

4. 施灸的顺序　《备急千金要方·针灸上》："凡灸当先阳后阴，言从头向左而渐下，次后从头向右而渐下，先上后下。"《西方子明堂灸经》："先灸上，后灸下，先灸少，后灸多，宜慎之。"总的原则就是"先下后上，先少后多"。

5. 灸疗的补泻　《针灸大成·艾灸补泻》："以火补者，毋吹其火，须待自灭，即按其穴。以火泻者，速吹其火，开其穴也。"言下之意，施灸的补法，就是让艾火自灭，使火力缓慢透入深层，以补虚扶羸，温阳起陷。而施灸的泻法，是用口吹火，使炷速燃，不燃至皮肉即便扫除，力促而短，以起到消散的作用。

6. 灸后的调养　灸后调养在医疗保健上非常重要。《针灸大成·灸后调摄法》："灸后不可饮茶，恐解火气；及食，恐滞经气，须少停一、二时，即宜入室静卧，远人事，色欲，平心定气，凡百事俱要宽解。尤忌大怒、大劳、大饥、大饱、受热、冒寒。至于生冷瓜果，亦宜忌之。维食菇淡养胃之物，使气血流通，艾火逐出病气。若过厚毒味，酗醉，致生痰涎，阻滞病气矣。"

7. 灸疗的注意事项

（1）施灸时患者的体位要舒适，便于操作，一般先灸上部，后灸下部；

先背部，后腹部；先头部，后四肢；先灸阳经，后灸阴经；施壮数先少后多。

（2）空腹、过饱、极度疲劳及惧灸者不宜施灸。对于体弱者，灸治时艾炷不可过大，刺激量不可过强。

（3）对实热证、阴虚发热者，一般不适宜艾灸；对颜面无关和有大血管的部位，以及关节活动部位，不宜采用瘢痕灸；孕妇的腹部和腰骶部也不宜施灸。

（4）施灸后，局部皮肤出现微红灼热，这属于正常现象，无须处理。如因施灸过量、时间过长而导致局部出现小水泡，如未擦破可任其自然吸收。如水泡较大，可用一次性消毒毫针刺破水泡，放出水液或用注射针抽出水液，再涂以消毒药水，并以纱布包敷。

（5）施灸时应防止艾火烧伤皮肤或衣物。用过的艾条等，应装入玻璃瓶或筒内，以防复燃。

（三）灸法养生保健的常用腧穴

灸法养生保健的适用范围较为广泛，一般针刺保健的常用穴位均可用于灸法。一些不宜针刺或针刺不方便的穴位也可以用于灸法保健。此处介绍一些灸法养生常用腧穴。

1. 足三里（ST36） 足阳明胃经合穴，是养生保健的首选穴。古代医家提出"若要身体安，三里常不干"。现代医学研究认为，艾灸足三里可以调整脏腑功能，促进机体新陈代谢，增加白细胞、红细胞的数量，增强吞噬细胞的吞噬功能，增强免疫力。常灸足三里，可以健脾和胃，促进消化吸收，强壮身体。中老年人常灸足三里可以防老、强身及预防中风。

2. 神阙（RN8） 神阙为任脉之要穴，具有补阳益气、温肾健脾的作用。《扁鹊心书》记载，常用此法熏蒸，则荣卫调和，安魂定魄，寒暑不侵，身体开建，其中有神妙也；常用此法可百病顿除，益气延年。灸时，可用隔盐灸。

3. 膏肓（BL3） 足太阳膀胱经穴，有温肺、补虚的作用。常灸此穴，有强壮作用。

4. 中脘（RN12） 中脘为任脉穴，胃募穴，腑会，交会穴，手太阳、

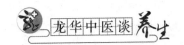

少阳、足阳明、任脉之会。为强壮要穴，有健脾益胃、补中益气、培补后天的作用。常用隔姜灸、温和灸。

5. 三阴交（SP6）　足太阴脾经穴位，足三阴经的交会穴。对肝、脾、肾三脏的疾病有很好的防治功能，具有健脾和胃、疏肝益肾、调经血、主生殖的功能。艾灸三阴交对神经系统的失眠、心悸，循环系统的冠心病、高血压，消化系统的脾胃虚弱、肠鸣腹胀、泄泻、消化不良、腹痛、便血、便秘等均有防治功能。此外，艾灸三阴交对妇科的诸多疾病如痛经、月经不调等也有着极佳的效果。

6. 涌泉（KI1）　足少阴肾经的井穴，功效泄热、降火、开窍、苏厥。此穴为养生要穴。具有补肾壮阳、养心安神的作用。常灸此穴，可健身强心，延年益寿。

7. 气海（RN6）　此穴属任脉穴位，肓之原，养生保健之要穴。常灸气海，有培补元气、益肾固精的作用。常用温和灸、隔姜灸和附子灸。

8. 关元（RN4）　任脉穴，小肠募穴。本穴为养生要穴，具有强壮作用。常灸此穴具有温肾固精、补气回阳、通纳冲任之功效。多用生姜灸、附子饼灸。

9. 天枢（ST25）　足阳明胃经穴，大肠募穴。本穴具有理气消滞、疏调肠道、调中和胃的作用。常灸此穴可治疗慢性腹泻。

10. 大椎（DU4）　督脉穴，又名百劳穴。此穴有解表散寒、温通督脉的作用。常灸此穴，有通调督脉气血、补益阳气、强身益寿的功效。临床上可适用于中老年人项背畏寒，用脑过度引起的疲劳、头胀、头晕、伏案或低头过度引起的项强不适、颈椎病，以及血管紧张性头痛等。

11. 风池（GB20）　足少阳胆经穴，交会穴，足少阳、阳维之会。此穴有疏风解热、聪耳明目、醒脑开窍的作用。常灸此穴可以预防感冒。

12. 身柱（DU12）　督脉穴，功效利肺气、泄热、清神。灸此穴可强身健体，促进生长发育。

13. 命门（DU4）　督脉穴，功效利腰脊、温肾阳、理血、清热。常灸此穴可温肾固精、强身健体、防治腰痛。

14. 肾俞穴（BL23） 足太阳膀胱经穴。功效益肾气、利腰脊、聪耳目。肾俞穴为肾脏背俞穴，是肾气所聚之处，是延缓衰老的要穴。艾灸此穴有益精补肾的功效。

第十四章

药物养生

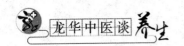

药物养生是养生保健的重要方法，它是通过服用或外用天然中药并借助其补养或通泻作用，调和气血、平衡阴阳、和调脏腑、畅通经络，达到益寿延年、祛病强身的目的。

药物养生历史悠久，资源丰富。我国现存最早的药物学专著《神农本草经》，系统总结了汉代以前的药物理论和治病用药经验，记述有延年、不老、耐老、益气、轻身、增寿等药物共 165 种，某些药物后面还直接注明"颇利老人"。书中记载的这 165 种与抗老延寿有关的药物，多具有补益强身、抗老防衰之功效，提倡以药物增强身体健康，如人参、黄芪、茯苓、地黄、杜仲、枸杞等，均为强身益寿之品。

汉代著名医学家张仲景《伤寒杂病论》里面记述了黄芪建中汤、薯蓣丸、金匮肾气丸等著名的补养抗衰老方剂，尤其是金匮肾气丸，至今仍在国内外广泛应用。

从魏晋南北朝到隋唐时期，不少方士、医家烧炼金丹，研究和推行秦汉方式的炼丹服石法，以求长生。其中，孙思邈继承和发展了用药物以延缓衰老的思想，他在《备急千金要方》中提出"药能恬神养性，以资四气"，并记载了不少延寿中药，如地黄方、乌麻散、琥珀散、熟地膏、枸杞根方、孔圣

310

枕中丹等。

宋金元时期，有关延寿药物的理论有了重要的发展，发展了许多延寿方药。值得一提的是，宫廷编著的方剂专书《太平圣惠方》，载有许多摄生保健的内容，尤其注意药物与食物相结合的方法，如记述了各种药粥、药酒等。这些方法符合医疗保健的需要，对后世有一定影响。

明代开始，药饵学说的发展进入鼎盛时期，万密斋、龚廷贤、李时珍、李梴等医家，继承了前人的成就，在理论上和方药的运用原则与方法上，都有详细的阐述和提高，对药饵养生形成比较完整的体系做出了贡献。万密斋的《养生四要》指出："凡养生却邪之剂，必热无偏热，寒无偏寒；温无聚温，温多成热，凉无聚凉，凉多成寒。阴则奇之，阳则偶之，得其中和，此制方之大旨也。"并提出保健方法要从中年开始，未老先防，保健重点在于调补脾肾。李时珍《本草纲目》具有抗衰老延年作用的药物有 253 种，并选录延寿方剂 89 则。

清代统治阶级热衷于服用长生不老方药，故宫中此类医方甚多，如益寿膏、补益资生丸、菊花延龄膏、百龄丸、松龄太平春酒等。这些医方为后世研究延缓衰老药物提供了宝贵的资料。

近现代随着社会的发展，人民生活水平的提高，人们对健身防衰越来越重视。同时中医药获得了空前的发展，在药物养生的机理、原则、内容等方面有了全面的进步。药物养生已经成为独特而重要的中医养生方法。

第一节 药物养生的机理

药物养生，即是通过调整人体脏腑、经络、气血，使之处于"阴平阳秘"的平衡协调状态，从而达到益寿延年、祛病强身的目的。

一 培补元气以养先天之本

元气乃人身本原之气，即先天之气。它是人体重要的基本物质之一，是

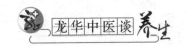

人体生命活动的原动力。《难经·八难》指出："气者，人之根本也。"其由先天之精所化生，依靠后天之精以滋养，藏于肾，作用于全身。张介宾曾指出："人之所赖者，唯有此气耳，气聚则生，气散则死。"徐灵胎亦曾指出："终身无病者，待元气之自尽而死，此所谓终其天年也。"从而强调了元气对养生的重要性，并据此进一步提出："培养元气，为医家第一活人要义。"由此可知，肾中之精及其元气的盛衰，决定着人体的生、长、壮、老、已。所以，药物养生者，莫不以补肾益精、培补元气为第一要务。

 ## 调补脾胃以固后天之本

脾胃为"后天之本""气血生化之源"，是人体生长发育维持生命所需物质的供给库，脾胃强弱是决定人之寿夭的重要因素。张介宾曾指出："土气为万物之源，胃气为养生之主。胃强则强，胃弱则弱，有胃则生，无胃则死，是以养生家必当以脾胃为先。"《金匮要略》曰："四季脾旺不受邪。"说明脾胃在一年四季中对人体抗御外邪起着重要的防卫作用，脾胃的盛衰，关系到人体抗病能力的强弱，广州中医药大学邓铁涛教授指出："内在的元气充足，则疾病无从发生。元气充足与否，关键在于脾胃是否健旺。"所以，药物养生者，莫不重视调补脾胃，以固护后天之本。

 ## 补虚泻实以理脏腑气血

《中藏经》指出："其本实者，得宣通之性必延其寿；其本虚者，得补益之情必长其年。"用方药延年益寿，主要在于运用药物补偏救弊，调整机体阴阳气血出现的偏差，协调脏腑功能，疏通经络血脉。而机体的偏颇，不外虚实两大类，应本着"虚则补之、实则泻之"的原则，予以辨证施药。虚者，多以气血阴阳的不足为其主要表现，在方药养生中，即以药物进补，予以调理，气虚者补气，血虚者养血，阴虚者滋阴，阳虚者壮阳，补其不足而使其充盛，则虚者不虚，身体可强健而延年。实者，多以气血痰湿的郁结、壅滞为主要表现，在方药养生方面，即以药物宣通予以调理，气郁者理气，血瘀者化瘀，湿痰者化湿，热盛者清热，寒盛者驱寒，此为泻实之法，以宣畅气

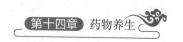

血、疏通经络、化湿导滞、清热、驱寒为手段，以达到行气血、通经络、协调脏腑的目的，从而使人体健康长寿。此外必须指出，纯虚者是较为少见的，正虚夹实才是衰老的常态，故用药自当补中有泻，方克有补。

第二节 药物养生的应用原则

药物养生的具体应用主要着眼在补、泻两个方面。用之得当，在一定程度上可起到益寿延年、抗病防衰的作用。具体应用原则如下。

一 虚则补之，补而勿偏

用补益法进行调养，一般多用于老年人和体弱多病之人，这些人的体质多属"虚"，故宜用补益之法。无病体健之人一般不需服用。尤其需要注意的是，服用补药应有针对性，倘若一见补药，即以为全然有益无害，贸然进补，很容易加剧机体的气血阴阳平衡失调，不仅无益，反而有害，故不可盲目进补，应在辨明虚实，确认属虚的情况下，有针对性地进补。清代医家程国彭指出："补之为义，大矣哉！然有当补不补误人者，有不当补而补误人者，亦有当补而不分气血、不辨寒热、不识开合、不知缓急、不分五脏、不明根本、不深求调摄之方以误人者，是不可不讲也。"

进补的目的在于协调阴阳，宜恰到好处，不可过偏。过偏则反而成害，导致阴阳新的失衡，使机体遭受又一次损伤。例如，虽属气虚，但一味大剂补气而不顾及其他，补之太过，反而导致气机壅滞，出现胸、腹胀满，升降失调；虽为阴虚，但一味大剂养阴而不注意适度，补阴太过，反而遏伤阳气，致使人体阴寒凝重，出现阴盛阳衰之候。

要做到补而勿偏，具体要考虑证候、季节、体质等因素。

（一）辨证进补

主要考虑五脏不同的证候。

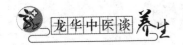

1. 心的虚证

（1）**心气虚** 症见心悸气短，自汗乏力，面色淡白或㿠白，舌淡苔白质嫩，脉少力或虚。可选用西洋参、甘草、五味子、人参、党参等滋补中药；中成药可用参芪精。

（2）**心血虚** 临床以心悸、失眠、多梦为基本症状，兼见面色不华、眩晕、唇舌色淡、脉细弱。可选用当归、灵芝、柏子仁、龙眼肉、阿胶等滋补中药；中成药可用天王补心丹。

（3）**心阳虚** 症见心悸气短，浮肿，肢冷，畏寒，面色苍白或滞暗，舌淡或紫暗而胖嫩，脉迟无力。可选用鹿茸、黄芪、紫河车、人参等滋补中药；中成药可用人参精。

（4）**心阴虚** 症见心烦失眠，心悸，手足心热，咽干，苔少舌质色红且瘦，脉细数。应选用浮小麦、麦门冬、百合、灵芝、西洋参、鸡子黄等滋补中药；中成药可用酸枣仁丸。

2. 脾的虚证

（1）**脾气虚** 临床见症主要是食少，腹胀，便溏，少气懒言，四肢倦怠，肌肉消瘦，面色萎黄，舌淡苔薄白，脉缓弱。常用的滋补中药是淮山药、大枣、莲子、粟米、白术、榛子仁、荔枝、黄芪等；中成药可用大茯苓丸、参苓白术散等。

（2）**脾阳虚** 是脾气虚证的进一步发展，每见形寒肢冷，纳减腹胀，脘腹隐痛，喜温喜热，口淡不渴，大便稀溏，或四肢浮肿，小便不利，或白带清稀而多，舌淡，脉沉细或迟弱。常用的滋补中药是补骨脂、干姜、紫河车、人参等；中成药可用仙术汤、小建中汤等。

3. 肺的虚证

（1）**肺气虚** 表现为咳声无力，语言低微，呼吸微弱，自汗，易感冒，脉虚，苔白舌质淡嫩。常用的滋补中药是五味子、五爪龙、黄芪、人参等；中成药可用补肺散。

（2）**肺阴虚** 主要症状是干咳少痰，咽干喉痛或咯血，盗汗，苔少，舌质红，脉细数。常用的滋补中药是麦门冬、天门冬、西洋参、白木耳、猪肺、

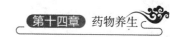

沙参、梨、甘蔗等；中成药可用人参固本丸等。

4. 肝的虚证

（1）肝血虚　主要症状是面色无华，眩晕，夜寐多梦，视物模糊，两目干涩，肢体麻木，爪甲不荣，月经量少或经闭，舌淡，脉细。可选用滋补中药枸杞子、何首乌、当归、白芍、阿胶、鸡血藤、大枣、花生、荔枝等；中成药当用何首乌丸。

（2）肝阳虚　主要见症是头晕，眼花，两目干涩，两胁隐痛，手足心热，苔少舌质红且瘦，脉弦细。可选用滋补中药龟板、鳖甲、桑椹、芝麻、乌骨鸡、女贞子、旱莲草；中成药当用益寿地仙丸、天大造丸。

5. 肾的虚证

（1）肾阴虚　主要见症是遗精，健忘，脱发，腰膝酸软，五心烦热，盗汗，耳鸣，苔少舌质红且瘦，尺脉细数。可选用滋补中药生地、熟地、冬虫夏草、龟板、鳖甲、女贞子、黄精等；中成药当用二精丸、八仙长寿丸。

（2）肾阳虚　临床表现是腰冷痛乏力，阳痿，畏寒，呼多吸少，腰以下肿，小便短少，苔白滑，舌质色淡胖嫩，脉弱，尤以尺脉明显。可选用滋补中药鹿茸、狗鞭、锁阳、巴戟天、沙苑子、杜仲、续断、补骨脂等；中成药当用不老丸、补骨脂丸、胡桃丸等。

（二）因时进补

在选用滋补药时，还要根据四时气候的特点，以及四时气候与人体脏腑组织的内在联系，而合理选择补药。

1. 春季

春为四时之首，万象更新之始，正如《内经》里所说："春三月，此谓发陈。天地俱生，万物以荣。"此时人体之阳气也顺应自然之阳气升发，故在运用药物进补时，应顺乎自然界变化，适当服以辛散升提之品，以充养、保护体内阳气，使之充沛，不断旺盛起来。我国古代养生家也都认为春季应服用一些中药，以调整机体功能，预防疾病，如《寿世秘典》记载："三月采桃花浸酒饮之，能除百病益颜色。"《备急千金要方》指出："春分后宜服神明散。"其方用苍术、桔梗各 60g，炮附子 30g，炮乌头 120g，细辛30g，共研细末，有感时气者，用水调 3g 服之。除此外，古人认为，在"立

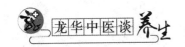

春"那天，宜服蔓青汁，以预防春季传染病；在"三月之节宜饮松花酒"；在"春分后宜服神明散"。若春季患温热病后，津伤液亏者，则需凉补以滋阴生津。此外，南方阴雨连绵，低温与天暖交替出现，湿气困脾，宜进健脾运湿之品，如薏苡仁、茯苓、党参。

2.夏季 《内经》在描述夏天的节气特点时写道："夏三月，此谓蕃秀，天地气交，万物华实。"因此中医认为，夏为"蕃秀"之季，即是自然界生物最为茂盛的时候，此时气候炎热，阳气蒸腾，人体新陈代谢处于旺盛期，入难敷出。汪绮石在《理虚元鉴》里指出："夏防暑热，又防因暑取凉，长夏防湿。"这里再清楚不过地指明了夏季养生的基本原则：在盛夏防暑邪，在长夏防湿邪；同时又要注意保护人体阳气，防止因避暑而过分贪凉，从而伤害了体内的阳气。根据上述特点，夏季药物补益当以甘平、甘凉补益气阴、气津之品为主，兼以清热祛湿。有些慢性病患者，可采取"冬病夏治"之法，即夏季进补，常选用平补肾气的药物，如参芪片、胎盘片、固本丸、灵芝液、参苓白术散等中成药。此外，夏季由于寒凉之物食之较多，易伤胃气，故应在补气生津之时，还要注意健脾胃，较合适的药物有菊花、藿香、佩兰、绿豆、西瓜等。

3.秋季 《管子》指出："秋者阴气始下，故万物收。"从秋季的气候特点来看，"秋为容平"之季，自然界阳气渐受，阴气渐长，由热转寒，即"阳消阴长"的过渡阶段。由于气候逐渐凉爽，燥气盛行，使人们感到口唇干燥，咽干，皮肤干燥，说明燥气可消耗人体之津液。因此，秋季养生不能离开"收养"这一原则，也就是说，秋天养生一定要把保养体内的阴气作为首要任务。其基本原则是多用滋润之品，切忌耗散。津液既伤，滋补津液就是适宜秋季的补法，常用的有人参、沙参、西洋参、百合、杏仁、远志、川贝、胖大海等。

4.冬季 冬季草木凋零，冷冻虫伏，是自然界万物闭藏的季节。由于阳气潜伏，阴气盛极，万物生机闭藏，人体新陈代谢缓慢，生理功能处于抑制、收缩、减低状态，那么，冬季养生的基本原则就是要顺应体内阳气的潜藏，以敛阴护阳为根本。此时用药物对人体进补，对促进人体功能活动、增进脏腑功能活力有事半功倍的作用。"冬至"是冬三月气候转变的分界线，由此，阴气始退，阳气渐回，根据中医学"冬至一阳生"观点，这个时候进补可扶正固本、培育元气，使闭藏之中蕴藏活泼生机。《千金翼方》主张："冬服药酒两三剂，立春则止。"这类补益药酒有十全大补酒、虎骨酒、枸杞酒、苡仁酒、山药酒、参茸药酒、参药酒、虫草补酒等。每日 1～2 次，每次半两左右。冬季常用补药有鹿茸、肉桂、龙眼、首乌等。但冬季进补亦应注意不可过服温热之品，以免太过伤阴。著名医学家张志聪针对《内经》"秋冬养阴"的养生原则，认为"秋冬之时，阴盛于外而虚于内"，所以不可一味温补助阳，还须结合滋补阴精，使阴阳互生互化。至于在南方，由于冬季雨水少，气候较为干燥，宜进温润之品，如桑寄生、菟丝子、熟地等。

（三）辨体质进补

常见的几种体质及相应的进补注意事项如下。

1. 气虚质

形体特征：肌肉不健壮。常见表现：语音低怯，气短懒言，肢体容易疲乏，精神不振，容易出汗。舌头呈淡红色，舌体显胖大，舌边缘有齿印痕，脉象虚缓。容易头晕、健忘。有的人大便正常，有的人大便溏稀。小便则正常或者量、次数偏多。

适合气虚质体质人养生的中药有人参、太子参、西洋参、党参、黄芪、山药、茯苓、黄精、莲子等。

2. 阳虚质

形体特征：体形白胖，肌肉不结实。常见表现：平时怕冷，手足"热力不足"，喜欢热饮热食，精神不振，睡眠偏多。舌头颜色偏淡，略显胖大，边缘有齿印痕，舌苔湿润。脉象沉迟微弱。有些人面色柔白，唇色淡，头发容易脱落，容易出汗。大便多溏稀，少量多次，尿则清长。

适宜阳虚质体质人养生的中药有肉桂、鹿茸、鹿鞭、肉苁蓉、海马、海狗肾、杜仲、雪莲花、蛤蚧等。

3. 阴虚质

形体特征：体形瘦长。常见表现：手足心热，平时容易口燥热，咽喉干涩，口渴爱喝冷饮。鼻腔偏干，鼻涕少。大便干燥，舌头红，口水偏少，舌苔偏少。有些人还会面色潮红，心有烘热感，眼睛干涩、看物发花，皮肤偏干燥。有些人会出现眩晕耳鸣，睡眠质量差，小便短而不畅，脉象细弦而数。

适合阴虚质体质人养生的中药有麦冬、百合、乌梅等。

4. 血虚质

形体特征：肌肤不荣。常见表现：全身或某一局部的某些功能减退或营养不良。如肌肤爪甲失养，可见面色苍白，唇舌爪甲色淡；头目失养可见头晕目眩，两目干涩；血不养心，则心神不宁，可见心悸怔忡；血不养肝，则视力减退；血不养筋，则肢节屈伸不利；血不荣络，则肢体肌肤麻木等。

适宜血虚质体质人养生的中药有当归、枸杞、地黄、何首乌、灵芝、阿胶等。

5. 痰湿质

形体特征：体形肥胖，尤其是腹部肥胖松软。常见表现：面部皮肤油脂较多，汗水多且黏，容易胸闷，痰多。有些人面色淡黄发暗，眼圈微浮肿，容易困倦。舌体胖大，舌苔白腻，嘴里常有黏、发腻、发甜的感觉。大便正常或者略溏稀，小便量不多或者颜色稍微有些浑浊。脉象滑。

适合痰湿质体质人养生的中药有薏苡仁、玉米须、蛇肉、木瓜、肉豆蔻等。

6. 瘀血质

形体特征：瘦人居多。常见表现：面色灰暗，皮肤偏暗有色素沉着，容易出现瘀斑和疼痛。唇色暗淡或者发紫。舌头暗有点、片状瘀斑，舌头下静脉曲张，脉象则细涩。有些人眼眶暗黑，鼻头暗滞，头发容易脱落，肌肤发干。女性常常痛经、闭经，或者经血中有比较多凝结的血块，经血颜色紫黑有块状物，有些人甚至有出血倾向、吐血和崩漏。

适合瘀血质体质人养生的中药有川芎、丹参、山楂、三七、桂花等。

7. 气郁质

形体特征：瘦者居多。常见表现：最多见的是性格内向不稳定，抑郁脆弱，敏感多疑，对精神刺激的适应能力较差，平时苦着脸，表情烦闷不开心。

有些人胸部有胀痛感或者有疼痛游走感，常叹气、打嗝，或者咽喉总觉得不舒服，有物梗着。有些女性乳房胀痛。睡眠较差，食欲减退，健忘，痰多，大便多发干，小便正常。舌头颜色淡红，舌苔薄而白，脉象弦细。

适合气郁质体质人养生的中药有陈皮、砂仁、薤白、玫瑰花、茉莉花等。

 ## 实则泻之，泻不伤正

药物养生以补虚为主，但体虚而本实者也并不少见。只谈其虚而不论其实，未免失之过偏。正如徐灵胎所说："能长年者，必有独盛之处，阳独盛者，当补其阴。""而阳之太盛者，不独当补阴，并宜清火以保其阴。""若偶有风、寒、痰、湿等因，尤当急逐其邪。"现代人的生活水准提高了，往往只注重补益而忽视泻盛。然而，平素膏粱厚味不厌其多者，往往脂醇充溢，形体肥胖，气血痰食壅滞已成其隐患。因此，泻实之法也是抗衰延年的一个重要原则。《中藏经》所说"其本实者，得宣通之性必延其寿"，即是这个意思。

体盛邪实之人，运用宣泄通利的方剂可调节阴阳气血得以平衡。但在药物养生过程中要注意攻泻之法的恰当运用，不可因体盛而过分运用攻泻之法，攻泻太过则易导致人体正气虚乏，不但起不到益寿延年的作用，反而适得其反。所以，药物养生中的泻实之法，以不伤其正为原则，力求达到汗毋大泄，清毋过寒，下毋峻猛。在实际应用中应注意：①确实有过盛壅滞之实者，方可考虑用攻泻之法；②选药必须贴切，安全有效；③药量必须适当，恰如其分；④用药必须适度，中病即止；⑤不可急于求成，强求速效。

 ## 用药缓图，顾护脾胃

衰老是个复杂而缓慢的过程，任何益寿延年的方法，都不是一朝一夕即能见效。药物养生也不例外，不可能指望在短时期内依靠药物达到养生益寿的目的。因此，用药宜缓图其功，要有一个渐变过程，不宜急于求成。若不明此理，则欲速不达，非但无益，抑且有害。这是药物养生中应用的原则，也是千百年来历代养生家的经验之谈，应该予以足够的重视。

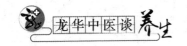

此外，不论是使用滋补药，还是泄实药，一定要顾护脾胃，这是因为脾胃为后天之本，百虚皆由于脾胃。如大病久病之后或年老体弱的虚衰，并非一脏一腑，以五脏皆虚多见，气血阴阳俱不足，此时用补当遵孙思邈之"五脏不足，调于胃"，通过补脾胃，使脾气先旺，则气血阴阳化生有源，从而充养五脏六腑。此外，还有在"虚不受补"的情况下，也要首先顾护脾胃。所谓"虚不受补"，是指体质虚弱较甚或阴阳气血俱虚时，当用补药滋补，若脾胃不健，反可致气机壅滞，加重脾胃之虚，药力难行，体虚愈甚，此时用补，要以运脾为先。又因滋补药多腻滞，尤以滋补阴血之品为甚，往往滞胃呆脾，故在运用补药养生时，常应配以调理脾胃之品，如陈皮、木香、藿香、佩兰、苍术、厚朴等。上述各药不仅能使脾胃功能健旺，而且能防补药腻滞之弊。宣泄通利之药峻猛，易伤脾胃，体盛攻邪时，更要固护脾胃，才能使正气不伤。

第三节　益寿延年常用中药与方剂

一　益寿延年常用中药

具有延年益寿作用的中药有很多，历代本草及医家著述均有所记载，这类药品一般均有补益作用，同时也能疗疾。即有病祛病，无病强身延年。可以配方，亦可以单味服用。兹按其功用分补气、养血、滋阴、补阳四类，择要予以介绍。

（一）补气类

1.人参　味甘微苦，性温。归脾、肺、心经。《本经》谓其"主补五脏，安精神""明目开心益智，久服轻身延年"。本品可大补元气，生津止渴，对年老气虚、久病虚脱者尤为适宜。被人给予"地精""神草""长命草"等美名。

人参的用法多种多样，可炖服，炖时要用文火煮沸一小时以上，以便把人参有效成分煎出，保证疗效，用量一般 3～9g。人参一味煎汤，名独参汤，具有益气固脱之功效，年老体弱之人，长服此汤，可强身体，抗衰老。人参切成饮片，每日噙化，可补益身体，防御疾病，增强机体抵抗能力；可吞服或嚼服，即在人参干燥后，研为细末，每次用量 10g 左右，这样用量小，可节省药物，但能保证一定的疗效；还可酒浸，即把人参，或配其他药共切碎，放入好米酒内浸泡，一般一个月后便可饮服，每次两三汤匙，一日两次。若要酿酒，可用人参为未，同用面米、酿酒，每次两三汤匙，每日两三次饮用。

近代研究证明，人参中含有人参皂苷和人参多糖等主要活性成分。人参皂苷可调节网状内皮系统功能，提高人的脑力和体力劳动能力，抗疲劳，提高思维活动效率；还有保护心脏、改善心肌代谢、降低血糖及延缓衰老的作用。人参多糖则有提高机体免疫力、增强机体对有害刺激的防御能力和抗肿瘤的功效。

2.西洋参　西洋参又叫花旗参，为五加科植物西洋参的根。主产于美国和加拿大，其味甘、微苦，性凉；归心、肺、肾经。能补气养阴，清火生津，为清补保健之妙品。凡欲用人参而不耐人参之温者，皆可用之。

本品服法主要是：将其研为细末，每次服三至五分，温开水送下，也可煎服，每次五分至一钱，煎时多用文火，可代茶饮，或与其他煎好的药汁同服。

现代药理研究表明，西洋参含多种人参皂苷类，其中人参二醇单体皂苷和人参皂苷 Rg1 的含量高于亚洲人参，另含人参酸、齐墩果酸、多种无机盐、氨基酸和维生素。西洋参水煎剂、总皂苷及不同的炮制品均能明显延长小鼠游泳时间，说明它具有抗疲劳作用。可供激烈活动时疲劳乏力、口干而渴、出大汗者服用，为体育保健之佳品。

但本品不适用于体质虚寒而阳气虚者。

3.党参　以桔梗科植物党参的根入药，性味甘平，归脾、肺经。具有补中益气、健脾益肺的功效。用于脾肺虚弱，气短心悸，食少便溏，虚喘咳嗽，内热消渴等。《本草从新》记载："补中益气、和脾胃、除烦渴。中气微

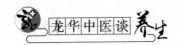

弱，用以调补，甚为平妥。"故为平补保健之品。党参虽与人参功同，但力量缓弱，临床上常作为人参的代用品以治疗气虚证。

本品用量一般为 3 ～ 9g，在重病或急病时，也可用到 15 ～ 30g，或更多些。

现代药理研究表明，党参具有调整胃肠运动功能、抗溃疡、增强机体免疫功能、增强造血功能、抗应激、强心、抗休克、调节血压、抗心肌缺血和抑制血小板聚集等作用。党参还具有益智、镇静、催眠、抗惊厥等作用。

4. 太子参　太子参为石竹科孩儿参属植物孩儿参的干燥块根，别名孩儿参、童参、双批七、四叶参或米参，为常用中药。甘、微苦，微温；入心、脾、肺三经。具有益气生津、补肺健脾之功效，与人参功用相仿，但以"清补"见长，特点为益气但不升提，生津但不助湿，扶正却不恋邪，补虚又不峻猛。是一味很好的清补之品，其补气之力虽不及党参，而生津之力却胜于党参，可代西洋参之用。主要用于心悸自汗、疲倦乏力、脾虚食少、气阴不足、自汗口渴、肺燥干咳等症。

太子参水煎，每剂 9 ～ 30g，内服。在夏季天热时，可用 15g 太子参与乌梅共煮水，加适量冰糖或白砂糖代茶饮，有益气生津防渴之功效。

现代药理研究表明，太子参化学成分主要有太子参皂苷 A、棕榈酸、亚油酸等，还含有糖、磷脂、氨基酸、挥发油及微量元素锰、铁、铜、锌等。有抗疲劳、抗应激作用，并有促进免疫及延长寿命作用；太子参皂苷 A 有抗病毒作用。

5. 黄芪　药用其根，味甘，性微温；归肺、脾经。本品可补气升阳，益卫固表，利水消肿，补益五脏，为重要的补气药，全身之气皆能补益。《神农本草经》列为上品，以豆科植物黄芪和内蒙古黄芪等的根入药。久服可壮骨强身，治诸气虚。

清宫廷保健，多用黄芪补中气，益营血。单味黄芪 480g，用水煎透，炼蜜成膏，以白开水冲服。

据现代研究和临床应用表明，本药确有强心、保护肝脏、兴奋中枢神经系统等多方面强壮作用，若用大剂量的黄芪，有降压、利尿、增加血浆蛋白、降低尿蛋白等作用，故常用于高血压、肾病证属阳气衰弱者，收效良好。黄芪具有延长某些原代细胞和某些二倍体细胞株寿命的能力，若与当归相配，能使大白鼠红细胞电泳明显加速，使其恢复到青年大鼠水平，说明当归与黄芪相配有使"老年"红细胞趋向于年轻化的作用，有利于抗衰老。

6. 茯苓 以多孔菌科植物茯苓的干燥菌核入药，味甘淡，性平；归肺、胃、肾经。《本经》谓其："久服安魂养神，不饥延年。"本品具有健脾和胃、宁心安神、渗湿利水之功用。《普济方》载有茯苓久服令人长生之法。历代医家均将其视为常用的延年益寿之品，因其药性缓和，可益心脾，利水湿，补而不峻，利而不猛，既可扶正，又可去邪。故为平补之佳品，古人称之为"上品仙药"。

将白茯苓磨成细粉，取 15g，与粳米煮粥，名为茯苓粥，李时珍谓"茯苓粉粥清上实下"。常吃茯苓粥，对老年性浮肿、肥胖症，以及预防癌肿，均有好处。清代宫廷中，曾把茯苓制成茯苓饼，作为经常服用的滋补佳品，成为却病延年的名点。若阴虚津液枯乏者，不宜用本品，滑精者亦须慎用。

现代药理研究发现，茯苓的主要有效成分茯苓多糖，是一种非特异性免疫促进剂，它不仅能提高机体的抗病能力，而且有较强的抗癌作用。茯苓中还含有茯苓酸、蛋白质、卵磷脂、麦角甾醇、组氨酸等，其中的卵磷脂是一种神经系统滋补强壮剂，这说明古人称茯苓能"保神""益智"是有科学道理的。实验研究还证明，茯苓有降血糖、抗溃疡和利尿作用。作为抗衰防老药，古人常将茯苓与苍术配伍同用，原因如《经验方》里所说："乌髭发，驻颜色，壮筋骨，明耳目，除风气，润肌肤，久服令人轻捷。"医籍中尚有以本品与白芷同用，做膏剂、面脂之记载，长期使用防老去皱，令面光悦，有一定效果。此外，《百病丹方大全》载方："用白茯苓研极细末，加入白蜜调匀，每夜敷之，晨起洗净，可润泽肌肤，美容艳色，去面黑斑。"

7. 白术 以菊科植物白术的根茎入药，其味苦、甘，性温；归脾、胃经。有补脾益气、燥湿利水、固表止汗之功，是脾胃气虚、体弱自汗及妊娠胎动不安的常用药。据近代研究，本品可使胃肠分泌旺盛，蠕动增速，入血可使血循环加快，还有降低血糖和利尿作用。《神农本草经》里说："久服轻

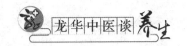

身延年，不饥。"说明常服白术可延年益寿。白术补气，偏于健脾，补中焦以生气，适用于生气血以治虚；而党参、人参补气，偏于补脾肺元气，适用于补虚救急。

用量一般为5～10g，重病或需要时，也可用到15～30g。白术忌与桃、李、雀肉、青鱼同食。

现代药理研究表明，白术能增强机体免疫功能，显著增强白细胞吞噬金黄色葡萄球菌的能力。白术多糖在一定的浓度范围内能单独激活或协同促进正常小鼠淋巴细胞转化，并明显提高IL-2分泌的水平。氢化可的松造成小鼠的免疫抑制，白术多糖对淋巴细胞的增殖功能有恢复作用，并提高免疫抑制小鼠脾脏细胞体外培养的存活率，延长淋巴细胞寿命，纠正T细胞亚群分布紊乱状态，可使低下的IL-2水平显著提高。白术有抗氧化作用，能有效抑制脂质过氧化作用，降低组织脂质过氧化物的含量，避免有害物质对组织细胞结构和功能的破坏，可对抗小鼠及人红细胞自氧化溶血。白术有延缓老年小鼠肾脏衰老的作用，可使老龄小鼠的肾脏结构有明显改善。

8. 山药　味甘，性平；入肺、脾、肾经。《本经》谓其："补中益气力，长肌肉，久服耳目聪明。"本品具有健脾补肺、固肾益精之作用，因此，体弱多病的中老年人经常服用山药，好处颇多。

《萨谦斋经验方》载有山药粥，即用干山药片45～60g（或鲜山药100～120g，洗净切片），粳米60～90g同煮粥。此粥四季可食，早晚均可用，温热服食。常食此粥，可健脾益气、止泻痢，对老年性糖尿病、慢性肾炎等病，均有益处。

近代研究证明，山药营养丰富，内含淀粉酶、胆碱、黏液质、糖蛋白和自由氨基酸、脂肪、碳水化合物、维生素C等。山药中所含的淀粉酶，可分解成蛋白质和碳水化合物，故有益智安神、延年益寿的滋补效果。

9. 黄精　以百合科植物多种黄精的根茎入药，性味甘平；归肺、脾、肾经。具有补脾润肺、补肾益精、强筋骨、乌须发、抗衰老的作用。如《日华子本草》说："补五劳七伤，助筋骨、止饥、耐寒暑、益脾胃、润心肺，单服九蒸九晒，食之驻颜。"《名医别录》列黄精为上品，称其"主补中益气，除风湿，安五脏，久服轻身延年不饥。"可见，自古以来人们就把黄精视为滋补强壮、延年益寿之良药，并有"仙人余粮""仙人饭"等美名。黄精由于性质平和，适用于久服、病时调养之用，前人经验认为"黄精可代参芪"，此说供参考。

本品与鸡肉同蒸，鸡熟食用，能补益脾胃；与猪肉炖食，可加蜜或冰糖食用，能补虚润肺；水蒸，每剂量为 9 ～ 15g，鲜者 30 ～ 60g，内服。

据现代研究证明，黄精能增强心肌收缩力，增加冠状动脉流量，改善心肌营养，防止主动脉粥样硬化及脂肪肝的浸润，并有提高机体免疫力、促进造血功能、降低血糖等作用。

10. 薏苡仁 味甘淡，性凉；归脾、胃、肺经。《本经》将其列为上品，谓其："主筋急拘挛，不可屈伸，风湿痹，久服轻身益气。"本品具有健脾、补肺、利尿之效用。

薏苡仁是一味可作杂粮食用的中药，可用薏苡仁煮饭和煮粥。历代均有记载，沿用至今。将薏苡仁洗净，与粳米同煮成粥，也可单味薏苡仁煮粥，具有健脾胃、利水湿、抗癌肿之作用。中老年人经常服用，很有益处。

近代研究证明，薏苡仁含有丰富的碳水化合物、蛋白质、脂肪、维生素 B、薏苡素、薏苡醇，以及各种氨基酸。药理试验发现，其对癌细胞有阻止生长和伤害作用。由于其药性缓和，味甘淡而无毒，故成为大众喜爱的保健佳品。

11. 五味子 为木兰科植物五味子的果实，因其味兼酸、辛、甘、苦、咸而得名；归肺、心、肾经。能敛肺定喘，滋肾涩精，止汗止泻，生津止渴。《神农本草经》列为上品，并说："主益气，咳逆上气，劳伤羸瘦，补不足，强阴，益男子精。"药王孙思邈说："五月常服五味子，以补五脏气。遇夏月夏季之间，困乏无力，无气以动，与黄芪、人参、麦冬，少加黄柏煎汤服，使人精神顿加，两足筋力涌出。""六月常服五味子，以益肺金之气，在上则滋源，在下则补肾。"可见，五味子有良好的补虚健身作用，常服能使人增强体力。

现代研究结果表明，五味子与人参相似，均具有"适应原"样作用，能

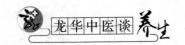

增强机体对非特异性刺激的防御能力，增强机体的条件反射机能，提高大脑皮层的工作能力，对呼吸中枢有兴奋作用。可以调节心血管系统和病理生理机能，使病态下的血液循环得到改善。可提高正常人和眼病患者的视力及扩大视野，对听力也有良好影响，还可提高皮肤感受器的辨别能力，对胃液分泌也有调节作用。此外，还有镇咳、祛痰、抑菌等作用，是作用广泛的滋补强壮药。

12. 甘草 又名粉草，药用其根及根茎，性味甘平；归十二经。功能健脾益胃，可用于脾胃气虚所致的饮食减少、倦怠乏力、四肢无力等症。也可补益心气，用于心虚所致的心悸怔忡、气短、脉结代等症，还能缓急止痛，可用于肌肉、血管挛急作痛。重要的是甘草能清热解毒，可解多种药物中毒，如解毒保肝，用于病毒性肝炎的治疗。此外，甘草可调和诸药，能缓和有些药物的猛烈作用，使其药性缓和，并保护胃气。生甘草兼能润肺，对肺热所致的咽痛、咳嗽等有效。

近代研究证明，本品为滑润性祛痰药，口服后能使咽喉黏膜减少刺激，适用于咽喉炎症。还证明甘草有抑制结核杆菌的作用，可用于肺结核。用蜜炙过的甘草称炙甘草，适用于补中益气；生甘草适用于清热解毒；生草梢能治尿道中疼痛，适用于淋病。脾胃有湿而中满呕吐者忌用，也不可长期大量服用，过量可引起水肿、高血压。甘草反大戟、甘遂、芫花、海藻。现代药理研究证实，甘草可调节机体免疫功能。

（二）养血类

1. 熟地黄 是由生地黄加黄酒拌和蒸制而成。味甘，性微温；归肝、肾经。《本草纲目》谓其："填骨髓，长肌肉，生精血，补五脏内伤不足，通血脉，利耳目，黑须发。"《本草经疏》誉其"补肾家之要药，益阴之上品"。本品有补血滋阴、益精填髓之功。

熟地久服时，宜用砂仁拌，以免妨碍食欲，使胸脘发闷。用量一般9～24g。阳虚阴盛之人忌用，痰多、苔腻、胸膈滞闷者也不宜用。《备急千金要方》载有熟地膏，即将熟地300g，煎熬3次，分次过滤去滓，合并滤液，兑白蜜适量，熬炼成膏，装瓶藏之。每服两汤匙（9～15g），日服1～2次，白开水送服。对血虚、肾精不足者，可起到养血滋阴、益肾添精的作用。

现代药理研究证明，地黄有显著的强心作用，特别是对衰弱的心脏，其作用更明显。此外，其水溶性成分尚有抗炎和保肝作用；脂溶性成分有耐缺氧作用；其水、醇提取物有调节免疫功能的作用。近来的实验研究结果还证明，地黄能防止细胞老化，增强神经的反射机能。这些资料表明，地黄不仅具有强壮功效，而且具有抗衰老作用。

2. 当归 以伞形科植物当归的根入药，味甘、辛、苦，性温；归肝、心、脾经。能补血活血，润肠通便。《本草备要》谓其："血虚能补，血枯能润。"对气血生化不足，或气血运行迟缓，以及血虚肠燥便秘者，常服效佳。由于当归既补血，又能活血，故成为调经要药，可用于月经延时、闭经、痛经、月经量少色淡等症，常与熟地、白芍、川芎等配成"四物汤"应用。前人把当归称为"妇科专药"，无论胎前、产后各病，都常随症加减采用。当归头和当归尾偏于活血、破血；当归身偏于补血、养血；全当归既可补血又可活血；当归须偏于活血通络。用量一般 3 ～ 9g。

现代药理研究证明，本品有抗贫血、抗维生素 E 缺乏及镇静、镇痛、降血脂等作用，还可增加冠状动脉血流量，对子宫有双向性调节作用。当归多糖能增加外周血红细胞、白细胞、血红蛋白及骨髓有核细胞数，这种作用特别是在外周血细胞减少和骨髓受到抑制时尤为明显。当归水浸液给小鼠口服能显著促进血红蛋白及红细胞的生成。因此，当归是一味重要的保健中药，凡虚损不足、气血虚弱者，皆可常用。

3. 何首乌 又名赤首乌，以蓼科植物何首乌的块根入药，味苦、甘、涩，性微温；归肝、心、肾经。《开宝本草》谓其："益气血，黑髭鬓，悦颜色。久服长筋骨，益精髓延年不老。"本品具有补益精血、涩精止遗、补益肝肾的作用。明代医家李中梓云："何首乌老年尤为要药，久服令人延年。"

何首乌一般多为丸、散、煎剂所用。可水煎、酒浸，亦可熬膏，与其他药配伍合用居多。

现代药理研究结果认为，何首乌含有蒽醌类、卵磷脂、淀粉、粗脂肪等。而卵磷脂对人体的生长发育，特别是中枢神经系统的营养，起很大的作用，

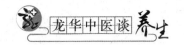

且其还有强心的作用。另外，据报道，何首乌能降低血脂，缓解动脉粥样硬化的形成。由此可见，何首乌的益寿延年作用是通过强壮神经、增强心脏机能、降低血脂、缓解动脉硬化等作用，增强人体体质的。

4.龙眼肉 味甘，性温。《神农本草经》谓其："久服强魂聪明，轻身不老。"本品具有补心脾、益气血之功。

清代养生家曹庭栋在其所著的《老老恒言》中，有龙眼肉粥。即龙眼肉15g，红枣10枚，粳米60g，一并煮粥。具有养心、安神、健脾、补血之效用。每日早晚可服一两碗。该书云："龙眼肉粥开胃悦脾，养心益智，通神明，安五脏，其效甚大。"然而"内有火者禁用"。

近代科学研究证明，龙眼肉的成分内含有维生素A和维生素B、葡萄糖、蔗糖及酒石酸等，据临床报道，对神经性心悸有一定疗效。

5.阿胶 为黑驴皮经过漂泡去毛后，加冰糖等配料熬制而成。本品味甘、性平；归肺、肝、肾经。有补血止血、滋阴润肺、调经安胎等作用，为历代喜用的滋补珍品。《水经注》即有"岁常煮胶，以贡天府"的记载，故有贡胶之称。《本草纲目》更是称其为"圣药"，它与人参、鹿茸并称中药的"三宝"。

本品单服，可用开水，或热黄酒烊化；或隔水炖化，每次3～6g。适用于血虚诸证，若舌苔厚腻、食欲不振、大便溏泄者，均不适用。

现代药理研究表明，阿胶含有胶原、多种氨基酸、钙、硫等成分，具有加速生成红细胞和血红蛋白的作用，以及促进血液凝固作用，故善于补血、止血。其还能改善动物体内的钙平衡，使血钙升高。此外，阿胶还有防治进行性肌营养障碍的作用。

6.白芍 为毛茛科多年生草本植物栽培种芍药的根，至梁代陶弘景分为赤、白两种。其中赤芍偏于行血散瘀，白芍偏于养血益阴；赤芍泻肝火，白芍养肝阴；赤芍散而不补，白芍补而不散。白芍味酸、苦，性微寒，入肝、脾经。有养血荣筋、缓急止痛、柔肝安脾等作用，为阴血不足、肝阳上亢所常用，尤为妇科常用药。正如《日华子本草》云："主女人一切病，并产前后诸疾。"临床上常与熟地、当归配伍，用于治疗血虚所致的妇女月经不调、经后腹痛等；与甘草同用，对胁、胃脘、腹、头、四肢肌肉等部位拘急疼痛有缓解作用。用量一般为 5～12g。养阴、补血、柔肝时，用生白芍；和中缓急用酒炒白芍；安脾止泻用土炒白芍。

现代药理研究表明，白芍对肠管和胃运动有抑制作用，显著对抗催产素引起的子宫收缩；对肝损伤有明显保护作用；对心血管系统的作用为可扩张冠状动脉，降低血压。

（三）滋阴类

1. 枸杞子　味甘，性平；归肝、肾经。《神农本草经》谓其："久服坚筋骨，轻身不老。"《本草经疏》："枸杞子，润血滋补，兼能退热，而专于补肾，润肺，生津、益气，为肝肾真阴不足，劳乏内热补益之要药。老人阴虚者十之七八，故取食家为益精明目之上品。"本品具有滋肾润肺、平肝明目之功效。

《太平圣惠方》载有枸杞粥，用枸杞子 30g，粳米 60g，煮粥食用，对中老年因肝肾阴虚所致之头晕目眩、腰膝疲软、久视昏暗及老年性糖尿病等，有一定效用。《本草纲目》云："枸杞子粥，补精血，益肾气。"对血虚肾亏之老年人最为相宜。

现代药理学研究表明，枸杞子含有甜菜碱、胡萝卜素、维生素 B_1、核黄素、烟酸、抗坏血酸、钙、磷、铁等成分，具有抑制脂肪在肝细胞内沉积，防止脂肪肝，促进肝细胞新生的作用。枸杞子水提取物或肌注醇提取物和枸杞多糖，均有提高巨噬细胞的吞噬功能、增强血清溶菌酶的作用，提高血清中抗绵羊红细胞抗体的效价，还能增加脾脏中抗绵羊红细胞的抗体形成细胞的数量，具有延缓衰老作用。

2. 麦门冬　以百合科植物沿阶草的块根入药，味甘、微苦，性微寒；归心、胃、肺经。能养阴润燥，生津止渴，又能清心除烦，延年益寿。如《神农本草经》里说：麦门冬"久服轻身不老不饥"；《本草拾遗》也谓之："久服轻身明目，和车前地黄丸服，去湿痹，变白，夜视有光"；《名医别录》尚说，麦门冬"保神定肺气、安五脏，令人肥健，美颜色，有子"。可见，麦门冬有健身延年之功。

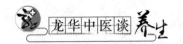

本品单用即有效，如《图经本草》中的"麦门冬煎"，即以鲜麦冬捣碎取汁，加蜜适量，熬膏，温酒化服，每日早晚各服一次，每次一汤匙。可"补中益气，悦颜色，安神益气，令人肥健，其力甚快"。可代茶饮，用麦门冬3～6g，有润阴清热之效。水煎，每剂9～15g。但脾胃虚寒及风寒感冒者忌用。

据现代药理研究，麦冬能明显提高小鼠的耐缺氧能力，其改善心绞痛症状和心电图的作用可能与此有关。能升高血糖，也能降低血糖，并能促使胰岛细胞恢复。

3.天门冬　为百合科天门冬属植物天门冬的块根用药，味甘、苦，性寒；入肺、肾经。能清肺降火，滋阴润燥，其健身延年、润肌悦颜效果较佳。如《神农本草经》里说："久服轻身，益气延年。"《日华子本草》载："润五脏，益肌肤，悦颜色，补五劳七伤。"

本品单用即有效，如《饮膳正要》天门冬膏，即以鲜天冬捣汁熬膏，每服一汤匙，早晚空心温酒下，久服有益气延年之功。此外，也可酿酒，即用天门冬去心，水煎为液，同曲米共酿酒，初则味酸，久则味佳。此酒可滋润五脏，通血脉，久则补虚治劳损，每次饮三至五汤匙。水煎，每剂9～15g。本品忌鲤鱼，外感风寒、脾虚泻泄者也不可用。

据现代药理学研究，天门冬有抗菌及抗肿瘤作用。

4.玉竹　以百合科植物玉竹的根茎入药，味甘，性平；入肺、胃经。有养阴润肺、益胃生津等作用，是养阴生津之佳品。《神农本草经》载其："主诸不足，久服去面皯，好颜色，轻身不老。"《本草拾遗》则曰："主聪明，调血气，令人强壮。"

据现代研究证实，本药确有强壮作用，但其力缓和，宜久服，且有较好的强心作用，可用于各种心脏病之心力衰竭。此外，长期服用，也可消除疲劳，强壮身体，抗衰防老，延年益气，是康复保健的常用良药。本品补而不腻，凡津液不足之症，皆可应用；但胃部胀满，湿痰盛者，应慎用或忌用。

5.石斛　为兰科多年生附草本植物金钗石斛的茎，一般附生于高山岩石或森林的树干上。味甘、淡、微咸，性寒；归胃、肾经。功能清热生津，益胃养阴。如《神农本草经》里说："补五脏虚劳羸瘦，强阴，久服厚肠胃、轻身延年。"

临床研究认为，本品确能增强胃肠功能，促进胃液分泌。若平素胃有虚热、津液不足、口中干渴者，单用本品适量水煎代茶，能生津养胃，纳香进食。热病早期阴未伤者，湿温病未化燥者，脾胃虚寒者，均禁服。

6. 桑椹 桑椹为植物桑的成熟聚合果，又名桑果，味苦，性寒。《本草拾遗》云："利五脏、关节，通血气。久服不饥……变白不老。"《滇南本草》谓其："益肾脏而固精，久服黑发明目。"本品可补益肝肾，有滋阴养血之功。

将桑椹水煎，过滤去滓，装于陶瓷器皿中，文火熬成膏，兑适量白蜜，贮存于瓶中。日服两次。每次 9 ~ 15g（约一二汤匙），温开水调服。具有滋补肝肾、聪耳明目之功能。

现代药理学研究证明，桑椹含有丰富的活性蛋白、维生素、氨基酸、矿物质、葡萄糖等成分，临床上用于贫血、神经衰弱、糖尿病及阴虚型高血压。常吃能显著提高人体免疫力，具有延缓衰老、美容养颜的功效。桑椹具有免疫促进作用，对脾脏有增重作用，对溶血性反应有增强作用。

7. 女贞子 以木樨科植物女贞的成熟果实入药，味甘、微苦，性平；归肝、肾经。《神农本草经》谓其："主补中，安五脏，养精神，除百疾，久服肥健，轻身不老。"《本草纲目》云："强阴健腰膝，变白发，明目。"本品可滋补肝肾，强阴明目。

现代药理学研究证明，女贞子的果皮中含三萜类物质，如齐墩果酸、右旋甘露醇、葡萄糖。种子含脂肪油，其中有软脂酸、油酸及亚麻酸等成分。本品有强心、利尿作用，还可用治淋巴结核及肺结核潮热等。其补而不腻，但性质偏凉；脾胃虚寒泄泻及阳虚者慎用。

8. 旱莲草 以双子叶植物药菊科植物鳢肠的全草入药，味甘、酸；入肝、肾经。功能补益肝肾，凉血止血。若因肝肾虚而致头晕眼花，牙齿松动，须发早白，可用本品配女贞子、桑椹子等同用；若因阴虚内热而致咯血、吐血、尿血，可配阿胶同用。

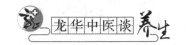

近些年来，在治疗再生障碍性贫血、功能性子宫出血、紫癜等病的方剂中，也常随症选用本品。由于旱莲草有较好的补肝肾、乌发、生发、固齿等保健作用，故越来越受到人们的欢迎。凡平素发易脱落、眉毛易脱落、牙齿松动、须发早白者，可常用之。脾胃虚弱、肾阳虚者忌用。

9. 冬虫夏草　又称冬虫草，它是麦角菌科真菌冬虫夏草寄生在幼虫蛾科昆虫幼虫上的子座及幼虫尸体的复合体。冬虫夏草是与人参、鹿茸齐名的三大补品之一，只生长在我国西南海拔 3000 米以上的高山雪原上。其药用和营养价值很高，中医学认为，本品味甘，性温；入肺、肾二经。既能补肺阴，又能补肾阳，为补虚疗损之良药。如《本草从新》载其："保肺益肾，止血化痰，已劳嗽。"本品既为肺肾两虚、咳喘短气、自汗盗汗所首选，又为肾阳不足、阳痿遗精、腰腿酸软所常用，更为身体虚衰或病后体弱滋补调养之珍品。

10. 山茱萸　以山茱萸科植物山茱萸的果肉入药，其味酸、涩，性微温；入肝、肾经。能补肾益肝，收敛固涩，是标本兼顾的保健药。本品早在《神农本草经》里就已列为上品，其文曰："久服轻身。"《名医别录》里又说："强阴益精，安五脏……强力，长年。"《药性论》则说："补肾气，兴阳道，坚阴茎，添精髓，疗耳鸣，止老人尿不节。"

据现代药理学研究，山茱萸含山茱萸苷、皂苷、鞣质、熊果酸、没食子酸、苹果酸、酒石酸、维生素 A 等，体外实验能杀灭小白鼠腹水癌细胞，对"化疗"和"放疗"引起的白细胞下降有升高作用，并能利尿和降压。对中年以后，性机能减退、前列腺肥大、小便频数或余沥不尽者，均可将山萸肉作为常用保健药。肾阳亢奋、下焦有热者均不宜用。

11. 沙参　有南、北之分。其中南沙参以桔梗科植物轮叶沙参、杏叶沙参或其他几种同属植物的根入药，而北沙参则以伞形科植物珊瑚菜的根入药。南沙参体较轻、质松，性味苦寒，能清肺火而益肺阴，兼有风热感冒而肺燥热者，可以使用；而北沙参体重质坚，性味甘凉，主用于养阴清肺，生津益胃。

沙参为清养保健之品，《神农本草经》载其"补中益气"，《名医别录》载其："安五脏，久服利人……长肌肉。"临床常用于肺胃阴虚之证，但风寒咳嗽、肺胃虚寒之咳嗽痰清稀者忌用。

12. 百合 本品为百合科植物卷丹、百合或山丹百合的干燥肉质鳞叶。它白如凝脂，润似琼玉，醇甜清香，营养丰富，是滋补妙品。其味甘、微苦，性平；入心、肺经。具有润肺止咳、清心安神、补虚强身的功效，可治疗体虚肺弱、肺结核、咳嗽、咯血等症。此外，百合还有益气调中的作用，用本品30g配乌药9g名百合汤，可用于久久难愈的胃痛。用量一般为9～12g，但外感咳嗽时不宜使用。

13. 灵芝 为多孔菌科植物紫芝或赤芝的全草，生长于深山老林的腐朽树桩或岩石的缝隙处。灵芝之所以被人们视为"起死回生"服之可令人"长生不老"的仙草，主要是受到传奇小说、神话故事的影响，当然也与它的稀少难得和多种良好功效有关。灵芝有赤、青、黄、白、黑、紫之分，功效虽各有所不同，但六芝均有"久服轻身，不老延年"的功效，《本草纲目》还称其能"疗虚劳"。灵芝味甘，性平；归心、肺、肝、肾经。能补肺定喘，健脾养肝，益肾填精，安神定志，强筋骨，理虚劳，正由于其功能众多，故历来被视为珍贵补品。若能常服，可促进脏腑的生理机能，增强体质，坚筋骨，驻容颜，使人耳目聪明，精力充沛，健康长寿。水煎，每剂用量为3～15g；酒浸，将灵芝切成块，浸于米酒中，20日后饮用，每次一小杯，一日2次；吞服，将灵芝干燥后研为细末，每次1.5～6g。但本品在外感初起时不宜用。平时宜放置于干燥处保存。

现代研究表明，灵芝的药理作用十分广泛，如增加心肌营养性血流量，改善心肌代谢，提高实验动物耐缺氧能力，调节中枢神经系统功能，提高机体非特异性免疫功能，增强蛋白质合成，保护肝脏，促进肝细胞再生等。此外，灵芝还可增进食欲，帮助消化，抗心律失常，降酶，降糖，降压，降脂，动物实验证实确能延长果蝇的平均寿命。灵芝的副作用小，适合于慢性病患者及老年人长期服用。目前，临床常用来治疗神经衰弱、慢性气管炎、支气管哮喘、急慢性肝炎、高血压、冠心病、心律失常、高脂血症、消化功能减弱、白细胞减少及糖尿病等。由于灵芝作用十分广泛，因此，其是一味比较理想、有前途的保健良药。

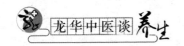

14. 柏子仁 以柏科植物侧柏的种仁入药，性味甘平；入心、肾、大肠经。有养心安神、滋肾养肝、舒脾润肠、美颜乌发等保健作用。《神农本草经》载其："治惊悸，安五脏，益气，除风湿痹，久服令人润泽美色，耳目聪明。"临床应用证明，本品确为滋养强壮安神药，对于心阴血不足所致的心悸、失眠、健忘、神志恍惚，以及阴虚肠燥所致的便秘均有良效。《日华子本草》载"治风，润皮肤"。《药品化义》载"柏子仁香气透心，体润滋血"。常食有健美作用。

水煎，每剂 6 ～ 12g；研末吞服，每次 6g。但痰多、便溏、腹泻、呕吐者忌用。

现代药理研究表明，柏子仁对损伤造成的记忆再现障碍及记忆消去等有明显的改善，对损伤致的获得障碍亦有改善倾向，对损伤造成的运动低下无拮抗作用。

15. 龟板 为龟科动物乌龟的腹甲，近来也开始采用背甲。乌龟是长寿动物，能活百年以上，科学家通过研究发现乌龟长寿的原因，是由于其细胞的分裂代数要比其他动物细胞分裂代数多得多，人一般只有 50 代左右，而乌龟则可达 110 代。有人还发现龟体内没有致癌因素，所以是不会产生癌变的，这也是乌龟长寿的原因之一。乌龟有极强的生命力，几个月甚至几年不吃不喝也不至于死亡。也正由于此，《神农本草经》将龟板列为上品，并说，龟板"久服轻身不饥"，《本草通玄》称其"大有补水制火之功，故能强筋骨、益心智、止咳嗽、截久疟、去瘀血"。事实上，目前临床也把龟板作为滋补强壮药使用。目前商品中，由于加工方法不同，分为"血板"和"汤板"两类，习惯以血板为佳。

龟板全年皆产，以 8 ～ 12 月产量最多，捕捉后杀死，取其腹板，刮净筋肉，晒干，称为"血板"；若将乌龟用热水煮死，取腹板，去净筋肉晒干则称为"汤板"。龟板味甘咸，性寒；入肺、肝、肾三经。功效为滋肾潜阳，退虚热。主要用于肾阴不足、骨蒸劳热、久咳、咽干口燥、遗精、崩漏带下、腰膝痿弱无力、久痢久疟等。龟板应用时，一般要求炙过再使用。水煎内服，一剂用量 9 ～ 24g；熬膏即龟板胶。

现代药理研究表明，龟板不但能使阴虚火旺型甲亢患者及高血压患者降低血压、改善症状，而且能降低尿中儿茶酚胺的排泄量；对肾上腺髓质分泌功能亢进有一定抑制作用。

16. 鳖甲 为鳖的背甲，味咸，性微寒；入肝、肾经。是常用的滋阴清热药，并有软坚散结的作用，兼能平肝潜阳。用于阴虚发热，劳热骨蒸，虚风内动，经闭，癥瘕，久疟，疟母等。因阴虚内热而见骨蒸痨热、潮热颧红、肺痨干咳、痰中带血等症，用本品治疗效果较好；妇女经闭、气血不畅、腹中淤积结滞而生瘕块者，也可用本品配合桃仁等药治疗。

用量 9 ～ 15g，须先煎。此外，由于鳖甲能抑制结缔组织增生和提高血浆蛋白的作用，因此常用来治疗慢性肝炎、肝肿大并有血浆蛋白倒置的患者。

现代药理研究证实，鳖甲具有抗癌活性，能抑制癌细胞呼吸。鳖甲提取物主要成分鳖甲多糖具有抗疲劳及耐缺氧作用。

（四）补阳类

1. 菟丝子 味甘、辛，微温；入肝、肾经。《神农本草经》谓其："补不足，益气力。"《名医别录》云："久服明目，轻身延年。"本品具有补肝肾、益精髓、坚筋骨、益气力之功效。对于下元不足所致的须发早白、腰膝酸软、齿牙动摇等各种病症有较好的疗效，是美容方广泛使用的药品。《本草正义》言："菟丝为养阴通络之上品……汗去面䵟，亦柔润肌肤之功用。"

《太平圣惠方》载有服菟丝法，云："服之令人光泽。唯服多甚好，三年后变老为少……久服延年。"具体方法是："用酒一斗浸，曝干再浸，又曝，令酒尽乃止，捣筛。"每次酒服 6g，日服 2 次。此药禀气和中，既可补阳，又可补阴，具有温而不燥、补而不滞的特点。一般用法为水煎服 9 ～ 15g。

现代研究证明，菟丝子具有抗白内障、抗衰老等作用，能提高免疫功能，降低血压。

2. 鹿茸 味甘、咸，性温；入肝、肾经。《神农本草经》谓其："益气强志，生齿不老。"《本草纲目》云："生精补髓，养血益阳，强筋健骨。"本品具有补肾阳、益精血、强筋骨之功效，为常用中药，《神农本草经》列为中品。

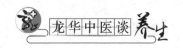

单味鹿茸可冲服，亦可炖服。冲服时，鹿茸研细末，每服 0.5 ～ 1g；炖服时，鹿茸 1.5 ～ 4.5g，放杯内加水，隔水炖服。阴虚火旺患者及肺热、肝阳上亢者忌用。

近代科学研究证明，鹿茸含鹿茸精，系雄性激素，又含磷酸钙、碳酸钙的胶质、软骨及氯化物等。能减轻疲劳，提高工作能力，改善饮食和睡眠。对全身虚弱、久病之后患者也有较好的保健作用。同时又具有免疫促进剂的作用，它能增加机体对外界的防御能力，调节体内的免疫平衡而避免疾病发生和促进创伤愈合、病体康复，从而起到强壮身体、抵抗衰老的作用。

3. 肉苁蓉　为列当科植物肉苁蓉的干燥带鳞叶的肉质茎。味甘、咸，性温；入肾、大肠经。《神农本草经》谓其："养五脏，益精气。"《药性论》云："益髓，悦颜色，延年。"本品有补肾助阳、润肠通便之功效。

本品单味服用，可以水煎，每次 6 ～ 15g 内服；亦可煮粥食用。《本经逢原》云："肉苁蓉，老人燥结，宜煮粥食之。"即肉苁蓉加大米、羊肉煮粥。有补肝肾、强身体之功用。

近代研究证明，肉苁蓉含有列当素、微量生物碱、苷类、有机酸类物质。具有激素样作用、性激素样作用，还有降压、强心、强壮、增强机体抵抗力等作用。

4. 杜仲　味甘，性温；入肝、肾经。《神农本草经》将杜仲列为上品，具有补中益精气、强筋骨、强志、安胎、久服轻身耐老之功效。主要用于治疗肾虚腰痛，筋骨无力，妊娠漏血，胎动不安，高血压。《神农本草经》谓其"补中，益精气，坚筋骨，强志……久服轻身耐老"。

水煎，3 ～ 5 钱；浸酒或入丸、散。

近代科学研究证明，杜仲有抗疲劳、抗衰老、降血压、降血脂、促进睡眠等作用。

5. 补骨脂　以豆科植物补骨脂的果实入药。味辛、苦，性温。功能温肾壮阳，固精缩尿，温脾止泻。是治疗脾肾阳虚、下元不固的要药之一。如《本草纲目》里说："通命门，暖丹田，敛精神。"

内服，每剂量 3 ～ 9g，或酒浸饮用。但阴虚有火、大便燥结者忌用。

据现代药理研究，补骨脂所含补骨脂乙素能扩张冠状动脉，并有较高的选择性，不增加心肌内的无氧代谢，毒性也很低。另据报道，补骨脂的挥发油有抗癌作用。另外，补骨脂能显著延长家蚕寿命。

6. 锁阳 又名不老药，别名地毛球、锈铁棒、锁严子，野生于沙漠戈壁，-20℃生长最宜，生长之处不积雪、地不冻。药用其肉质茎，春秋季采集，除去花序，置砂土中半埋露，连晒带烫使之干燥备用。本品味苦、性温。能益阳固精，强筋壮骨，润肠通便。对肾虚阳痿、腰膝无力、遗精滑泄、尿血、肠燥便秘等有较好疗效。《本草衍义补遗》称其："大补阴气，益阴血，虚人大便燥结者，啖之可代苁蓉。煮粥弥佳。不燥结者勿用。"《本草图解》说："补阴益精，润燥养筋，凡大便燥结，腰膝软弱，珍为要药。"《本草从新》谓其："益精兴阳，润燥养筋，治痿弱，滑大肠。泄泻及阳易举而精不固者忌之。"以上记载表明，本品功能主治与肉苁蓉相近，可以补肾阳，益精血，润燥滑肠；常代肉苁蓉治疗肾阳不足、精血亏虚引起的阳痿、不孕、肠燥津枯的便秘等症；腰膝瘦弱、筋骨无力之症，应用尤多。水煎内服，每剂量 9～12g，或煮粥食用。

经现代科学研究表明，锁阳的化学成分主要有有机酸类、黄酮类、甾体类、三萜类、聚质类、氨基酸类和矿物质元素等。锁阳具有抗缺氧、抗疲劳、耐热、耐寒的作用，可抑制血小板聚集；对人体免疫功能、性功能、肠功能、肾上腺皮质分泌功能都具有增强作用。

7. 巴戟天 为茜草科植物巴戟天的干燥根。味甘、辛，性微温；入肾、肝经。补肾阳，强筋骨，祛风湿。用于阳痿遗精，宫冷不孕，月经不调，少腹冷痛，风湿痹痛，筋骨痿软。《本草经疏》中载："巴戟天主大风邪气，阳痿不起，强筋骨，安五脏，补中增智益气……补五劳，益精。"《本草新编》上指出"巴戟天之甘温""补其火而不烁水""既益元阳，复填阴水"。说明巴戟天补肾温而不燥，是补肾阳的要药，为历代医家补肾常用药物之一；兼有祛风寒湿痹的作用。凡由于肾阳虚而致的性机能弱，如阳痿、早泄等，可用本品配熟地、山药、淫羊藿、枸杞子等治疗。若头晕、疲乏无力、畏寒、食欲不振等，可用巴戟天 9g，首乌 9g，黄芪 15g，党参 12g，炙甘草 3g，用水

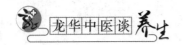

同煎服。

药理研究表明，巴戟天属植物中环烯醚萜，具有抗菌、抗氧化、抗诱变、抗肿瘤、消炎镇痛等广泛的药理作用。

8.仙茅 为石蒜科多年生草本植物仙茅的根茎。味辛，性温；入肾、肝经。《开宝本草》称其："主心腹冷气不能食，腰脚风冷挛痹不能行，丈夫虚劳，老人虚弱，男子益阳道，久服通神强记，助筋骨，益肌肤，长精神，明目。"《海药本草》说它："治一切风气，补暖腰脚，清安五脏，久服轻身益颜色，治丈夫五劳七伤，明耳目，填骨髓。"这些记载都说明，仙茅有着很好的滋补强壮作用。仙茅主用为温肾壮阳药，兼有暖胃的作用。可治疗因肾阳虚引起的阳痿、精冷、滑精、小便频数、遗尿等症；对脾肾阳虚所致的脘腹冷痛、腹泻等，也有较好疗效。

内服，每剂量为 6～9g，不宜与牛肉、牛奶同用，阴虚火旺时也不能用。

现代药理研究表明，仙茅对成骨样细胞的增殖有明显促进作用，仙茅苷能大幅度促进巨噬细胞的增生能力和吞噬作用，具有提高人体免疫力、抗衰老作用。仙茅能够预防与改善性激素水平低下导致的乳腺萎缩，延缓生殖系统老化及抗炎。

9.淫羊藿 药用其全草，味辛、甘，性温；入肝、肾经。有补肾壮阳、强健筋骨之效，为中老年人肾阳虚衰常用保健药。中医学认为，本品对男子肾阳不足、腰膝酸软、阳痿滑精、早泄或精少不育有较好疗效，常服可维持性功能不衰。但阴虚火旺而引起的阳强易举及遗精者忌用。

水煎，每剂量为 3～9g。若酒泡则效果更好，可用淫羊藿 30g，米酒 500g 浸泡，每日 20mL 饮服。

据研究，淫羊藿含淫羊藿苷、棕榈酸、硬脂酸、油酸、亚油酸、植物甾醇等多种物质。通过动物实验发现，淫羊藿能促进精液分泌，兴奋性神经，具有雄性激素性作用。有人认为淫羊藿的这种作用，可能与其含有丰富的锰有关。动物实验结果已表明，缺锰的雄性动物可发生睾丸退化、性功能低下，甚至出现不育症。另外，科学家还发现，人体内的锰可随着年龄的增长而明显降低，这与人体性功能随年龄的增长而衰退是有密切关系的，说明锰很可能是一种对长寿有益的元素。此外，淫羊藿尚含有维生素 E，这也是一种公认的抗衰防老药物。淫羊藿还有扩张冠状动脉、降低血脂及血压等多种作用，对老年人的机体可产生良好的影响。

10. 沙苑子 以豆科扁茎黄芪的成熟种子入药，其味甘，性温；入肝、肾经。虽为补阳之品，而重在补肾固精，养肝明目。如《本草汇言》里说："沙苑蒺藜，补肾涩精之药也；其气清香，能养肝明目，润泽瞳人，补肾固精，强阳有子，不烈不燥，兼止小便遗沥，乃和平柔润之剂也。"《本草从新》亦称其能"补肾，强明，益精，明目，性能固精"。

水煎内服，每剂量 6～9g，多者可用至 30g，或入丸、散。但阳强易举者忌用。

据现代研究和临床证实，沙苑子有强壮和保肝作用，久服能增神益智，补虚明目，强身延寿，而对虚性目疾尤为必用之品。

11. 骨碎补 为槲蕨的干燥根茎，随时可采集，除去叶、鳞片，洗净，切片，干燥备用。本品味苦，性温；入肾、肝经。功能补肾壮骨，祛风除湿，活血止痛。对肾虚久泻、耳鸣、耳聋、腰痛、牙痛、风湿痹痛、足跟痛有较好疗效，特别是促进骨质愈合、活血消肿作用，故常用于筋骨损伤。

单用即有效，如骨折、骨裂及关节炎时，可用生骨碎补 9g，水煎服。本品忌羊肉，阴虚火旺及血虚者忌用。

据现代研究和临床证实，骨碎补具有抗炎作用，能防止链霉素和卡拉霉素发生不良反应，还有降血脂作用等。

12. 狗脊 为蚌壳蕨科多年生树蕨金毛狗脊的根茎，味苦、甘，性温；入肝、肾经。能补肝肾，除风湿，健腰脚，利关节。《神农本草经》里说："主腰脊强，关节缓急，周痹寒湿膝痛，颇利老人。"《本草纲目》谓之能"强肝肾，健骨，治风虚"。《本草正义》记载："能温养肝肾，通调百脉，强腰膝，坚脊骨，利关节，而驱痹着，起痿废，又能固摄冲带，坚强督任，疗治女子经带淋露，功效甚好，诚虚弱衰老恒用之品。且温而不燥，走而不泄，尤为有利无弊，颇有温和中正气象。"

水煎内服，每剂量 6～12g，但阴虚有热、小便不利、关节红肿热痛者不

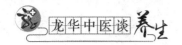

宜用。

据现代研究证实，狗脊中的活性成分棕榈酸具有抗炎作用，亚油酸具有降血脂作用，水溶性酚酸类成分原儿茶酸和咖啡酸还具有抗炎、抗风湿作用，这阐明了狗脊是祛风湿止痛药的基础。

13. 怀牛膝 牛膝有川、怀两种，二者功用略异，保健多取后者。它以苋科植物怀牛膝的根入药，性平，味甘、苦、酸；入肝、肾经。能补益肝肾，舒筋活血，强壮筋骨。此外，《名医别录》说它有"止发白"的作用，临床上亦可引药下行，作为治疗身体下部疾病的引经药。平时常服怀牛膝，可通畅血脉，强健筋骨，却病延年。本品配泽兰能利腰膝间死血，可用于瘀血所致的腰腿疼痛。对泌尿系统结石，可重用本品，再配伍泽泻、金钱草、海金沙等药，有促进结石下行、排出的作用。

水煎内服，用量为 1.5 ~ 9g，但滑精、溏泄及孕妇不应使用。

现代研究认为，本品所含的促脱皮甾酮、牛膝甾酮等成分，具有促进实验动物肝、肾细胞内 DNA 和蛋白质合成的作用，为牛膝在保健医方的广泛应用提供了现代科学根据。

14. 芡实 以睡莲科植物芡的成熟种仁入药，味甘、涩，性平；入脾、肾经。有健脾养胃、益肾固精的作用。如《神农本草经》里说："补中……益精气，强志，令人耳目聪明，久服轻身不饥，耐老。"《本草从新》说："补脾固肾，助气涩精，治梦遗滑精，解暑热酒毒，疗带浊泄泻，小便不禁。"芡实不仅可作药用，过去每逢荒年欠收，老百姓还常以其代粮充饥，所以古医书有不少用芡实煮粥治病的记载，如《食鉴本草》《汤液本草》《本草纲目》《本草择要纲目》等都录有"芡实粥"方，称其久服"益精强志，聪明耳目，通五脏，好颜色"。水煎内服，用量为 9 ~ 15g。

15. 楮实子 以桑科植物构树的果实入药，味甘，性寒；入肝、脾、肾经。有补养肝肾、强筋壮骨、明目美颜等保健作用。如《名医别录》里说："益气，充肌肤、明目。"《日华子本草》："壮筋骨，助阳气，补虚劳，助腰膝，益颜色。"本品单用即有效，如《太平圣惠方》神仙服楮实法：用楮实阴干，捣为末，每服 6g，以净水调下，日三服，可"令人耳目聪明，延年不老"。由于楮实美颜悦泽效果较好，故历代美容方中多用之。煎服，9～15g。

现代研究表明，楮实子化学成分含皂苷、维生素 B 及油脂，具有增强非特异性免疫及抗衰老作用等。

 益寿延年常用方剂

根据药物养生的机理，或培补元气以养先天之本，或调补脾胃以固后天之本。所以益寿延年的常用方剂也可据此大体上分为两类，当然，有时这种划分也不是绝对的。

（一）健脾类

1. 人参固本丸（《养生必用方》）

【成分】人参 30g。天门冬去心，姜汁浸两日，酒浸一日；麦门冬去心，酒浸两日，泔浸三日；生地黄、熟地黄并酒浸，各 60g。

上药以石磨磨如泥，或捣烂，以杏仁汤化开，滤净滓，又洗尽，如澄小米之法，撇去上面水，取药粉晒干，乃入人参末，炼蜜和丸，梧子大。

【服法】每服取五七十丸，温酒盐汤任下。

【禁忌】忌萝卜、葱蒜。

【功效】益气养阴。

【主治】气阴两虚，气短乏力，口渴心烦，头昏腰酸。

2. 大茯苓丸（《圣济总录》）

【成分】白茯苓去里皮，茯神抱木者去木，大枣、肉桂去粗皮，各 500g；人参、白术、细辛去苗叶，远志去心、炒黄，石菖蒲九节者米泔浸三日、切爆干，各 360g；干姜 300g（炮裂）；甘草 240g。

上药为末，炼蜜黄色，去沫，停冷，拌匀为丸，如弹子大。

【服法】每服一丸，姜汤下或酒下。

【功效】补中益气，健脾散寒。

【主治】五脏积聚气逆，心腹切痛，结气腹胀，吐逆食不下，姜汤下；羸瘦，饮食无味，酒下。《圣济总录》云："服之去万病，令人长生不老。"

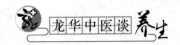

3. 神仙饵茯苓延年不老方（《普济方》）

【成分】白茯苓 1500g，去皮，锉细晒干；白菊花 500g。

上药为末，以炼松脂和丸，如弹子大。

【服法】每服一丸，以酒化破服，日再。

【功效】健脾利湿，清热明目。

【主治】脾虚便溏，头昏眼花。《普济方》云：服此药"百日颜色异，肌肤光泽，延年不老。"

4. 仙术汤（《和荆局方》）

【成分】苍术 60g，枣肉、杏仁 60g，干姜（炮）150g，甘草黄 150g，白盐 300g。

【服法】上为细末，每用 6g，沸汤空心冲服。

【功效】温中健脾。

【主治】脾胃虚寒，痰湿内停。《太平惠民和剂局方》云："常服延年，明目、驻颜，轻身不老。"

5. 资生丸（《兰台轨范》）

【成分】人参、於术各 120g，茯苓、山药、莲子肉、陈皮、麦芽、神曲各 60g，薏仁、白扁豆、山楂、砂仁、芡实各 45g，桔梗、甘草、藿香各 30g，白豆蔻 24g，川黄连 30g。

上诸味共研细末过筛，炼蜜为丸，每重 6g。

【服法】每服二丸，米汤送下。

【功效】健脾益胃，固肠止泻。

【主治】老年脾虚呕吐，脾胃失调，大便溏泄，纳食不振。

6. 八珍糕（《外科正宗》）

【成分】茯苓 60g，莲子 60g，芡实 60g，扁豆 60g，薏米 60g，藕粉 60g，党参、白术各 60g。

上药共研极细末，酌加白糖，兑之为糕。

【服法】早晚随食数饼。

【功效】健脾养胃，益气和中。

【**主治**】年迈体衰，脏腑虚损，脾胃薄弱，食少腹胀，面黄肌瘦，腹痛便溏等。

（二）益肾类

1. 彭祖延年柏子仁丸（《千金翼方》）

【**成分**】柏子仁50g，蛇床子、菟丝子、覆盆子各半升，石斛、巴戟天各75g，杜仲、天门冬（去心）、远志（去心）各90g，天雄（炮去皮）30g，续断、桂心各45g，菖蒲、泽泻、薯蓣、人参、干地黄、山茱萸各60g，五味子150g，钟乳成炼者90g，肉苁蓉180g。

上药捣筛，炼蜜和丸，如桐子大。

【**服法**】先食服20丸，后稍加至30丸。

【**功效**】益肾填精。

【**主治**】体虚、肾衰、记忆力减退等。

2. 乌麻散（《千金翼方》）

【**成分**】纯黑乌麻，量不拘多少。

将乌麻以水拌，令润，勿使太湿。蒸令遍即下，曝干再蒸，往返九蒸九曝讫，捣去皮做末。

【**服法**】空腹以温水或酒调下，二方寸匕，日二服。

【**功效**】补肾润燥。

【**主治**】老年肾虚津亏，肌肤干燥，大便结。《千金翼方》云："久服百病不生；常服延年不老，耐寒暑。"

3. 琥珀散（《千金要方》）

【**成分**】琥珀研1升，松子、柏子、白苏子各3升，芜菁子、胡麻子、车前子、蛇床子、菟丝子、枸杞子、庵闾子、麦冬各1升，橘皮、松脂、牡蛎、肉苁蓉各120g，桂心、石韦、石斛、滑石、茯苓、川芎、人参、杜蘅、续断、远志、当归、牛膝、牡丹各90g，通草4.5g。

上药为细末。先食服3g。

【**服法**】先食，服3g，日间三次，夜间一次，牛羊乳汁煎，令熟。

【**功效**】补肾益气养血。

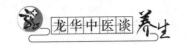

【主治】老年人五脏虚损，身倦乏力，气短痞闷，饮食无味，腰脊酸痛，四肢沉重，阳痿精滑，二便不利。《备急千金要方》云："长服令人志性强，轻体，益气，消谷，能食，耐寒暑，百病除愈。"

4.胡桃丸（《御药院方》）

【成分】胡桃仁捣膏，破故纸、杜仲、萆薢末各120g。

上药为末杵匀，丸如梧子大。

【服法】每空心温酒盐汤任下五十丸。

【功效】补肾气，壮筋骨。

【主治】老年人肾气虚衰，腰膝酸软无力。

5.补天大造丸（《体仁汇编》）

【成分】侧柏叶采嫩枝，隔纸焙干，熟地酒蒸十九次，忌铁器，各60g；生地黄（酒浸忌铁），牛膝（酒浸），杜仲（酥炙断丝），天冬、麦冬并去心，各45g；陈皮（去白炒）25g，干姜（炮）6g，白术（炒）、五味子（去梗）、黄柏（酒炒）、当归身（酒洗）、小茴香、炒枸杞子（去梗）各30g。

上药为细末，用紫河车一具，先用新鲜米泔水滤米滓，将紫河车浸入，轻轻摆开，换米泔五次，不动筋膜，只洗净。将竹器全盛，长流水浸一刻，以取生气。以瓦小盆全盛，于木甑内蒸，自卯时（清晨5～7时）蒸起，至申酉时（15～19时）止，用文武火缓缓蒸之，极熟如糊，先倾自然汁在药末内，略和匀，河车放石臼内，木杵杵千下，如糊样，通将河车并前药汁末同和匀，捣千余杵，为丸，如梧桐子大。

【服法】每日空腹服一百粒，有病者日服两次，如骨蒸，加地骨皮（去木），知母（去毛），酒炒牡丹皮（去木）。如血虚，加当归倍地黄。如气虚，加人参、炙黄芪各30g。如肾虚，加覆盆子、炒小茴香、巴戟天（去木）、茱萸（去核）各45g。如腰脚疼痛，加苍术（盐水炒）、萆薢（酒洗）、锁阳（酒洗酥炙）、续断（酒洗）各45g。如妇人，去黄柏，加川芎、香附、黄芩，俱酒炒，各30g。

【功效】大补肾元。《古今图书集成医部全录》云："此方专滋养元气，延年益寿……若虚劳之人，房事过度，五心烦热，服之神效。"

【主治】老年人肾阴肾阳俱虚，腰膝无力，口渴烦热。

6. 何首乌丸（《太平圣惠方》）

【成分】何首乌、熟地黄各150g，地骨皮120g，牛膝、桂心、菟丝子、肉苁蓉各90g，制附子、桑椹子、柏子仁、薯蓣、鹿茸各60g，芸苔子、五味子各30g。

上药共研细末过筛，炼蜜为丸，如梧桐子大。

【服法】日两次，每次十五至三十丸，空腹盐汤送下。

【功效】滋补肝肾。

【主治】老年人肾之阴阳俱虚，腰膝无力，心烦难寐。

7. 巴戟丸（《太平圣惠方》）

【成分】巴戟30g，天门冬45g（去心），焙五味子10g，肉苁蓉30g（酒浸刮去粗皮炙干），柏子仁10g，牛膝10g（去苗），菟丝子30g（酒浸一宿焙干，别捣为末），远志10g（去心），石斛10g（去根剉），薯蓣10g，防风10g（去芦头），白茯苓10g，人参10g（去芦头），熟地黄30g，覆盆子10g，石龙芮10g，萆薢10g（剉），五加皮10g，天雄30g（炮裂去皮脐），续断10g，石南10g，杜仲10g（去粗皮炙令微黄剉），沉香30g，蛇床子10g。

上药为细末，炼蜜为丸，如梧桐子大。

【服法】每服三十丸，以温酒送下，空心及早晚食前服。忌生冷、油腻及鲤鱼。

【功效】补肾、健脾、散寒。

【主治】老年脾肾两虚，腰腿酸痛，腹胀冷痛。

8. 延寿丹（《丹溪心法》）

【成分】天门冬、远志、山药、巴戟天各90g，柏子仁、泽泻、熟地、川椒（炒去汗）、生地、枸杞、茯苓、覆盆子、赤石脂、车前子各60g，杜仲（炒）、菟丝子（酒浸）、牛膝（酒浸）、肉苁蓉（酒洗）各120g，当归（酒洗）、地骨皮、人参、五味子各30g。

上药为细末，蜜丸，梧桐子大。

【服法】每服七十丸。

【功效】滋肾阴，补肾阳。

【主治】老年人腰酸腿软，头晕乏力，阳痿尿频。

9. 八仙长寿丸（《寿世保元》）

【成分】大怀生地黄酒拌入砂锅内蒸一日，慢火焙干，240g；山茱萸（酒拌蒸去核）120g；白茯神（去皮木筋膜）、牡丹皮（去骨）各90g；辽五味子（去梗）60g；麦门冬（水润去心）60g；干山药、益智仁（去壳盐水炒）各60g。

上药忌铁器，为细末，炼蜜为丸，如梧桐子大。

【服法】温酒或炒盐汤送下，夏秋自滚汤下。

【功效】滋补肾阴。

【主治】老年人肾亏肺燥，喘嗽口干，腰膝无力。

10. 十全大补汤（《寿世保元》）

【成分】人参6g，白术45g，白茯苓9g，当归6g，川芎4.5g，白芍6g，熟地黄9g，黄芪6g，肉桂1.5g，麦门冬6g，五味子0.6g，甘草（炙）2.4g。

【服法】上药一剂，生姜、枣子水煎，温服。

【功效】健脾益肾。

【主治】老年气血衰少，倦怠乏力，能养气益肾，制火导水，使机关利而脾土健。

11. 阳春白雪糕（《寿世保元》）

【成分】白茯苓（去皮）、淮山药、芡实仁、莲肉（去心），各四两，共研细末，陈仓米半升，糯米半升，白砂糖一斤半。

先将药米二味，用麻布袋盛放甑内，蒸极熟取出；放簸箕内。入白砂糖同时搅极匀，揉作一块，用小木印印作饼子，晒干收贮。

【服法】男、妇、小儿任意取食。

【功效】健脾益肾。

【主治】凡年老之人，当以养元气，健脾胃为主。每日三餐，不可缺此糕也。王道之品，最益老人。

12. 神仙巨胜子丸《奇效良方》

【成分】巨胜子（熔）30g，生地，熟地，何首乌各120g；枸杞子，菟丝子，五味子，枣仁，破故纸，炒柏子仁，覆盆子，芡实，广木香，莲花蕊，巴戟天（去心），肉苁蓉（酒浸三日），牛膝（酒浸），天门冬（酒浸），韭子、官桂、人参、茯苓（去皮），楮实子、天雄（炮去皮脐），莲肉，川续断，山药，各30g。

上药为细末，春夏炼蜜为丸，秋冬蒸枣肉，入胡桃肉十个，捣如泥，同药和，更捣千余杵，丸和梧桐子大。

【服法】每服三十丸，空心用温酒送下。盐汤亦可，日两次。如久服，去天雄用鹿茸亦可。

【功效】滋肾填精，温补肾阳。

【主治】肾阴阳虚衰，腰痛腿软，畏寒肢冷，尿频便溏。

13. 还少丸《奇效良方》

【成分】山药、牛膝（酒浸），远志（去心），山萸肉、楮实、五味子、巴戟（酒浸去心），石菖蒲、肉苁蓉（酒浸一宿），杜仲、姜汁（同炒去丝），舶茴香各30g，枸杞子、熟地各60g。

上药为细末，炼蜜同枣肉为丸，如桐子大。

【服法】每服三十丸，温酒或盐汤下，日三次，食前服。

【功效】补益肾气。

【主治】真气虚损，肌体瘦悴，目暗耳鸣，气血凝滞，脾胃怯弱，饮食无味等。

14. 二精丸《圣济总录》

【成分】黄精（去皮）、枸杞子各1000g。

上药各于八九月间采取，用清水浸黄精，令净控干，细剉，与枸杞子相和，杵碎拌匀，阴干再捣为细末，炼蜜为丸，如梧桐子大。

【服法】每服三五十丸，空心温酒下。

【功效】滋阴补肾。

【主治】老年人阴虚不足，头晕耳鸣，口舌干燥。

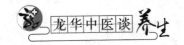

15. 益寿地仙丸（《圣济总录》）

【成分】甘菊 90g，枸杞 60g，巴戟天（去心）60g，肉苁蓉（酒浸二宿洗净切片焙干）120g。

上药为末，炼蜜为丸，如梧桐子大。

【服法】每日空心盐汤或酒下三十丸（春秋枸杞、菊花加一倍，冬夏苁蓉、巴戟加一倍）。

【功效】补肾清肝。

【主治】老年人肾虚，目花耳鸣，大便秘结。

16. 枸杞子丸（《圣济总录》）

【成分】枸杞子（汤洗）、菊花（拣净）、肉苁蓉（酒浸一宿焙）、远志（去心）、山芋各 60g，柏子仁（酒浸焙炒）、人参白茯苓（去黑皮）各 45g，肉桂（去粗皮）、黄芪（涂酥炙剉）、牛膝（酒浸一宿焙）、生地黄（酒浸一宿焙）各 60g。

上十二味为细末，以浸药酒，煮面糊丸，如梧桐子大。

【服法】每空腹服三十丸，温酒或盐汤送下。

【功效】补肾养心。

【主治】老年人肾虚腿软，夜寐不佳。

17. 补骨脂丸（《圣济总录》）

【成分】补骨脂 150g 微炒香为细末，白蜜 120g，胡桃肉 60g 研如泥。

将蜜与胡桃肉同熬如稀汤，后入补骨脂末为丸。如梧桐子大。

【服法】每服三十丸，空心用温酒送下。炼蜜和匀如怡，盛容器中，旦日以温酒化服一匙，熟水亦可。

【功效】温润补肾。

【主治】老年肾虚，腰膝酸痛。

18. 养血返精丸（《集验方》）

【成分】破故纸（炒）60g，白茯苓 30g，没药 15g。

以无灰酒没药高一指，煮化和上药末为丸，如梧桐子大。

【服法】每服三十丸，白汤下。

【功效】补肾活血。

【主治】肾气不足，气血滞涩。

19. 全鹿丸（《景岳全书》）

【成分】鹿角胶240g，青毛鹿茸120g，鹿肾90g，鲜鹿肉9600g，鹿尾60g，熟地、黄芪、人参、当归、生地、肉苁蓉、补骨脂、巴戟、锁阳、杜仲炭、菟丝子、山药、五味子、秋石、茯苓、续断、胡芦巴、甘草、覆盆子、於术、川芎、橘皮、楮实子各480g，川椒、小茴香、沉香、大青盐各240g。

以生地、芡实、枸杞子、补骨脂、山药、续断、川芎、於术、沉香九味研粗末铺晒檀，余者下罐加黄酒14400mL，蒸三昼夜，同铺檀之群药拌匀晒干，共研细末过筛，炼蜜为丸，每丸重9g，蜡皮封固。

【服法】日服两次，每次半丸或一丸，温开水送下。

【功效】固精益气，滋补强壮。

【主治】老年体衰，头晕目眩，耳鸣目聋，腰膝无力，形寒肢冷，小溲余沥。

20. 斑龙丸（《医学正传》）

【成分】白茯苓、破故纸各120g，鹿角胶、鹿角霜、菟丝子、熟地黄各240g。

上药为细末，酒煮米糊和丸，或以鹿角胶入好酒，烊化和丸，梧子大。

【服法】姜盐汤下，五十丸。

【功效】补肾气，滋肾阴。

【主治】老年人肾阴肾阳俱虚，腰酸阳痿，难寐。

21. 龟龄集（《集验良方》）

【成分】鹿茸（去毛），人参（去芦），熟地，制山甲（用苏合油），生地，石燕（用鲜姜），苁蓉（酒蒸），家雀脑，地骨皮（用蜜），杜仲炭（盐炒），甘草（用蜜），天冬（用黄酒），枸杞子（用蜜），川牛膝（用黄酒），大蜻蜓（去足、翅），海马（用苏合油），大青盐（清炒），淫羊藿（用牛乳），蚕蛾（去足、翅），故纸（用黄酒），砂仁，锁阳（用黄酒），硫黄，菟丝子（用黄酒助克制），急性子（水煮），细辛（用醋），公丁香（用川椒炒，去川椒），

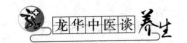
生黑附子（用清水煮一次，用醋煮一次，用蜜制）。

用方内家雀脑、硫黄二味装入猪大肠内，用清水煮之，至硫黄和家雀脑溶合一起时倒出，去猪大肠，晒干；再合以上药轧成粗面，装入银桶内蒸之，蒸至三十二小时，将粗面倒出，再将朱砂面和药面和匀，装入银桶内继续蒸三十二小时，倒出晾干装瓶。

【服法】每服五厘，黄酒送下。

【功效】温肾助阳，补益气血。

【主治】阳痿遗精，头昏眼花，步履维艰，腰腿酸软，神倦乏力等。

附：衰老机制与中药抗衰老研究进展

衰老是生命发展的必然进程，地球上的一切生物都不能避免衰老。随着人口老龄化的日益增长，抵抗衰老、延长寿命已成为全世界医学研究者面临的共同难题。我国人口老龄化尤为严重，预计2020年将达到2.43亿，2025年将突破3亿，因此，抗衰老的研究备受关注。中医作为我国传统医学，在两千多年的医疗实践中积累了丰厚的经验，在抗衰老方面有着自身的优势，形成了独特的方法和理论体系，现将近年来衰老机制与中医药抗衰老的研究进展综述如下。

 一 衰老机制的研究

1. 现代医学关于衰老机制的研究　随着现代医学技术的发展，关于衰老机制的研究也有了重大突破，科学家提出了多种具有价值的学说，如自由基学说、线粒体DNA损伤学说、端粒学说、交联学说、生物膜损伤学说、遗传程序学说、染色体突变学说、免疫学说、内分泌学说等。目前最为人们接受同时也是研究最为广泛的是自由基学说。该学说认为，机体代谢不断产生自由基，同时机体内部的自由基清除系统也在不断扫除自由基；随着人的衰老，体内DNA的传递表达和酶的活性下降，从而导致细胞衰老凋亡。线粒体DNA损伤被认为是导致细胞衰老的另一个原因，线粒体的变性、渗漏和破裂与细胞衰老和死亡有直接联系，降低线粒体DNA的损伤进程，可能延长细胞寿命，从而延长机体的寿命。端粒学说指的是位于真核生物染色体末端的端粒会随着细胞分裂次数的增加而逐渐缩短，当分裂达到一定程度后，端粒会启动相关机制导致细胞衰老凋亡，因此如何延缓端粒缩短的进程，也是近来人们研究的重点。然而衰老是一个复杂的生命过程，是由多个因素共同作用的结果，目前尚没有一种学说能够完全涵盖和阐释衰老的机制与衰老的原因，但可以利用这些学说所研究发现的生理生化指标来进行抗衰老的观察和评价，目前国内外的研究也大多采用此种方法。

2. 中医学关于衰老的认识　中医学对衰老的认识和研究有着悠久的历史，《内经》开篇将上古天真论、四气调神大论和生气通天论三篇置于卷首，较为系统地阐述了养生之道。后世医家均在此基础上有所创新，共同完善和丰富了衰老理论体系，综合起来，主要有以下几种学说。

（1）肾虚致衰　肾为先天之本，主生长发育，《医学入门》曰："人至中年，肾气自衰。"《医学正传》亦曰："肾气盛则寿延，肾气衰则寿夭。"指出人的衰老是由肾气衰开始，人体的生命活动都依赖于肾气的推动作用，肾气衰，则五脏六腑生理功能减退。肾又能主骨生髓，若肾精不能充养骨髓，则会出现头晕耳鸣、腰膝酸软、骨质疏松、牙齿脱落、华发早生甚至脱落等衰老征象，因此肾气的虚衰与肾精的亏耗是导致衰老的主因。

（2）脾胃虚弱致衰　脾胃为后天之本，气血生化之源。脾胃为人体的生命活动提供必要的营养基础和成长动力，若脾胃虚弱，则气血生化乏源，人体缺乏必要的营养支持，全身气血经络运行受阻，滋生痰浊、血瘀等病理产物，从而导致衰老。

（3）阴阳失调致衰　阴阳是中医辨证的大纲，人的生命活动以阴阳的相对平衡为根本，任何疾病都与阴阳的失衡密切关联。《素问·生气通天论》云："阴平阳秘，精神乃治；阴阳离决，精气乃绝。"若阴阳失去平衡，则会出现阴阳偏盛偏衰或阴阳两虚等情形，导致衰老和疾病。除了上述认识外，还有先天遗传学说及情志致衰、津液不足致衰、痰浊血瘀致衰等学说，这些学说相互联系、相互补充，共同完善了中医关于衰老的理论体系。在这个理论体系中，肾虚致衰占主要地位，这一点也得到了古今医家的广泛认同，肾

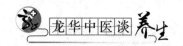

气维系人体一切生命活动,《素问·上古天真论》中有关于女子七七、男子八八的论述,表明了肾气的盛衰与人体的生长、发育和衰老密切相关。现代研究也证实,中医的肾虚致衰理论整体涵盖了机体的神经、内分泌、自由基、免疫等诸多方面,其认识具有宏观性。

 ## 中药抗衰老的研究进展

中医学对于养生的探索由来已久,古人一直追逐长生不老,《素问·上古天真论》曰:"法于阴阳,和于术数,饮食有节,起居有常,不妄作劳,故能形与神俱,而尽终其天年,度百岁乃去。""恬淡虚无,真气从之,精神内守,病安从来。"倡导天人合一、调和阴阳、顺应四时、调摄精神、注重锻炼、控制饮食、不妄作劳,如此可达到长寿的目的。近年来国内外对抗衰老中药的研究也取得了很大的进展,并通过现代医学、生物学、药理学等高科技手段研究、探索中药抗衰老的作用机理。目前认为中药抗衰老作用主要体现在抗脂质过氧化、清除自由基、调节免疫功能、调节神经 – 内分泌功能及减少DNA 损伤等方面,除此之外,抑制衰老相关基因表达、抑制端粒缩短等也成为研究的热点。

1. 拮抗自由基抗衰老 氧化应激指体内自由基产生过多或清除自由基能力不足,胞内活性氧增多,引起氧化和抗氧化内环境的失衡。随着人体衰老,机体内自由基与自由基清除系统的平衡遭到破坏,过剩的自由基通过过氧化作用攻击细胞膜及核酸、蛋白质和酶类等生物大分子,引起细胞膜上的不饱和脂肪酸产生脂质过氧化反应,核酸及蛋白质分子交联,DNA 基因突变或复制异常及生物酶活力下降,最终导致细胞功能严重受损以至衰老、死亡。因此减少自由基的产生或将过剩自由基清除是延缓衰老的必经之路。现代实验研究证明,中药中如黄芪、五味子、阿胶、枸杞、灵芝、银杏叶、大黄等,能够将身体中分泌过多的自由基清除。中药复方中二至丸、丹黄通络胶囊、四君子汤等都可通过提高自然衰老或 D- 半乳糖诱导的大鼠和小鼠血清或组织中超氧化物歧化酶(SOD)的活性,加速清除体内自由基和脂质过氧化产物,使脂质过氧化产物及其分解产物丙二醛(MDA)降低,维持体内自由基和抗氧化酶之间的平衡，减轻衰老过程中自由基引起的细胞损伤，达到延缓衰老的目的。加味四君子汤可促进脾虚大鼠 SOD 活力恢复，并降低血浆中自由基和脂类作用的代谢产物丙二醛。另外人参中的有效成分人参皂苷（SPG），能明显提高衰老模型小鼠血清中 SOD 含量，降低 MDA 含量，从而提示有一定抗衰老作用。丹参及川芎均可降低老年大鼠血清 MDA 的含量，增强老化机体清除自由基的能力。

氧化应激通过聚集细胞内氧化产物、改变细胞通透性等，加速血管内皮细胞的退行性变。同样，在人血管内皮细胞复制性衰老的过程中，细胞内的氧化应激水平逐渐增加，伴随线粒体 DNA 损伤增加。伴随血管内皮细胞老化的血管老化与 AS 密不可分。2008 年弗莱明汉心脏研究表明，亚临床 AS 患者主动脉斑块患病率和斑块大小均表现为随年龄增长而增加，且无性别差异性。补肾中药通过填补机体精血亏乏，促进机体化生精微进而防治 AS。现代研究表明，补肾中药可以通过改善自由基代谢、减少脂质氧化损伤、保护血管内皮细胞等方面治疗 AS 等心血管疾病。冉旭、于杰等人发现，补肾方药能改善内膜中层厚度、血管顺应性，增加血清一氧化氮、内皮素含量，从而提高老年患者动脉弹性，血管内皮细胞的舒缩功能。张光银等人证实补肾中药能通过升高抗氧化酶血红素加氧酶 -1 的表达，降低氧化应激损伤，从而稳定家兔的动脉粥样硬化病变。占程燕等人用补肾方药处理动脉粥样硬化模型 ApoE- /- 小鼠后能减小脂质核面积，增加纤维帽厚度，抑制斑块内细胞凋亡。

脑氧化损伤是脑衰老的一个反映，也是脑老化的诱发因素之一。当 ROS 使磷脂中的高度不饱和脂肪酸发生过氧化而产生过氧化脂质，如产生的丙二醛，可与蛋白质及磷脂结合，产生脂褐质。一般认为脂褐质是正常细胞代谢过程的产物，对细胞无毒害作用，但当其积累超过一定水平就会大量积聚在大脑皮层和海马等部位，破坏磷脂膜结构，导致线粒体和粗面内质网的减少，从而神经元数目也随之减少，这势必会引起脑功能的衰退。Schleyer-Saunders E 报道了氧化相关的单胺氧化酶（MAO）与脑衰老的关系。近几年来许多学者研究发现，MAO 的活性随年龄增长而明显增加，与脑衰老关系密切的鹿茸水提物可抑制小鼠脑 MAO-B 活性而延缓衰老；白术可抑制小鼠脑 MAO-B

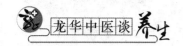

活性而延缓衰老；加减薯蓣丸通过抑制脑单胺氧化B（MAO-B）活性，降低血清过氧化脂质（LPO）的含量，减少脑组织脂褐素（LPF）的积累，从而产生抗衰老效应。

2.提高免疫力抗衰老 在所有的器官或系统的衰老进程中，以免疫系统的衰老出现最早，机体在性成熟后其免疫功能随年龄增长而下降，首先表现为免疫器官如骨髓、脾脏、淋巴结，尤其是免疫中心器官胸腺退变。在机体免疫衰老过程中，胸腺衰老起主导作用。胸腺衰老可直接影响细胞免疫，间接影响体液免疫，出现继发性免疫缺陷。老年机体免疫功能下降主要与T细胞变化有关。衰老时随着胸腺形态和功能变化，胸腺上皮细胞MHC分子表达下降，导致T细胞总数减少及抗原特异性T细胞免疫功能下降。IL-2主要由活化的T细胞产生，在调节免疫应答、抗肿瘤等方面发挥重要作用，是反映机体免疫功能强弱、免疫衰老的重要指标，IL-2产生减少可加速机体衰老进程。

虽然老年和年轻个体T细胞总数相等，但老年人T淋巴细胞有功能的仅为年轻人的50%～80%，且其增殖能力也很大程度地丧失。补肾中药黄芪可通过提高红细胞C3b受体花环率、降低红细胞免疫复合物花环率、增强红细胞免疫功能对抗D-半乳糖诱导的大鼠衰老过程。补肾方剂如八味参芪丹坤方、参杞丹坤方（枸杞子、白参、丹参、益母草等）可以明显增加老年小鼠体内脾淋巴细胞IL-2的产生，使其接近于青年小鼠的水平从而延缓衰老。补肾复方（附子、肉桂、熟地、山茱萸、怀山药、仙灵脾、茯苓、炙甘草）对T细胞FasL基因的转录具有一定的负调控作用，揭示该方有一定的延缓衰老作用。

中医药可通过增加老化机体免疫因子的产生，进而增强机体免疫功能来延缓衰老。目前对中药抗衰老的免疫药理研究越来越受到人们的重视，但是中药抗衰老的免疫药理研究发展很不平衡，对有些中药的研究较多且深入，如黄芪、人参、首乌、枸杞等。例如黄芪，不仅研究了它的一般细胞、体液免疫，还进行了T细胞亚群的研究和自然杀伤细胞、干扰素、白细胞素等指标，试图从更深入了解的免疫学角度来阐明黄芪抗衰老的免疫作用途径及机理。然而中药抗衰老的免疫药理研究毕竟起步较晚，所以涉及研究的品种、深度和广度都很有限。因此，必须周密实验设计，注意动物模型的选择，动态、时效与量效间的关系，实验方法的敏感性和客观性等，提高中药的抗衰老免疫药理研究水平，以期通过实验研究，力争说明或解决实际或理论问题。

3. 作用于神经内分泌抗衰老　神经元和相关激素的功能消耗是衰老的根本原因，而下丘脑 – 垂体 – 肾上腺轴（HPA）则是衰老的主要调控者。通过基因芯片检测技术证实，老年大鼠和青年大鼠相比，下丘脑 – 垂体 – 肾上腺轴 – 胸腺（HPAT）轴多种神经递质、激素、细胞因子或其受体表达下调。

淫羊蕾总黄酮能够上调 HPAT 轴的多种神经递质、激素、细胞因子或其受体。赵伟康等研究发现，固真方能明显延缓老年机体 HPTT 轴的功能退化及延缓老年大鼠下丘脑 – 垂体 – 肾上腺 – 胸腺（HPTQ）轴衰老的作用。实验表明人参茎叶皂苷 50mg/kg 灌胃 7 天，能明显增加大脑中去甲肾上腺素和多巴胺的含量，减少 5– 羟色胺含量，与对照组比较有显著差异性。

4. 保护受损 DNA 抗衰老　在细胞的生长过程中，基因组必然会受到各种外源或内源 DNA 损伤因素的作用从而导致 DNA 损伤，同时损伤的 DNA 被细胞识别并予以修复，维持细胞正常功能。当 DNA 损伤监测及修复的相关机制退化时，造成细胞中残留 DNA 突变的积累，从而导致细胞的衰老。

王学美等观察五子衍宗丸及其拆方可减少老年肾虚者外周血白细胞线粒体 DNA 缺失，减少有缺陷的呼吸链，增强细胞所需的能量，从而达到维持细胞正常生理，延缓衰老的作用。康寿饮组老年小鼠脾淋细胞 DNA 双链剩余率为 79.8%，比老年对照组（58.6%）升高了 21.2%，说明补肾健脾化瘀中药可明显提高老化机体对抗体内外各种有害因素对 DNA 损伤的能力，有利于遗传信息的正常表达，进而延缓机体的衰老。研究证实，由熟地黄、枸杞、黄芩、当归组成的补肾增效液可以较好地抑制由 $^{60}Co\gamma$ 射线所致小鼠脾淋巴细胞凋亡，降低脾淋巴细胞 DNA 裂解率。天南星、白屈菜、甘草、龙葵光、慈菇、苣荬菜体外研究证实也具有抗 DNA 损伤作用，其机制可能是通过高活性抗氧化成分或螯合体系中 Fe、Cu 等微量元素清除羟自由基。

多种不同作用的基因表达在细胞增殖调控、细胞衰老及凋亡中发挥重要

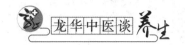

的调节作用。在与衰老相关基因的研究发现，石斛合剂可以明显降低衰老及衰老糖尿病（DM）大鼠胰腺组织凋亡相关基因 Bax，增加 Bcl-2 mRNA 及蛋白表达，即调整 Bax 和 Bcl-2 mRNA 及蛋白表达的失衡。沈自尹等人研究认为，衰老状态下大鼠淋巴细胞中 p65、IκBα、IκBε 磷酸化蛋白表达明显不足，淫羊藿总黄酮能够显著上调衰老状态下以上蛋白的表达，有效地延缓免疫衰老。在对人胚肺成纤维二倍体细胞衰老的研究中发现，山茱萸多糖可提高细胞活力，降低 cyclinD1 表达，提高 CDK4 表达量，同时降低 β-半乳糖苷酶含量与 p16 蛋白表达。在对软骨细胞复制性老化的研究中发现，鹿茸多肽显著抑制老化相关 β 半乳糖苷酶的表达，促进大鼠软骨细胞增殖，减少 G1 期细胞含量，促进软骨细胞胞外基质糖胺聚糖（GAG）、Ⅱ型胶原、聚集蛋白聚糖（Aggrecan）蛋白表达。因此细胞老化的原发改变一定会在基因组水平上有所体现，减少细胞中损伤 DNA 的积累则是延缓衰老的重要途径之一。

5. 延长细胞端粒长度和增强端粒酶活性　端粒是位于真核细胞染色体末端的重复核苷酸序列结构，具有防止染色体融合、维持基因完整性和稳定性的作用。端粒随着细胞分裂逐渐缩短，达到一定长度则细胞终止分裂，进入衰老。端粒酶作为端粒复合物的组成部分，以自身 RNA 结构为模板复制 DNA 片段，维持端粒的长度和结构。四君子汤可提高 D-半乳糖小鼠衰老模型心、脑组织端粒酶，但对肝组织端粒酶活性无影响。淫羊藿总黄酮干预人二倍体成纤维细胞衰老过程的研究证实，其可不通过激活细胞端粒酶的活性而延长端粒的长度。人参皂苷 Rg1 可能通过激活端粒酶活性和减少端粒长度缩短而发挥其抗三丁基过氧化氢诱导的 WI-38 细胞衰老作用。马齿苋水提物近来也被研究证实通过激活端粒酶的活性，从而延缓衰老小鼠 DNA 端粒长度的缩短。熟地的水煎液能够增强过氧化氢酶及超氧化物歧化酶的活性，同时加强将活性氧清除的能力，从而提升 DNA 损伤修复功能，达到延缓衰老的效果。

端粒缩短可以通过调控血管内皮细胞的功能和氧化应激等而引发和干预 AS 的发生及发展。血管内皮细胞端粒长度缩短的程度与 AS 程度成正比，而经逆转录病毒转染、具有端粒延伸功能的内皮细胞并没有出现与 AS 形成有关的功能改变。端粒长度的磨损情况与心血管病发病率呈正相关，冠心病患者较冠状动脉造影正常人群的外周血白细胞端粒长度明显缩短。首参颗粒具有延长 AS 患者外周血白细胞端粒长度、提高端粒酶活性的作用，提示首参颗粒干预 AS 的作用机制可能与调控细胞端粒长度、端粒酶活性有关，并且其对端粒长度的延长作用更具安全性。

 ## 总结与展望

衰老是一个复杂的过程，必然涉及多领域多学科，许多机制尚不清楚，还需要更多的研究来探索。中医药在抗衰老方面具有理论明确、经验丰富、疗效肯定的优势，随着研究手段和研究水平的提高，中医药抗衰老取得了很大的进展。临床上，肾虚衰老占绝大多数，治疗也以补肾方药为主；实验研究主要围绕改善临床症状、抗自由基、调节神经内分泌水平、改善微循环、增强免疫、抗 DNA 损伤等内容进行，其中以抗氧化、清除自由基研究为多。我们应继续坚持中医传统理论的指导，运用现代科学手段，结合多种学科，从不同角度、不同层面逐步揭示衰老的本质，为延长人类的寿命提供科学的依据。

第五节　膏方概述

 ## 膏方的概念

膏方一般是以大型复方汤剂为基础，根据患者的不同体质、不同临床表现而确立处方，药物经过浓煎后，掺入某些特殊辅料而制成的一种稠厚的膏状物。膏方为中医丸、散、膏、丹、酒、露、汤、锭八种剂型之一，其中的膏剂包括外用的膏药和内服的膏方，通常所说的膏方主要指内服的膏剂。

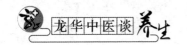

膏方以补为主，补治结合，通过扶正补虚，辅以祛邪，纠正人体整体功能的偏盛偏衰，恢复人体阴阳平衡，达到"阴平阳秘，精神乃治"的养生康复最高境界，从而达到防治疾病、延年益寿的目的。

膏方配方用药讲究，一般尽量选用优质的道地药材；加工工艺独特，操作严格，加工精细。一般要求具有多年膏方加工资历的老药师把关、加工制作。因此，膏方一般性状好，色、香、味俱佳，口感好，性状稳定，体积小，服用方便，便于携带，具有高级营养滋补和治疗预防综合作用，在上海、江苏、浙江等省市深受广大人民的喜爱，成为冬令滋补、治疗佳品。

膏方既可以是一味单方，又可以是复方，临床一般以复方为多。临床开具膏方，一般多在普通汤剂诊治有效之后，在辨证明确的基础上运用膏方。对于膏方的用药味数、每味药物的具体剂量及膏方的总量没有明确规定，各医家根据自己的不同习惯可能有所差异。总的来说，膏方用量依普通方剂成比例增加，增加量通常是 10～14 倍。所以，一般每剂汤方用药味数在20～40 味，质量一般在 100g 左右（现代基本上都在 200g 以上），膏方在此有效汤方基础上，剂量增大 10～14 倍以上即可。因一般膏方要服 1～2 个月，药量太少恐熬出的膏方不够服用，且药量过少膏方也不易制作。另外加糖或蜂蜜 500g，共熬出膏方 1400g 左右，可服用一个半月左右。若天暖或病情轻，剂量可酌情减少。

膏方的药物组成

膏方是大方、复方，组成药物众多，但膏方的组方有一定要求，一般由中药饮片、胶类、糖类等组成。

（一）中药饮片

中药饮片是膏方中起主要治疗作用的药物，是膏方的主体部分，是医师通过望、闻、问、切等综合辨证分析后，根据患者的不同体质和不同病情所开出的膏方处方中的主要药物部分。一般需辨证施治，根据个人情况而有所不同。

膏方中的中药配伍组成繁杂，考虑因素众多，尤其要综合考虑膏方"疗疾"和"补虚"的双重性。因此，膏方的中药药味要比通常的处方药味品种多，且药物剂量要满足膏方服用时间内的有效剂量。过少则药味不足、功效难求；过多则可能造成处方"大而全"。如果膏方治疗用药轻重不分，则难以达到膏方治疗的特定目的，造成对中药有限资源的浪费。

膏方以"补"为主，一般补益药物占重要地位，或补气，或调血，或滋阴，或养阳，由临诊医师根据患者的具体情况进行整体调整，针对脏腑之虚和阴阳气血不足进行补益平衡，最终达到阴平阳秘、气血调和、脏腑健旺的目的。包括一些名贵药材在内，常用的补益药有人参、黄芪、熟地黄、麦门冬、鹿茸、冬虫夏草、紫河车等，同时配合使用理气、化湿、清热、祛瘀等药物，达到补中有清、动静结合，以增强滋补的效果。

膏方除了补虚，还需疗疾，因此，膏方中还有对症治疗的药物。这一类药物针对患者当时的主要病证，以祛邪为主，兼顾滋补。慢性病病程长，常"因虚致瘀"或"因瘀致虚"，最终导致"虚实夹杂、气虚血瘀"等，故选择膏方需一边施补，一边治标，结合疾病性质和症状选用相应药物进行调理，辨证施治。或祛瘀，或化痰，或清热，或化湿，以祛除病邪，充分发挥补益药的补益作用。

膏方内的滋补药多属黏腻呆滞之品，久服多影响脾胃运化功能，并易闭门留寇，故一般处方内尚含有陈皮、砂仁、焦山楂、炒麦芽、苍术、白术等健脾药，以增强脾胃的运化功能，加强膏方的吸收，防止滋补药物久服碍胃，使之补而不滞。

（二）胶类

阿胶、龟板胶、鳖甲胶、鹿角胶等胶类中药是膏方加工中常用的药胶。在膏方配伍中这些胶一方面供制作过程中收膏用（固定成形），另一方面具有滋补作用。如阿胶养血止血、滋阴润肺，鹿角胶可温肾助阳、生精补髓、活血散结等。

各种胶在膏方中的配伍和应用，由临床医师根据患者的不同体质和病情，按照各种胶的不同功效特点辨证选用。可以一胶单用，也可以视需要按一定比例数胶合用。一般一剂膏方中胶类的总量为250～400g，一些低糖或不加

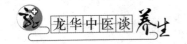

糖的膏方，可适当增加胶的配伍量，总量增至400～600g，以保证中药收膏成形的效果。另外，在临床应用中，如果有些患者宜清淡少补，那么在膏方配伍中可以没有胶类而制成清膏。

胶类一般先打成小块，然后用黄酒浸泡软化，再隔水加热炖至烊化，收膏时和入。制作膏方用的黄酒最好是质量上乘的绍兴黄酒，俗称老酒，一般每500g胶剂用250～500mL黄酒浸泡。酒性味甘辛而大热，具有活血通络、散寒等功效，膏方用酒一方面是溶胶，另一方面是矫味，即祛除胶的腥膻之味，还可以加强药物在体内的运化吸收，但酒的用量不宜过多。

（三）糖类

糖类指冰糖、白糖、赤砂糖、饴糖、蜂蜜等膏方加工中常用的各种糖。膏方中配伍糖不仅能掩盖药物的苦味，改善口感，使膏方易于被患者接受；此外，糖有一定的补中缓急作用；糖同样有助于膏方的固定成形。各种糖在品质和功效上略有差异，应根据辨证需要，在膏方配伍时单用糖或者单用蜂蜜，或视需要糖和蜂蜜并用。一剂膏方中糖的配伍用量有一定的比例，一般不超过中药提取浓缩所收得清膏量的3倍。通常情况下，一剂膏方可用0.5kg的饴糖或冰糖，或者0.25kg的饴糖配合0.25kg的冰糖收膏，若单用蜂蜜或饴糖收膏，其用量也分别控制在0.5kg左右。实际使用中，医生处方用饴糖或冰糖收膏的同时，往往根据患者的个体情况，再选用200～300g蜂蜜与其合用，以期与中药功效相得益彰。

对于一些低糖摄入的特殊人群，主要是糖尿病患者，处方时可选择一些低热量的甜味剂，替代部分或全部蔗糖。常用的有元贞糖、木糖醇、甜菊糖、阿斯巴糖等，以增加膏方的甜味，改善口感，但不会提高血糖水平。甜味剂的用量必须严格按照产品的使用说明，按量取用，不得随意超量，以免产生副作用。

各种糖在膏方制作前，应按照糖的种类和质量加适量的水炼制。炼糖是为了使食糖的晶粒熔融，去除水分，净化杂质，并杀死微生物；同时，炼糖可以使糖出现部分转化，防止膏方久贮出现"返砂"。

除了胶类和糖类之外，膏方中还可以根据需要适当加入一些其他辅料，如西洋参、野山参、西红花、枫斗（铁皮石斛）、蛤蚧、冬虫夏草、海马、紫河车粉、芝麻、胡桃肉、黄酒等。

至于膏方的分类，根据膏方制作过程中是否加入蜂蜜可以将膏方分为清膏和蜜膏。中药煎煮浓缩后直接收膏者为清膏；收膏时加入蜂蜜称为蜜膏（又称"膏滋"），后者尤其适合年老体弱、有慢性病者。根据膏方中是否含有动物胶或胎盘、鹿鞭等动物药，可将其分为素膏和荤膏。素膏由中草药组成，不易发霉，四季均可服用；荤膏中则含有动物胶（或动物药），多属温补之剂，且不易久存，一般冬季服用。

三 膏方的制作

千百年来，中医学在膏方的制备方面积累了丰富的理论知识和加工经验。这些内容一部分记载在有关的中医药典籍里，一部分蕴藏在老药工的实际经验中。因此，膏方的制作比较复杂，有特定的程序和严格的操作过程。为了达到预期效果，一般不提倡膏方自制，可由医院加工制作，或由专业药店制作，或者由专门的膏方加工单位制作。概括起来说，膏方的制作过程包括浸泡、煎煮、浓缩、收膏、存放等几道工序，但在膏方的正式制作前，需要进行必要的准备工作，如炼蜜、炼糖等，制成后的膏方需进行质量检验。

（一）前期准备

1. 炼蜜 蜂蜜有调味、滋润和补益的功效，在膏方中还具有一定的缓和、防腐作用，在加入膏方前生蜜必须经过炼制（熟蜜一般不需炼制，可直接加入）。炼蜜的作用，一方面是为了驱除药性的偏激，使之平和，另一方面是为了除去蜂蜜中的水分及杂质，确保膏方品质上乘，有质有量且能更长久保存。

选择优质蜂蜜是膏方质量的保证。蜂蜜以质地稠厚、色白如凝脂、味甜香而兼有鲜味、黏性强者最佳。由于产地和气候的不同，南方和北方产的蜂蜜略有不同：北方产的蜜含水分少，一般选用枣花蜜和荆条花蜜；南方产的蜜含水分较多，一般选用荔枝蜜和坝子蜜。

炼蜜前应选取无浮沫、死蜂等杂质的优质蜂蜜，若蜂蜜中含有这类杂质，

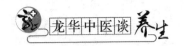

就必须将蜂蜜置于锅内，加少量清水（蜜水总量不超过锅的 1/3，以防加热时外溢）加热煮沸，再用 4 号筛滤过，除去浮沫、死蜂等杂质。优质蜂蜜无须滤过这一环节。

炼蜜时先将蜂蜜置于锅内加热，使之完全溶化，沸腾时用网筛或绢筛捞去上面的浮沫，至蜜中水分大部分蒸发，翻起大泡，呈老红色时，酌加约10％的冷水，再继续加热使沸，随后乘热倾出，用绢筛过滤，除去其杂质，即成炼蜜。

炼蜜根据水分含量和炼制程度不同，分为嫩蜜、中蜜、老蜜三种规格。少炼则嫩，黏性不足；多炼则老，坚硬不易化解。用于膏方制作的蜂蜜，一般取中蜜。当过滤后的蜂蜜继续加热至出现浅黄色有光泽的均匀气泡状（实际生产中把这种沸腾泛泡的现象俗称"泛鱼眼泡"），用手捻蜜时有黏性，两手分开时无白丝出现，炼蜜即成。经测定，炼蜜（中蜜）的含水量在14％～16％，密度为 1.37kg/m³ 左右。一般以生蜜 500g 炼成熟蜜 400g 左右为宜。

市售的成品蜂蜜一般为熟蜜，可直接和入药汁中用于收膏。但在选用时应注意，有些出售的蜂蜜已经出现"返砂"现象，装蜜的玻璃瓶底部有砂糖状结晶析出，遇到这样的情况，应在临用前重新炼制。

2. 炼糖　膏方中常用冰糖、饴糖等糖类。未炼制的糖含有水分，容易发酵、变质。如果糖在膏方加工过程中处理不当，膏方存放一定时间后易析出糖的晶体，出现"返砂"现象。因此，在进行膏方加工中，必须对糖进行炼制。

糖的炼制就是按照糖的不同种类加适量水或不加水加热熬炼的过程，炼制过的糖称炼糖或转化糖。炼糖可以使冰糖、砂糖、赤砂糖等固体糖加热融化成均匀的糖浆，便于在收膏时，使糖、药汁、胶等物料稍加搅拌后很快混合均匀；炼糖还可以使糖适度转化，防止蔗糖在低温状态下析出结晶，使膏方在冷藏过程中避免出现"返砂"现象；糖经过炼制，还能控制糖的含水量，有效除去杂质，杀死微生物。

为了促使糖的适度转化，可能加入适量的枸橼酸或酒石酸（加入量为糖量的 0.1%～0.3%）。实际加工时，糖加热熔化后，根据糖的用量，参照上述比例，酌量加入枸橼酸或酒石酸，并掌握加热炼制的时间，避免加热过久糖烧焦。

炼糖的方法一般是按照糖的种类不同加适量的水加热熬炼。其中，冰糖本身含水分较少，应在开始炼制时加适量水，以免熬焦，且炼制时间要短；饴糖含水量较多，炼制时可不必加水，但炼制时间稍长；白砂糖可加水近50%，加热熬炼或用高压蒸汽加热。各种糖在加热炼制时，均应不断搅拌至糖液开始显金黄色、所泛泡发亮光、糖液微有青烟产生时即停止加热。由于赤砂糖含杂质较多，炼制后的赤砂糖应静置适当时间，除去容器底部的沉淀。

（二）制作工艺

膏方的制作一般要经过浸泡、煎煮、浓缩、收膏、存放等几道工序。

1. 浸泡 先将配齐的药料检查一遍，把胶类药拣出另放，然后把其他药物都放入容量相当的洁净砂锅内，加 8 倍的清水，使药料完全浸没在水中，令其充分吸收膨胀，稍后可以根据情况再加，使水高出药面 10cm 左右，浸泡 24 小时（至少浸泡 6 小时以上）。

2. 煎煮 把浸泡后的药料上火煎煮。先用大火煮沸，再用小火煮 1 小时左右，转为微火以沸为度，共约 3 小时左右。此时药汁渐浓，即可根据不同的药物选用 24～40 目筛网过滤出头道药汁，再加清水浸润原来的药渣后上火煎煮，煎法同前，此为二煎，待至第三煎时，气味已淡薄，滤净药汁后即将药渣倒弃（如药汁尚浓时，还可再煎 1 次）。将前三煎所得药汁混合一处，静置沉淀后取清液，再用 80～100 目的筛网过滤。煎煮过程中需要注意两点：药料要煎透，没有白芯；汤水煮开后，有浮起的泡沫要用勺捞起清除。

3. 浓缩 过滤净的药汁倒入锅（多用紫铜锅）中，进行浓缩，可以先用大火煎熬，加速水分蒸发，并随时撇去浮沫，让药汁慢慢变稠厚，再改用小火进一步浓缩，此时应不断搅拌，因为药汁转厚时极易黏底烧焦，搅拌到药汁滴在纸上不散开来为度，此时方可暂停煎熬，这就是经过浓缩而成的清膏。

4. 收膏 把蒸烊化开的胶类药与糖（以冰糖和蜂蜜为佳）倒入清膏中，

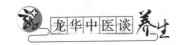

放在小火上慢慢熬炼，不断用铲搅拌，直至能扯拉成旗或滴水成珠（将膏汁滴入清水中凝结成珠而不散）或正在加热的膏体呈"蜂窝状"沸腾（俗称"翻云头"）即可。

细料药如人参、核桃等要根据不同的要求分别处理，或打细粉后和入膏方中，或单独用小锅煎煮（不能与一般饮片入汤共煎，否则用量较少的细料药所煎出的有效成分极易被数量众多的饮片药渣吸去，有损补益之效），然后用烊冲、兑入等方式单独处理，以达到物尽其用，充分发挥功效。单独煎煮的细料药也应该先后煎煮两次后过筛，最后压榨取汁，80～100目的筛网过滤，浓缩后期加入药汁混合；如细料药（鹿茸粉、人参粉、珍珠粉、琥珀粉、紫河车粉）打粉，要求药末极细，在收膏时加入，充分搅拌混匀即可。

5. 存放 将收好的膏滋装入清洁干净的瓷罐内，或进入自动分装机内小袋分装（每袋约30g，一料膏方一般分装108袋），移入凉膏间进行凉膏，保持凉膏间温度在20℃以下。先不加盖，用干净纱布将容器口遮盖上，放置一夜，待完全冷却后，再加盖，放入阴凉处，或存放在冰箱冷藏室中。

由于膏方用药时间较长，为确保膏方的质量，对膏方的存放要求较高。一般情况下，膏方宜存放在阴凉处，如果放在冰箱冷藏更好。若放在阴凉处而遇暖冬气温回升，为防霉变可以采用隔水高温蒸烊，切忌直接将膏器放在火上烧烊，这样容易造成膏器破裂和底部结焦。膏药蒸烊后，一定要把盖打开，直至完全冷却，方可盖好。否则，盖上蒸汽凝集的水落在膏面上容易使膏方产生霉点。每次服取膏方应用一干净、干燥的固定汤匙，以免把水分带入膏方内造成霉变。如果膏方放置一段时间后，表面出现少量霉点，可以用汤匙把表面的霉点刮去，然后隔水高温蒸烊；如果霉点较多且在膏方的深处也见霉点或口感有异味，就不能服用了。

现在，膏方制作可以采用半自动化制作，膏方中中药饮片的煎煮和浓缩均用煎药机，煎出的药液在煎药机内自动过滤3次，可以直接进行收膏。另外，膏方的收膏还可以使用蒸汽电锅，使煎药火候更容易掌握，底部不易结焦。

膏方除了传统的罐装外，还有袋装和切片（块）分装，服用和携带更加方便。

（三）质量检验

对于制成后的膏方，一般按照上海中药行业协会制定的《上海市中药行业定制膏方加工管理办法》，对加工完成的膏滋药进行外观质量和不溶物检查两项质量检验。

1. 外观质量检验 要求成品膏滋药应无糖结晶析出现象，也就是通常所说的"返砂"现象，且膏滋药应无焦味、无异味。

2. 内在质量检验 要求对成品膏滋药进行"不溶物检查"。此项检查的操作方法是：取成品膏滋 5mL 至容器内，加入热水 200mL，搅拌使膏体溶解，放置 3 分钟观察，容器内不得有焦块、药渣等异物。对于制作中添加粉状药料的膏滋药，此项检查应在药粉加入前进行，经检验符合上述规定后方可加入药粉，加入药粉后的膏滋药不再检查不溶物。

四 膏方的服用方法

临床上膏方的具体服法，一是根据患者的病情而决定，二是考虑患者的体质、应时的季节、气候、地理条件等因素，因人、因时、因地制宜。

膏方服用季节一般以冬季为主，带有明显的季节性。一般从冬至即"头九"开始服用，至"六九"结束，大约 50 天，或服至立春前结束。如果一冬服两料膏方，服用时间可以适当提前。当然，由于现代冰箱等储存条件的提高，以治疗为主的调治膏方根据患者的病情需要或不同时令特点随季节处方，一年四季均可使用，但这种四季膏方一般以清膏为主。服用膏方时最好配合饮食调理、运动保健等，劳逸适宜，这样才能使膏方的作用发挥至最佳。

膏方的服用方法可以分为冲服和含化。一般人喜欢冲服：取一汤匙膏方，用 90℃左右白开水冲入，和匀后服用。如方中用地黄等滋腻药或配料中胶类剂量较大，膏方黏稠难取，可以隔水蒸化或微波炉小火转后取用。所谓含化，即是将膏滋含在口中慢慢融化后吞服。此外，近几年出现的"片"状膏剂可以直接嚼食。

膏方一般清晨空腹和晚上临睡前服，因此时胃肠消化吸收能力强，且不

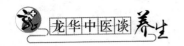
受食物干扰。如空服感肠胃不适，可在饭后一小时左右服用。

服用剂量根据患者病情或身体情况及药物性质而定，尤其与患者消化功能密切相关，一般一次一汤匙（15～20mL），一天2次。一般先从小剂量开始，逐渐增加，如每日先服一次，如果患者无不适感，再加至早晚各服一次，以加强其治疗效果。一般性质平和的膏方，用量可以稍大；有毒、峻烈的药物，用量宜小，并且应从小剂量开始，逐渐增加，以免中毒或耗伤正气。患者的体质强弱及性别、年龄等不同，在剂量上也应有所差别。老年人用量应小于壮年；体质强者可多，体质弱者宜少；妇女的用药量，一般应小于男子，妇女在经期、孕期及产后，应小于平时，但须从病情等各方面综合考虑，全面衡量。

五 膏方的服用禁忌

在使用膏方时，为了注意安全，保证疗效，必须重视禁忌问题。除了药物配伍中的"十八反""十九畏"等用药禁忌外，还有补膏忌口等。

忌口，又称"食忌"，是根据病情和治疗用药的需要，要求患者在服药期间忌食某些食物，防止食物和药物发生相互作用，降低药效或产生不良反应。

（一）膏滋药物要求的忌口

通常认为，服用含人参等补气的膏方忌食萝卜；服用滋补性膏方不宜饮浓茶；服用膏方期间忌食生冷、油腻、辛辣等不易消化及有特殊刺激性的食物。但是，也有一些医家认为，膏方养生本就是一种高级的美感和享受，是和精神、食疗、运动相结合的养生方式，忌口不宜要求太严格，否则有舍本逐末之嫌。一般主要要求服用含人参等补气的膏方忌食生萝卜，其他的根据药物的配伍原则和疾病本身的要求灵活运用。为了防止食物、浓茶等饮品对膏方可能产生的影响，一般只要将其和膏方的服用时间前后隔开一小时左右即可。当然，忌口也不能一概而论，即使服用含人参等补气的膏方忌食生萝卜也有例外，如服含人参的膏方出现不思饮食、胸闷、脘腹作胀、便秘等气滞现象，反应服生萝卜（或莱菔子等）以理气消胀，萝卜不反人参，反可使人参更易吸收。

（二）针对患者的体质忌口

针对患者的不同体质而忌口，不仅是服用膏方的要求，也是中医养生的要求。

阴虚体质，忌食辛热食品，如狗肉、牛肉、姜、蒜、葱等。否则，轻则口干咽燥加重、大便燥结，重则可见出血症状。忌食海鲜一类发物，如黄鱼、带鱼等。

阳虚体质，忌滥用温补肾阳之品，如服鹿鞭、牛鞭、羊肉等注意观察有无虚火，防助火动血，产生变证；忌服用寒性食品，如柿子、黄瓜等；忌用或勿过用厚味腻滞之品，防气血运行不畅。

 服用膏方后出现的不良反应防治

膏方要求辨证准确，以平和为准，治补相兼，一般不会出现不良反应。但因膏方服用时间较长，也有少数人服用膏方后可能会出现轻微不适，届时由临诊医师根据具体情况进行针对性处理。

出现不思饮食、腹部胀满，甚至便溏、腹泻等消化不良、胃肠功能紊乱等症状，并且与膏方无关时，应暂停服用膏方，寻找病因，治愈后再继续服。如是膏方所致，可能是因膏方中含有熟地黄、阿胶等滋腻性药物碍胃或与膏方中过用寒凉药有关。为了防止出现这种情况，服用膏方前的开路方尽可能祛除湿浊，调整好胃肠功能。如果服用几天后出现不思饮食、腹胀时，最好暂停服用膏方，改服1～2周理气和胃消导药后，再少量服用，并慢慢增加用量。

出现齿浮口苦、鼻衄、面部升火、热性疮疡、红肿热痛、大便秘结等症状，是邪气壅实、闭阻不通、实热内盛的表现。应暂停服用膏方，及时就诊，先用中药调理，稳定后方可继续服用。或者把清热泻火、解毒通腑药煎好后放入膏方中一起服用。

出现咳嗽痰多、胸闷气急等痰饮壅盛症状，应暂停服用膏方，先用化痰、健脾、理气等中药调理，症状缓解后继续服用；或者把健脾化痰等药物煎好后放入膏方中一起服用；或者汤药和膏方同时交替服用。

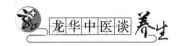

出现皮肤瘙痒是与湿热、血虚、风邪等因素有关，此时暂停服用膏方，针对病因进行治疗后再服用膏方。

第二年春夏时感到不适、厌食、困倦，入夏怕热，也有出现低热、齿浮、便秘等情况时，需要随时就诊，使用汤药调理，或者在第二年开具膏方时进行针对性的调理。

膏方进补虽好，但部分患者在服膏方前需先服"开路方"。"开路方"，顾名思义就是用来通畅道路、"投石问路"的药方。通常所说的"开路方"一般是针对胃肠功能欠佳，经常出现腹胀、纳差、完谷不化等，平时舌苔厚腻的患者，若直接服用膏方，一方面影响膏方的吸收，另一方面还可能加重上述症状。这种情况的"开路方"一般由陈皮、半夏、茯苓、白术、厚朴、神曲、山楂等健脾化湿开胃之品组成，服用膏方前1～2周由开具膏方的医师根据患者的情况辨证施治，待改善脾胃运化功能后再服膏方，这样才能达到理想的调理效果。广义的"开路方"除了具有以上作用外，还用于体内有痰、湿、瘀等邪实症状者，可通过"开路方"先化痰祛瘀，然后用膏方综合调理；对药物敏感者，先试探性调补，以观察其服药后的反应，便于开出合适的膏方；身体状况极度虚弱者，为防"虚不受补"，可以先开补益力较轻的方药"开路"试探，如患者服用后无明显不适，病情有所好转后再用大剂量补益膏方。"开路方"一般需服用1～3周，有的患者可能需要更长时间。

膏方的适用对象

（一）体虚易感者

无论是因为先天不足或是后天失养（如外科手术、产后及大病、重病、慢性消耗性疾病等）所致的气血不足、脏腑亏损，均可导致机体卫外不固，不能抗邪，气候稍有变化即易诱发感冒，愈后不久再次复发，每月反复发作多次。通过膏方调治，可弥补先后天的不足，从而增强机体抵抗外邪的能力，减少感冒发作次数，提高患者的生活质量。

（二）亚健康状态者

由于生活节奏加快，现代人的工作生活压力、劳动强度增大，加以应酬、烟酒嗜好、长期情绪紧张、睡眠不足等，造成人体的各项正常生理机能大幅度减退，抗病能力下降，身体虚弱，体力不支，精力不够，难以胜任紧张而烦劳的工作，平时无慢性疾病却容易感冒，机体处于亚健康状态。膏方以补为主，调补结合，纠偏祛病，可以恢复机体的阴阳平衡，纠正亚健康状态，从而使人体恢复到最佳的生活、工作状态。

（三）慢性疾病者

慢性疾病如慢性支气管炎、支气管哮喘、慢性腹泻、慢性心功能不全等，或因虚致实，或因实而致虚，导致机体阴阳失衡，脏腑功能不调，病情反复，或经久不愈等。通过膏方调理，补其不足，泄其有余，恢复机体功能的整体平衡，最终达到减少疾病复发次数、减轻疾病发作时的症状、提高患者的生存质量，并最终达到部分患者临床痊愈的功效。

（四）特殊人群

特殊人群如儿童、女性、老年人等。小儿久咳不愈、厌食、贫血等，膏方服用时间较长，补益效果明显，且补而不腻，口感好，小儿易于接受，故治疗效果明显。脾主运化，具有统血功效，为后天之本，脾胃虚弱，元气不足，容易造成女性的衰老；若脾胃运化功能正常，饮食中的营养就可以充分滋养全身脏器及皮肤腠理，使全身的营养不断得到补充，人的抗衰老能力、生命力随之增强，面部红润、有光泽，皮肤充满弹性。另外可通过安神等功效提高生活质量，达到驻容养颜、抗衰老的作用。随着年龄的增长，老年人整体功能减退，容易出现气血不足、脏腑功能低下等，通过在冬令进补膏方，能恢复脏腑、气血、阴阳的平衡，以抗衰延年。

第六节　药膳概述

药膳，是将饮食和药物有机结合的一类特殊食品，由中药、食物和调料3部分组成。它可以取药物之性，借饮食之味，借食取药，药助食功。在我国，

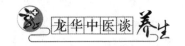

食疗药膳源远流长，内容丰富，从两千多年前的《神农本草经》《内经》，至唐代《备急千金要方》《外台秘要》，宋代《太平圣惠方》，元代《饮膳正要》，到明代的《古今医统大全》《本草纲目》，清代《随息居饮食谱》等上百部著作中均有翔实的记载。

药膳的特点

（一）注重整体，辨证施食

在运用药膳时，首先要全面分析患者的体质、健康状况、疾病性质、季节时令、地理环境等多方面情况，判断患者的基本证型；其次确定相应的食疗原则，再给予适当的药膳治疗。

（二）防治兼宜，效果显著

药膳既可以治病，又可以防病强身，这是有别于一般药物的特点之一。药膳虽然多是用平和之品，但其防治疾病和健身保健的效果却是比较显著的，服用之后，有益于健康。

（三）良药可口，服食方便

药膳使用的多为药食两用之品，具有食物的色、香、味的特性，即使加入部分药材，因为注意了药物性味的选择，并通过与食物的调配及精细的烹饪，仍可制成美味可口的膳食。

药膳的作用

（一）治疗疾病

1. 以药膳为主治疗疾病　有些疾病可以用药膳或食物为主来治疗。如外感风寒就可以用桂枝汤或生姜红糖汤来治疗；妇人脏躁时出现精神忧郁、烦躁不宁、无故悲泣、哭笑无常、呵欠频作时，可以选用《金匮要略》中的甘麦大枣汤来治疗。这些都是以食疗方为主治病的实例。

2. 以药膳来辅助治疗疾病　《内经》曾提到："药以祛之，食以随之。"食物疗法是综合疗法中不可缺少的重要内容。中医学主张在病邪炽盛阶段依靠药物治疗为主，一旦病邪已衰，则在用药治疗的同时，辅助饮食调养，以

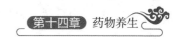

恢复正气，增强抗病能力。

（二）养生保健

药膳用于保健养生的数量众多、范围极广。我国市场上保健食品大体有下列数种。

1. 滋补膳食 在中药药材中可供做滋补品和食疗药膳的有 500 种之多，占全部中药材的 1/10。这些丰富多彩的滋补食品和药膳是中国特有的饮食文化。

2. 保健药膳 药食结合制成的具有多种保健作用的药膳很多。比如很多具有食疗保健作用的药膳菜肴、点心、精果、蜜饯等；药膳保健饮料还有汤、饮、酒、乳、茶、露、汁等，都是加工方法独到、具有多种保健作用的药膳食品。

（三）丰富人们的饮食生活

日常饮食中加入保健养生的食品和美味佳肴一直深受群众欢迎。由于药膳食品具有中国特色，富有饮食文化内涵，可在居家、休息、饮宴、旅游、疗养活动中，丰富饮食内容，美化人们生活。

药膳的分类

结合古代医籍文献对药膳的记载及其制备特点，可将药膳进行如下分类。

（一）按药膳的功用分类

1. 养生保健延寿类

补益气血药膳：适用于平素体质素虚或病后气血亏虚之人，如十全大补汤、八珍糕等。

调补阴阳药膳：适用于机体阴阳失衡之人，如具有补阴作用的桑椹膏、补阳作用的冬虫夏草鸭等。

调理五脏药膳：适用于心、肝、脾、肺、肾五脏虚弱，功能低下之人。如根据中医"以脏补脏"理论而采用动物的五脏来补养人体五脏而制作的各种药膳，以及根据中医"五味各归其所喜"理论而采用酸、苦、甘、辛、咸来补养肝、心、脾、肺、肾五脏并使五脏功能平衡的各种药膳等。

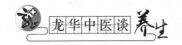

益智药膳：适用于老年智力低下，以及各种原因所导致的记忆力减退之人，如酸枣仁粥、柏子仁炖猪心等。

明目药膳：适用于视力低下、视物昏花之人，如黄连羊肝丸、决明子鸡肝汤等。

聪耳药膳：适用于老年耳聋、耳鸣，以及各种原因所导致的听力减退之人，如磁石粥、清肝聪耳李实脯等。

延年益寿药膳：适用于老年平素调养，强身健体，养生防病之人，如清宫寿桃丸、茯苓夹饼等。

2. 美容类

增白祛斑药膳：适用于皮肤上有黑点、黑斑、色素沉着之人，如白芷茯苓粥、珍珠拌平菇等，以美容增白。

润肤美颜药膳：适用于中老年皮肤老化、松弛，面色无华之人，具有美容抗衰功效，如沙苑甲鱼汤、笋烧海参等。

减肥瘦身药膳：适用于肥胖之人，如荷叶减肥茶、参芪鸡丝冬瓜汤等。

乌发生发药膳：适用于脱发、白发及头发稀少之人，如黑芝麻山药米糕、《积善堂经验方》中的乌发蜜膏等。

固齿药膳：适用于老年体虚、牙齿松动、掉牙之人，如滋肾固齿八宝鸭、金髓煎等。

3. 治疗与辅助治疗类　此类药膳是在专业药膳师或临床医师指导下，针对患者的机体状况和疾病特征，遵循辨证施膳的原则遣药配膳，以达到治病或辅助治疗的目的。尤其对慢性病最为适宜，可以在日常饮食中取得祛病的效果。

解表药膳：具有发汗、解肌透邪的功效。适用于感冒及外感病的初期。如葱豉汤、香薷饮等。

清热药膳：具有清热解毒、生津止渴的功效。适用于机体热毒内蕴，或余热未清之证。如白虎汤、清暑益气汤等。

祛寒药膳：具有温阳散寒的功效。适用于机体外寒入侵或虚寒内生的病证。如当归生姜羊肉汤、五加皮酒等。

消导药膳：具有健脾开胃、消食化积的功效。适用于消化不良、食积内停、腹胀等证。如山楂糕、五香槟榔等。

通便药膳：具有润肠通便的功效。适用于大便干燥之证。如麻仁润肠丸、蜂蜜香油汤等。

利水药膳：具有利水祛湿、通利小便的功效。适用于尿少浮肿、小便不利等症。如赤小豆鲤鱼汤、茯苓包子等。

活血药膳：具有活血化瘀、消肿止痛之功。适用于瘀血内停、跌打损伤等证。如益母草膏、当归鸡等。

理气药膳：具有行气、理气、止痛功效。适用于肝气郁结、胀痛不舒及气滞血瘀等证。如陈皮饮、佛手酒等。

祛痰药膳：具有祛痰止咳之功。适用于咳嗽痰多、喉中痰鸣等。如梨膏糖、瓜蒌饼等。

止咳药膳：具有宣肺止咳之功。适用于咳嗽等。如川贝蒸白梨、糖橘饼等。

平喘药膳：具有止咳平喘之功。适用于哮喘等证。如丝瓜花蜜饮、柿霜糖等。

息风药膳：具有平肝、息风定惊之功。适用于肝经风热，或虚风内动之证。如菊花茶、天麻鱼头汤等。

安神药膳：具有养血补心、镇静安神的功效。适用于失眠多梦、心悸怔忡等证。如柏仁粥、酸枣仁汤等。

排毒药膳：具有调节机体状况、改善机体功能、排出体内毒素的作用。适用机体不适、痤疮等平素火毒易盛之证。如黄芪苏麻粥、鲜笋拌芹菜等。

4.康复类药膳 主要适用于疾病的后期、恢复期。此时机体由于疾病的作用处在脏腑功能失调、气血阴阳不足或兼有余邪未清的病理状态，故药膳治疗应以调养为主，可参考养生保健延寿类药膳来辨证施膳。

（二）按药膳的食品形态分类

1.流体类

汁类：由新鲜的、汁液丰富的植物果实、茎、叶和块根，经捣烂、压榨

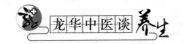

后所得到的汁液。制作时常用鲜品。如治疗热病后烦渴的西瓜汁、雪梨汁；治疗噎膈饮食难进而致气阴两虚的五汁饮；治疗血热出血的鲜荷叶汁等。

饮类：将作为药膳原料的药物或食物经粉碎加工制成粗末，以沸水冲泡或温浸即可。制作特点是不用煎煮，省时方便，有时可加入茶叶一起冲泡而制成茶饮。如《圣济总录》中用以治疗急性肠胃病的姜茶饮，《本草汇言》中用以治疗风寒感冒的姜糖饮等均属此类。

汤类：将要做药膳的药物或食物经过一定的炮制加工，放入锅内，加清水用文火煎煮，取汁而成。这是药膳应用中最广泛的一种剂型。食用汤液多是一煎而成，所煮的食料亦可食用。如《备急千金要方》中治疗神经衰弱、病后体虚的葱枣汤；《饮膳正要》中可治疗肾虚腰背疼痛、骨软的地黄田鸡汤；《太平圣惠方》中治疗消化道出血的双荷汤等。

酒类：将药物加入一定量的白酒，经过一定时间的浸泡而成。如《饮食辨录》中治疗风湿病的虎骨酒，《本草纲目》中具有补肾助阳功用的鹿茸酒等。

羹类：以肉、蛋、奶或海味产品等为主要原料，加入药材而制成的较为稠厚的汤液。如《饮膳正要》中具有补肾益气、散寒止痛之功的羊肉羹，具有壮元阳、强筋骨功用的什锦鹿茸羹等。

2. 半流体类

膏类：亦称"膏滋"。将药材和食物加水一同煎煮，去渣、浓缩后加糖或炼蜜制成的半流体状的稠膏。具有滋补、润燥之功，适用于久病体虚、病后调养、养生保健者长期调制服用。如《饮膳正要》中具有补髓添精之功的羊肉膏，《积善堂经验方》中用于治疗须发早白或脱发的乌发蜜膏等。

粥类：是以大米、小米、秫米、大麦、小麦等富于淀粉性的粮食，加入一些具有保健和医疗作用的食物或药材，再加入水一同煮熬而成的半液体的食品。中医历来就有"糜粥自养"之说，故尤其适用于年老体弱、病后、产后等脾胃虚弱之人。如《本草纲目》中具有清肝热、降血压之功的芹菜粥，《老老恒言》中具有健脾、开胃、止泻之功的鲜藕粥等。

糊类：由富含淀粉的食料细粉，或配以可药食两用的药材，经炒、炙、蒸、煮等处理水解加工后制成的干燥品。内含糊精和糖类成分较多，开水冲调成糊状即可食用。如具有补肾乌发之功的黑芝麻糊，具有润肺止咳之功的杏仁粉等。

3. 固体类

饭食类：是以稻米、糯米、小麦面粉等为基本材料，加入具有补益且性味平和的药物制成的米饭和面食类食品。分为米饭、糕、卷、饼等种类。如具有益脾胃、涩精气之功的山药茯苓包子，健脾利湿之功的芸豆卷，益气养血之功的参枣米饭等。

糖果类：以糖为原料，加入药粉或药汁，兑水熬制成固态或半固态的食品。如《本草纲目》中具有健脾和胃、祛痰止咳之功的姜汁糖，《随息居饮食谱》中具有清热、润肺、化痰之功的柿霜糖等。

粉散类：是将作为药膳的中药细粉加入米粉或面粉之中，用温水冲开即可食用。如《饮膳正要》中具有补中益气之功的糯米粉，具有醒脾和胃、理气止呕之功的砂仁藕粉等。

（三）按药膳工艺特点分类

1. 菜肴类 是将生熟蔬菜、肉禽、蛋、水产品、乳等，加入中药或药汁，经烹调加工，制成色香味美的菜肴。此类药膳种类繁多，如《泉州本草》中具有清热利湿之功的泥鳅炖豆腐，《饮膳正要》中具有暖脾和胃、理气宽中之功的六味牛肉脯等。

2. 饮料类 是将药物经过一定的炮制加工，加清水用文火煮沸，取汁，然后倒入一定比例的溶液中，冷却即成。制作时多选用酸甜的药物或加入酸甜的饮品。如具有生津止渴、祛暑功效的乌梅汤，具有清热解毒生津作用的双花饮等。

3. 粥食类 以稻类、糯类等谷类食品为基本原料，加入药物和水，煮沸后用文火煮熬而成。如百合粥、苡仁粥等。

4. 糕点类 以米面、蛋类、牛奶等为基本原料，加入某些药物或药汁蒸制或烤制而成。如莲子茯苓糕、八珍糕等。

5. 罐头类 以禽肉类、水产品、果实类等为原料，配以某些药物，制

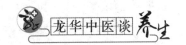

熟后装入玻璃或金属包装中而成。如山楂罐头、八宝粥等。

6. 其他类　药膳种类繁多，制作工艺也多种多样，如梨膏糖果、桂花核桃冻等。

四　药膳的注意事项

（一）药膳治疗的宜忌

1. 病中禁忌　就是指在患有某种疾病时，某些食物不宜食用。如患热性病时，宜寒凉性药膳，忌食辛热、油腻、煎炸之品；在患寒性病时，宜温热性药膳，忌食咸寒食物；胸痹胸痛、血脂偏高的患者应少食肥肉、动物内脏及烟、酒等；肝阳上亢、血压偏高而有头晕目眩、烦躁易怒患者，应少食胡椒、辣椒、大蒜、白酒等辛热助阳之品；黄疸胁痛患者，应忌食动物脂肪及辛辣、烟酒、刺激之品；脾胃虚寒者，有腹泻、畏寒、食欲不振者应少食油炸黏腻、寒冷固硬、不易消化的食品；肾病水肿者应少食盐、碱和酸辣太过的刺激性食物及植物性蛋白质；患有过敏性皮肤病者忌食"发物"，如鱼、虾、蟹等及辛辣刺激性食物。

2. 配食禁忌　食物是可以单独食用的，但常常也有将几种食物搭配起来食用的时候，其中有些食物不宜一起食用。如猪肝忌与荞麦、豆浆同食，否则令人发痼疾，也不宜与鱼、肉同食，易生痈疽；鳖肉不宜与苋菜、猪肉、鸭肉、兔肉、鸡蛋同食；蜂蜜不宜与生葱、莴苣同食，易引起腹泻；鸭肉不宜与木耳、核桃、豆豉同食等。虽然这些都是古人的经验，尚缺乏充足的科学依据，但适当注意也是有必要的。

3. 药食禁忌（相反）　食物与药物、调料常一起搭配做成药膳，其不同于一般的药物，与普通的饮食也有别。有些食物如果与药物一同使用，反而会降低其原有的疗效，严重时会产生毒副作用，即"药食相反"。据文献记载，人参恶黑豆，忌萝卜、茶叶；黄连、桔梗、乌梅忌猪肉；鸡蛋、螃蟹忌柿、荆芥；鲫鱼反厚朴，忌麦冬；党参、茯苓、茯神忌醋；常山忌葱；土茯苓、使君子忌茶；地黄、何首乌忌葱、蒜、萝卜；薄荷忌鳖肉等。这些记载是古人对某些食物禁忌的经验积累，仅供参考。

4.胎产禁忌 妇女胎前产后饮食应有所注意。在妊娠期间，由于胎儿生长发育的营养需求，孕妇需要足够的营养，还应注意避免对于胎儿产生毒性的食品。如生鱼片、螃蟹、甲鱼等生冷易滑胎；咖啡、浓茶、可乐、酒精有兴奋作用；油条、方便面、罐头等垃圾食品不宜多吃；油、盐、热性调料（大料、辣椒、茴香）可以助热，宜少放；皮蛋、铝锅烹饪的食物含铅。孕妇可进食甘平、甘凉补益之品。若有妊娠呕吐者，应避免进食油腻之品，选食和胃健脾、理气之类食物。而产后因胎儿的娩出，气血受到不同程度损伤，产妇多呈虚寒或兼见瘀血内滞的状态，同时产妇还要以乳汁喂养胎儿，此时的饮食，以平补阴阳气血、滋阴养血为主，可多食鸡肉、猪肉、蛋、乳类食品。慎食或忌食辛燥伤阴、寒性生冷的食品。

5.时令禁忌 四季气候交替，人须顺应自然规律。春夏阳气旺盛，万物生机盎然，宜少食温燥发物，如少食狗肉、羊肉；秋季气候干燥，人们常出现口干舌燥、鼻出血，宜少食辛热食物，多食含水分较多的水果；冬季寒冷，应少食甘寒伤胃的食物，而进食温热性食物。

（二）选料与加工

选择食物用料要精细，注意其色、味醇正，质量优良。加工要讲究科学，有的药材必须经过炮制，以减毒性或副作用等。

（三）烹调技术

药膳除具备一般饮食的色、香、味外，还要保留其营养、有效成分，以更好地发挥功效。药膳烹调应保持食材的原汁、原味特色，减少营养和有效成分的破坏，使食物与药材的性味紧密结合，适当辅以作料调制，使药膳既具有较好的色、香、味，激发食欲，又能发挥治疗、保健作用。烹调药膳宜采用蒸、炖、煮或煲汤等法，少用炸、烤等法。

第十五章

因人养生

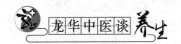

人类本身存在着较大的个体差异，这种差异不仅表现于不同的种族，而且存在于个体之间。不同的个体可有不同的生理和心理状态，对疾病的易感性也有所相同。这就要求我们在养生的过程中，应当以辨证思想为指导，因人施养，才能有益于机体的身心健康，达到延年益寿的目的。

所谓因人养生，即是根据年龄、性别、体质、职业、生活习惯等不同特点，有针对性地选择相应的摄生保健方法。

第一节 胎孕养生

胎孕保健是指从受孕至分娩这段时间，为促进胎儿智力和体质的良好发育所采取的一系列有利于孕妇和胎儿身心健康的保健措施。包括养胎、胎教两方面的内容。

明代医家万全于《妇女秘科》中说："妇女受胎之后最宜调饮食，淡滋味，避寒暑，常得清纯和平之气，以养其胎，则胎元完固，生子无疾。"胎婴在腹，依赖母体脏腑精血营养而生长发育，孕妇的健康状况直接影响胎儿的发育、禀赋及其一生的健康和寿命。必须注重胎孕保健，如若保养不慎，可致胎痿不长、流产，或使孕妇多病，胎儿禀赋异常，往往产生先天性疾患、先天性畸形。

一 养胎

中医的养胎之说始于《内经》。至北齐，徐之才已有专著《逐月养胎法》问世，较系统地论述了中医胎孕养生的基本内容。养胎是指供养、营养胎儿生长发育，保护胎儿健康成长不受侵害。

1. 调护神气 《产孕集》指出："孕藉母气以生，呼吸相通，喜怒相应，一有偏倚，即致子疾。"又曰："气主于心，心之神主内而应外，外有所接则神动而气随之……故妊子之时必慎所感。"认为孕妇和胎儿是一个整体，气血息息相通，七情能影响孕妇气血，继则可影响胎儿。因此孕妇养胎必须调神，这是在妊娠期中医心身医学的基本思想。为此，历代医家均把调护心神视作养胎的重要手段之一。

2. 饮食调摄 胎儿的生长发育全赖母体的气血濡养。孕妇气血充养，依靠脾胃化源充盛。调节孕妇饮食，目的在于滋生气血，使胎儿化育有源，并为分娩、哺乳打下基础。孕妇的饮食当以新鲜清淡、富有营养、易于消化、

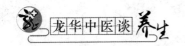

饥饱适中为原则，又当谨慎忌宜。而且，在不同阶段有不同要求。

（1）孕早期（自受孕至妊娠3个月）　胎儿发育缓慢，加上妊娠反应，饮食宜少而精。要"饮食精酸，酸美受御，宜食大麦，无食腥卒之味"。就是说，孕妇可选择适合自己口味的食品及略带酸味的开胃之品，以新鲜蔬菜瓜果为佳，忌食辛辣刺激之品，以免加重恶阻。

（2）孕中期（妊娠4～7个月）　胎儿增长加快，要"食稻麦，羹牛羊，调五味，食甘美"。孕妇宜摄食富有蛋白质、钙、磷的食品。其中，稻谷、豆类及肉鱼蛋类含有丰富的蛋白质；钙含于蛋黄、乳类、虾皮、动物骨骼及绿叶蔬菜中；磷存在于黄豆、鸡肉、羊肉中。食用这些食品，可以生肌壮骨、益髓补脑，有助于胎儿发育。

（3）中晚期（妊娠8～10个月）　胎儿生长发育特别迅速，又是大脑发育的关键时刻，要储存的营养也特别多，孕妇应多吃优质蛋白，注意动物蛋白与植物蛋白的搭配食用，少吃盐和碱性食物，防止水肿。

此外，孕妇当忌食辣椒、胡椒等刺激性食物，以及螃蟹等易过敏食物与獐兔野味，宜戒烟酒，勿饮浓茶。

3.劳逸适度　《产孕集》提出，孕妇应劳逸适度，"不可过逸，逸则气滞，不可过劳，劳则气衰"。适当运动可促进孕妇和胎儿的血循环，也有利于分娩顺利进行。过劳则动伤气血，对胎元不利；过逸则气滞，也不利于胎儿发育。在妊娠的不同阶段，劳逸的安排有所不同。

（1）孕早期　由于妊娠反应胃纳差，应"不为力事""无太疲劳"（徐之才《逐月养胎法》）。只可做一般的家务劳动，切勿搬抬、举重。不适宜重体力劳动，也不宜长途颠簸，应常出户外散步，呼吸新鲜空气，接受阳光。

（2）妊娠中期　不可过于安逸，应从事一定的体力劳动和适量的运动，如太极拳、气功、旅游等，有利于消化和睡眠，但应避免骑马、骑自行车、游泳、赛跑等剧烈运动。

（3）妊娠后期　应当以逸为主，但不宜久卧贪睡，可常散步，做适当的体力活动。

孕妇要有充足的睡眠，每晚应保证8小时睡眠时间，到了妊娠后期，每日中午应卧床休息 1 小时。临产前数周，应再增加睡眠时间，睡姿宜取左侧卧位。

4.适宜起居 妇女怀孕以后，气血聚于冲任养胎，卫外功能低下，易为外邪乘袭致病。邪气迫伤于胎，可致各种胎病，甚则流产。因此要谨慎起居，科学地安排作息时间，早起早睡，规律地工作、学习与生活。要顺应四时气候的变化，增减衣衫，以避寒暑。生活环境宜幽静雅致，有利于稳定孕妇的情绪，使胎儿能安其所居。

胎损常起于动作不慎。《产孕集》提出：孕妇"毋登高，毋用力，毋疾行，毋侧坐，毋曲腰，毋跛倚，毋高处取物，毋向非常处大小便，毋久立久坐，毋久卧，毋犯寒热。"此外，还应谨防碰撞腹部，避免接触铅、汞、苯、砷等有害物质和放射线辐射，不宜经常往来于公共场所，以防患传染病，导致伤胎或流产。

孕妇应保持二便通畅。要养成定时排便的习惯，多喝水，多吃含纤维素多的新鲜蔬菜及瓜果。若便秘仍不得缓解或排尿困难，应及时去医院治疗。

5.房事有节 《幼幼集成·保产论》提出："古者妇人怀孕，即居侧室，与夫异寝，以淫欲最当所禁。"主张孕妇清心寡欲，分房静养。妊娠早期和产前三个月尤应谨戒房事。孕早期房事不节，相火动于内，阴气泄于外，可致胎毒、胎漏、流产。孕后期房事无度，往往引起半产、难产，即幸不堕，生子亦必愚鲁多疾早夭。

近几年国内外的研究证实，临产前一个月有性生活的孕妇，其羊水感染及胎儿死亡率就高，而羊水感染之胎儿，日后智商低者比对照组高 68%。在临产前一个月性生活频繁者，新生儿黄疸比通常高一倍。

6.审慎用药 妊娠期母体各系统都发生了一系列的生理变化，如果用药不当，可能造成医源性疾病，还会损胎致畸，甚则引起难产、流产。

孕妇无病，不可乱服药石，以免妄伐无辜，过服补药，可引起胎大难产。孕妇患病，应及早治疗，但须掌握"病去母安，胎亦无殒"的原则。既不为妊娠用药禁忌框框所缚，也须慎重从事。尤其是最初的 3 个月，药物对胎儿的大脑神经系统影响较大。若无胎痛、胎动、泻痢及风寒外邪，不可轻易服

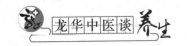

药。古人提出的妊娠禁忌药主要分为以下三类：毒性药类，如乌头、附子、南星、蜈蚣等；破血药类，如水蛭、麝香、瞿麦等；攻遂药类，如巴豆、大戟、莞花、冬葵子等。西药中有些药物对胎儿影响更大，如安定、阿司匹林、四环素、抗癫痫药等，一般情况下不用这些药。必须使用时，可及时去医院就诊，根据医嘱服用。

 胎教

胎教有广义和狭义之分。广义胎教是指胎孕保健的全部内容；狭义胎教是指孕妇在胎、孕、产全过程中，加强精神品德的修养，怡情养性，为孕妇创造一个舒适愉快的环境与心境，给胎儿以良好的影响，促进胎儿的智力发育。严格地讲，胎教不同于养胎护胎，而以养神益智为务，这里是讲狭义胎教。

1. 乐观豁达 孕妇要加强思想品德的修养，培养高尚的情操和美好的心灵。要专心致志地工作和学习，去赢得事业的成功和快乐。要胸怀开阔，乐观豁达，无私心杂念，不患得患失。生活上知足，待人宽厚，助人为乐，处事无妒忌之心，言行举止端庄大方，做到"坐无邪席，立无偏倚，行无邪径，目无邪机，口无邪言"（《诸病源候论》）。如此，胎儿禀气纯正，有助于良好气质与性格特征的形成。

2. 怡情养性 《叶氏竹林女科》认为，"宁静即是胎教"。要求孕妇遇事冷静，使心静于内，虑谧于中，做到"无悲哀思虑惊动"（徐之才《逐月养胎法》），不为七情所伤，摒弃孤独、忧伤和烦恼，始终保持稳定乐观的情绪。如此，可使孕妇气血和顺，胎元调固，有利于胎儿的生长发育。孕妇可适当地参加文体活动，培养多方面的兴趣和爱好，以丰富自己的生活，通过琴棋书画、诵读诗歌及旅游等途径陶冶情趣。

3. 远僻邪恶 《诸病源候论》提出，孕妇宜"数视白璧美玉着孔雀"，多接触美好的事物，使秀气入胎，勿"令见伛偻侏儒丑恶形人及猿猴之类"，回避淫邪、行凶、丑陋等不良刺激。

4. 胎儿辅导 孕妇应在胎儿感觉系统机能发展的最佳期，及时对胎儿

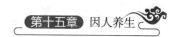

进行有计划、有步骤的感觉功能与动作训练，以促进各种感官与脑的信息渠道形成稳定的联系，有助于出生婴儿智力与行为的发展。

（1）听觉训练 妊娠中期，胎儿中耳发育完成，前庭系统的发展是在婴儿出生之前。因此，应当从训练胎儿的听觉入手。孕妇可以从妊娠的第13周开始，坚持有计划地对胎儿说话、诵读诗歌，为其高歌或放录音磁带，让胎儿听悠扬动听的乐曲或歌曲，可以唤起孩子的注意力。此外，母亲与别人的谈笑声、林间鸟语、昆虫啼鸣及潺潺的流水声，都是促进胎儿听觉和神经系统发展的良好信息。研究发现，孕妇多听轻快悦耳的音乐，胎儿躁动减少，生长发育良好；如果孕妇经常听嘈杂震耳的摇滚乐，会使胎儿躁动增加。

（2）抚摩动作训练 孕妇平躺在床上，双手放在腹部，用手指轻轻地压抚胎儿，胎儿便出现蠕动。此法于睡前施行较好，怀孕末期尤为必要，但有早期宫缩的孕妇忌用此法。该法可激发胎儿运动的积极性，使站立行走早于未受过训练的婴儿。

（3）情感信息交流 胎儿时期，母子之间不但有血脉相连的关系，而且还有心灵情感相通的关系。母亲的情感诸如怜爱、喜悦、悲伤及恐惧、不安等信息会通过有关途径传递给胎儿，进而发生潜移默化的影响。

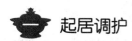

第二节 婴幼儿调护

婴幼儿脏腑娇嫩，形气未充，其中尤以肺、脾、肾三脏生理性不足更为突出。古代医家根据小儿这些机体特殊表现，提出了"稚阴稚阳"的观点。因为小儿生机蓬勃，发育迅速，故有小儿为"纯阳之体"之说，在婴幼儿的调护方面要遵循此规律。

一 起居调护

阳光及新鲜空气是婴儿生长不可或缺的，要经常带孩子到户外活动，天

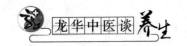

和暖无风之时，将小儿放日中嬉戏，数见风日，则小儿肌骨强健，耐受风寒。《诸病源候论》指出："薄衣之法，当以秋习之"，使小儿慢慢适应寒冷刺激。婴儿衣着不可过暖，入秋后要缓缓加衣，以锻炼耐寒能力。衣着要宽松，不可紧束而妨碍气血流通，影响骨骼生长发育。古人有头要凉、背要暖、腹要暖、足要暖等说法。婴幼儿要保证充足的睡眠时间，同时要掌握婴儿睡眠时间逐渐缩短的生理特点，在哺乳、戏要等的安排上，注意有利于使之逐步形成夜间以睡眠为主、白天以活动为主的作息习惯。

婴儿期是感知觉发育的重要时期，视觉、听觉及其分辨能力迅速提高，要结合生活的实践，教育、训练他们由近及远认识生活环境，促进感知觉发展，培养他们的观察力。养成良好的小便习惯，适时把尿，培养每日定时大便的习惯。

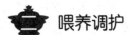 喂养调护

婴儿生长发育迅速，体格、智力及脏腑功能均不断地趋向完善成熟，对各种营养物质的需要量较多，质量要求高。母乳是婴儿最理想的天然食品，对6个月以下的小儿更适合。《幼幼集成·初生护持》指出："盖儿初生，借乳为命。"母乳是婴儿最好的食品，营养合理而丰富，适合婴儿消化吸收特点。母乳喂养有以下优势：满足婴儿大部分营养素的需要；能减少婴儿手足抽搐、高渗脱水、过敏、便秘和其他危险；获得早期免疫力；安全、无污染、经济；增加母婴亲情关系。

母乳喂养需养成良好的哺乳习惯，定时定量，白天3～4小时1次，夜间6～8小时1次，尽量延长夜间喂奶的间隔时间，所谓"乳贵有时，食贵有节"。喂乳前要按揉乳房，以使乳汁流畅，以利婴儿吮吸和消化。《备急千金要方》云："凡乳母者，其气血乳汁也……母食热则乳热，母食寒则乳寒。"所以乳子之母，尤宜谨节，饮食下咽，乳汁便通，情欲动中，乳脉便应。母病乳汁必凝滞。儿得此乳，疾病立至。所以乳母必须要加强营养和调节情志，以促进乳汁分泌旺盛，保持乳汁质量良好。

婴儿增加辅助食物不宜过早。《备急千金要方》云："儿早哺者，儿不胜谷气，令生病，头面身体洗生疮，愈而复发，令儿稚弱难养。"所以《小儿

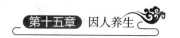

药证直诀》中说："半岁以后，宜煎陈米粉稀粥，取粥面而时时与之。十月以后，渐与稠粥烂饭，以助中气，自然易养少病，周岁以后，便当断乳。"

在喂养的同时，也要养成良好饮食习惯，避免偏食，节制零食，按时进食，提倡"三分饥"，防止乳食无度；婴幼儿脾胃功能较薄弱，食物宜细、软、烂、碎，而且应品种多样；严格控制冷饮，寒凉食物要适度。

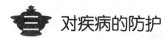 对疾病的防护

婴幼儿病理特点：发病容易，传变迅速；脏气清灵，易趋康复。婴幼儿期体内免疫功能较低下，对各种传染病都有较高的易感性，因此要定期定量做好预防接种，定期体检。按卫生和计划生育委员会的要求，婴儿在出生后一年内应定期健康检查4～5次。通过检查，可系统地观察小儿体格与智能的发育情况，有针对性地宣传科学育儿知识，辅导父母改进护理、教养方法，从而促进小儿生长发育，并能早期发现小儿生长发育过程中存在的问题，以及引起疾病的原因，做到无病早防，有病早治，降低发病率。

婴幼儿的生活不能自立，父母当精心护养，防止发生疾病。《素问病机气宜保命集》指出，小儿"内无思想之患，外无爱慕之劳"，少有七情损伤为病。然而不能自调寒暑节饮食，易患肺与脾胃之疾。因此，婴幼儿养生防病当以"节饮食，适寒暑，宜防微杜渐"为主。其发病特点：肺常不足，脾常不足，肾常虚，易患时行疾病。因此，小儿穿衣不宜过多，勿令其大汗出，预防风邪入侵；可采用摩腹、捏脊等推拿方法改善脾胃功能，促进消化吸收；注意营养，固护肾气的充盈。

第三节　儿童养生

儿童一般是指四岁到十二岁这段时期，处于生长发育的初期。《素问病机

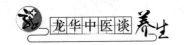

气宜保命集》指出：少儿"和气如春，日渐滋长"，《小儿药证直决》谓小儿"五脏六腑，成而未全……全而未壮"，《温病条辨·解儿难》又说：小儿"脏腑薄，藩篱疏，易于传变；肌肤嫩，神气怯，易于感触"。儿童在生理上，既有生机蓬勃、蒸蒸日上的一面，又有脏腑娇嫩、形气未充的一面。其抗病力低下，易于发病，病情发展迅速。儿童的心理发育也未臻完善，其精神怯弱，易受惊吓致病，情志不稳，可塑性大，易于接受各方面的影响和教育。针对儿童的生理、心理特点，不失时机地采取科学的保健措施，是促进儿童健康成长的重要保证。

儿童养生，包括了自幼儿至学龄期的一切保健措施。其特点是养教并重，以保养元真、教子成才为目标。

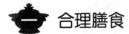 合理膳食

幼儿处于生长发育快速期，需要营养较高。其食品应以营养充足、适应并促进发育为原则；同时需及时添加辅食，并逐渐向成人膳食过渡。要注意食物品种的多样化及粗细粮、荤素菜的合理搭配。要特别注重提高幼童膳食中优质蛋白质的比重，让孩子食用足量的鱼、肉、蛋及豆类食物。肾气对人的生长发育起着极为重要的作用。幼童的肾气未充，牙齿、骨骼、脑髓均处于发育中，因而不要忽视补肾食品的供给，如动物的肝、肾、脑髓及核桃仁、黑芝麻、桑椹、黑豆等。小儿为"纯阳之体"，宜少食或忌食温补滋腻厚味的食品，如羊肉、鸡肉、火腿、海参等。

脾胃为后天之本，但是小儿"肠胃脆弱""脾常不足"（《育婴家秘》），饮食又不能自节，喂养稍有不当，就会损伤脾胃，妨碍营养物质的消化吸收，影响生长发育。因而，幼儿的喂养应着眼于保护脾胃。其饮食应以易于消化吸收为原则，辅食的添加应该由流质到半流质到固体，由少到多，由细到粗。增加辅食的数量、种类和速度，要视小儿消化吸收的情况而定，宜随时观察孩子的大便以取得了解。食物的烹调宜细碎软烂、色香味美，通常采用煮、煨、烧、蒸等方法，不宜油炸。

要使孩子从小养成良好的饮食习惯，尤应注重节食。《幼幼集成·初生护

持》强调："忍三分饥，吃七分饱，频揉肚。"随着人民生活水平的提高和电冰箱的使用，现代儿童要防止营养过剩、过食生冷、零食过多过杂。

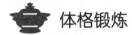 **体格锻炼**

《备急千金要方·初生出腹论》指出："凡天和暖无风之日，令母将儿于日中嬉戏，数见风日，则血盈气刚，肌肉牢密，堪耐风寒，不致疾病。"要鼓励孩子到户外活动，充分利用大自然的日光、空气进行体格锻炼。10岁以内儿童，每天至少保证2～3小时的户外活动，增强机体抗病能力。要让孩子积极参加体育锻炼，但是不宜进行过多的力量练习，以体操、游泳、游戏、短跑、武术、跳绳和球类运动为宜。

三 早期教育

早期教育包括德行教育与健康心理的培养、智力开发、健康教育和美学教育。儿童期是语言、运动和精神心理发育的关键时期，有较强的可塑性。

1. 全面发展 德育、智育、体育、美育是相辅相成、相得益彰的。健康的心理寓于健康的身体，身体不好势必影响智力的发展，而且易于形成自卑、软弱、骄矜、孤僻等不良习气。智力的发展，能增加幼童的信心，有助于知识水平、思想品德和体质的提高。良好的品德与个性，可激发幼童学习、锻炼的自觉性和踏实刻苦的精神。美育可以促使正确人生观和世界观的萌发与形成，使生活丰富多彩，充满情趣和愉悦，从而促进智力发展和身心健康。在教育的过程中，应当注意四者兼顾，相互促进，相互渗透，使孩子的身体与心理得以统一和谐地发展。

2. 适时恰当 《颜氏家训·勉学》说："人生小幼，精神专利，长成以后，见虑散逸，固须早教，勿失机也。"明代医家徐春圃于《古今医统·婴幼论》提出："凡婴儿六十日后……便当诱其正性。"幼童的学习兴趣大、速度快、掌握牢固，可获得最佳学习效果。一般而言，2～3岁是儿童口头语言及计数能力发展的关键期；出生到4岁是形状知觉发展的关键期；4～5岁是开始学习书面语言的关键期；5～6岁掌握词汇能力发展最快，又是数概念发

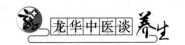

展的关键年龄。教育与训练的内容与要求，应与幼童成熟的程度速度相适应。五六岁以前的孩子，一般不宜进行大量的识字与计算活动。适时与恰当的早期教育，可以获得最佳效果。教育过早过深有损孩子的健康，亦不能取得更好的成效。教育过晚过浅，会推迟、耽误甚至阻碍幼童的成长发展。要把握适时与恰当，必须注意个体间在成熟速度上的差异，要父母和师长敏锐、精细的现实与判断，或做幼童生理、心理发展测定。

3. 坚持正面教育、直观教育　幼童天真幼稚，情绪不稳，是非观念不清，对自己的言行不善于控制。但是，他们求知欲望强，好奇好问，勇于探索，可塑性大，容易先入为主。坚持正面教育、积极引导的原则，可以使孩子从小学会抵制社会、生活环境中不良因素的侵蚀，使孩子的体力、智力、情感、意志与道德向健康方向发展。培养他们热爱祖国、热爱集体、热爱劳动、遵守纪律、团结互助的思想品质，开朗活泼的性格和勇敢沉着的精神。要耐心、正确地回答孩子的问题，并有意识地启发他们提问。在向孩子提出要求，甚至在他们犯错误时，要耐心、冷静地循循善诱。要以鼓励表扬为主，切忌强制胁迫、讥讽威吓、滥用体罚，尤其不可采用当众侮辱人格伤其自尊心的行动。

幼童活泼好动，模仿力强，抽象思维能力差，追求趣味情境和丰富多彩的活动，注意力容易分散。因此宜采用形象具体的直观教育，教育内容要丰富新颖，形式宜生动活泼，富于直观性、趣味性和生活性，要多采用游戏、讲童话故事及文体活动等形式。要让孩子们尽可能地接触大自然，通过游园、参观、看电影等途径，结合实物实事进行教育。

4. 予以爱抚与期望　心理学的研究表明，对孩子持什么样的态度是影响幼童身心发展的重要因素。小儿虽少七情六欲，但富有感情，在生活、心理和行为上均有极大的依赖性。父母对孩子不应冷漠无情，也不能溺爱、百般迁就，而应给以足够的爱抚。爱抚是一种宽严相济、恩威并施的意识行为，表现为和蔼的态度、无微不至的关注、怀抱、亲昵与依偎，以及对孩子始终如一的严格要求。支持他们的正确行为，满足他们的正当要求，为他们的成长创造良好的环境与条件。

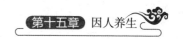

四 培养良好习惯

1. 睡眠卫生 睡眠对少儿健康成长至关重要。要让孩子从小养成按时起床和睡眠的习惯，应让其自然入睡，不要养成抱睡的习惯。入睡前勿逗引玩笑，对较大幼儿，睡前不讲恐怖故事，不做兴奋游戏。

被子不宜过重、过厚、过暖。仰卧、侧卧均可，不宜俯卧。要帮助婴儿经常调换睡眠姿势和侧卧的方向，以免颅骨畸形发育。枕头不宜过高。

2. 讲究卫生 养成定时大小便、饭前便后洗手的习惯。晚上睡前要洗脸、洗脚。女孩儿每晚要洗臀部，而且要由前向后洗。要让孩子定期洗头洗澡，衣服要勤洗勤换，经常剪指甲。让他们随身携带手帕，不与他人共用毛巾等洗漱用具。应注意口腔卫生，养成饭后漱口和刷牙的习惯，不可含着糖块入睡。孩子到了4岁，要逐渐培养自理能力，要注意培养正确的姿势，讲解卫生保健常识，预防龋齿、近视眼、沙眼、脊柱变形、扁平足和传染病的发生。

第四节 青少年养生

青少年是指12～24岁这一阶段，统称青春期。又可分为青春发育期和青年期。12～18岁为青春发育期，18～24岁为青年期。

青春发育期是人生中生长发育的高峰期。其特点是体重迅速增加，第二性征明显发育，生殖系统逐渐成熟，其他脏腑机能亦逐渐成熟和健全。机体精气充实，气血调和。随着生理方面的迅速发育，心理行为也出现了许多变化。他们精神饱满，记忆力强，思想活跃，充满幻想，追求异性，逆反心理强，感情易激动，个体独立化倾向产生与发展。到了青年期，身体各方面的发育与功能都达到更加完善和完全成熟的程度，最后的恒牙也长了出来。青春期是人生发育最旺盛的阶段，是体格、体质、心理和智力发育的关键时期。

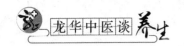

但是，此时人生观和世界观尚未定型，还处于"染于苍则苍，杂于黄则黄"的阶段，如果能按照身心发育的自然规律，注意体格的保健锻炼和思想品德的教育，可为一生的身心健康打下良好的基础。

 心性养生

青少年处于心理上的"断奶期"，表现为半幼稚、半成熟及独立性与依赖性相交错的复杂现象，具有较大的可塑性。针对青少年的心理特征，培养其健康的心理素质极为重要，可从以下三个方面着手。

1. 说服教育循循善诱 家长和教师要以身作则，为人师表，给青少年以良好影响，同时又要尊重他们独立意向的发展和自尊心，采用说服教育、积极诱导的方法，与他们交朋友谈心，关心他们的学习与生活，并设法充实和丰富他们的业余生活。有事多与他们商量，尊重他们的正确意见，逐渐给他们更多的独立权利，为他们创造一个愉快的、愿意讲话的环境，以便了解孩子的交友情况及周围环境的影响，探知他们的心理活动与情绪变化，从而有的放矢地予以教导和帮助。可以有意识有针对性地提出问题交给他们讨论，通过辩论以明确是非观念，再向他们提出更高的要求。要从积极方面启发他们的兴趣与爱好，激发他们积极进取、刻苦奋斗的精神，培养良好的个性与习惯。要教他们慎重择友，避免与坏人接触。要向他们推荐优秀书刊，取缔不健康的读物。要鼓励他们积极参加集体活动，培养集体主义思想，逐渐树立正确的世界观和人生观，使他们有远大的理想与追求，集中精力长知识、长身体，在实际工作中锻炼坚强的意志和毅力，以求德智体美全面发展。对于他们的错误或早恋等问题，不能采取粗暴、压制及命令的方式，仍要谆谆诱导。

2. 加强自身修养 青少年的身体发育虽已接近成人，可是对环境、生活的适应能力和对事物的综合、处理能力仍然很差。青少年应该在师长的引导协助下，在自己所处的环境中，加强思想意识的锻炼和修养，力求养成独立自觉、坚强稳定、直爽开朗、亲切活泼的个性。遇事冷静，言行适度，文明礼貌，尊老爱幼，切忌恃智好胜，恃强好斗。要有自知之明，正确地对待

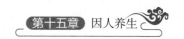

就业问题，处理好个人与集体的关系，明确自己在不同场合所处的不同位置，善于角色变换，采用不同的处事方法，从而有利于社交活动，促进人事关系的和谐，有益于身心健康。

3. 科学的性教育 贯穿于青春期的最大特征是性发育的开始与完成。正如《素问·上古天真论》云："丈夫……二八肾气盛，天癸至，精气溢泄。""女子……二七而天癸至，任脉通，太冲脉盛，月事以时下。"男女青年，肾气初盛，天癸始至，具有了生育能力。其心理方面的最大变化也反映在性心理领域，性意识萌发，处于朦胧状态。由于青年人的情绪易于波动，自制力差，若受社会不良现象的影响，常可使某些青年滋长不健康性心理，以致早恋早婚，荒废学业，有的甚至触犯刑法，走上犯罪道路。因此，青春期的性教育尤为重要。

青春期的性教育，包括性知识和性道德教育两个方面。要帮助青少年正确理解正常的生理变化，以解除性成熟造成的好奇、困惑、羞涩、焦虑、紧张的心理。要教育男青年不要染上手淫习惯，如已染上者，则要树立坚强意志，坚决克服掉。女青年要做好经期卫生保健。要注意隔离和消除可能引起他们性行为的语言、书籍、画报、电影等环境因素。安排好他们的课余时间，把他们引导到正当的活动中去，鼓励其积极参加文体活动，把主要精力放在学习上。另外，帮助他们充分了解两性关系中的行为规范，破除性神秘感。正确区别和重视友谊、恋爱、婚育的关系。提倡晚婚，力戒早恋，宣传优生、及性病（包括艾滋病）的预防知识。

🍚 饮食调摄

青少年生长发育迅速，代谢旺盛，必须全面合理地摄取营养，要特别注重蛋白质和热能的补充。碳水化合物、脂肪是热能的主要来源，碳水化合物主要含于粮食之中，青少年应保证足够的饭量，增加粗粮在主食中的比例，并摄入适量的脂肪。女青年不应为减肥而过度节食，以致营养不良。男青年也不可自恃体强而暴饮暴食，饥饱寒热无度。对于先天不足体质较弱者，更应抓紧发育时期的饮食调摄，培补后天以补其先天不足。

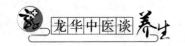

 培养良好的生活习惯

青少年不应自恃体壮、精力旺盛而过劳。应该根据具体情况科学地安排作息时间，做到"起居有时，不妄作劳"。既要专心致志地工作、学习，又要有适当的户外活动和正当的娱乐休息，保证充足的睡眠。如此方能保证精力充沛，提高学习、工作效率，有利于身心健康。

要养成良好的卫生习惯，注意口腔卫生。读书、写字、站立时应保持正确姿势，以促进正常发育，预防疾病的发生。变声期要特别注意保护好嗓子，还应避免沾染吸烟、酗酒等恶习，吸烟、酗酒不仅危害身体，而且影响心理健康。如吸烟可使青年注意力涣散，记忆力减退，思维不灵，学习效率降低。

青少年的衣着宜宽松、朴素、大方。女青年不可束胸紧腰，以免影响乳房发育和肾脏功能；男育年不要穿紧身裤，以免影响睾丸正常的生理功能，引起不育症或引起遗精，手淫。夏秋两季男女青年穿紧身裤，容易引起腹股沟癣或湿疹，令人奇痒难忍，影响健康。

四 积极参与运动锻炼

持之以恒的体育锻炼，是促进青少年生长发育、提高身体素质的关键因素。要注意身体的全面锻炼，选择项目时，要同时兼顾力量、速度、耐力、灵敏度等各项素质的发展，重点应放在耐力素质的培养上。力量的锻炼项目有短跑，耐力的锻炼项目有长跑、游泳等，灵敏的锻炼项目有跳远、跳高、球类运动，尤其是乒乓球。上述有些体育项目关系着几项素质的发展，如游泳，既可锻炼耐力，又可锻炼速度和力量，是青少年最适宜的运动项目。

青少年参加体育锻炼，要根据自己的体质强弱和健康状况来安排锻炼时间、内容和强度。要注意循序渐进。一般一天锻炼两次，可安排在清晨和晚饭前，每次一小时左右。锻炼前要做准备活动，要讲究运动卫生，注意运动安全。

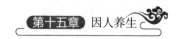

五 保护眼睛、预防近视

青少年近视的发生大部分是用眼不当造成的，只要平时注意保养，近视完全可以预防。

1. 合理用眼 近视与长时间近距离用眼有关，要限制过多视近，养成良好的读写姿势和用眼习惯。读书、写字、站立时应保持正确姿势，身体一定要坐正，头不歪，桌椅高矮要合适，不要趴在桌上，也不要躺在床上看书。青少年在日常学习时，不要持续阅读，每 50 分钟应休息 10 分钟。

2. 合理采光 照明光线的强弱与近视有明显关系。光线太强会刺激眼睛，太弱会使眼睛疲劳，最理想的光源为 120 ～ 160LVX。

第五节 中年养生

中年是指从 36 岁到 60 岁这段时期。《灵枢·天年》云："人生……三十岁，五脏大定，肌肉坚固，血脉盛满，故好步；四十岁，五脏六腑十二经脉，皆大盛以平定，腠理始疏，荣华颓落，发鬓斑白，平盛不摇，故好坐。五十岁，肝气始衰，肝叶始薄，胆汁始减，目始不明。"这段论述概括了中年人的生理、心理特点。中年是生命历程的转折点，生命活动开始由盛转衰。中年是心理成熟阶段，情绪多趋于稳定状态。但随着脏腑生理功能的变化，心理也有相应的变化。有些人对生理逐步老化缺乏应有的认识和理解，常有不同程度的疑病倾向。中年又是"多事之秋"，要承担来自社会、家庭等多方面的压力和重任，心理负担沉重。衰变、嗜欲、操劳、思虑过度是促使早衰的重要原因，也是许多老年慢性病的起因。《景岳全书·中兴论》强调："故人于中年左右，当大为修理一番，则再振根基，尚余强半。"说明中年的养生保健至关重要。如果调理得当，就可以保持旺盛的精力而防止早衰，预防老年病，可以延年益寿。

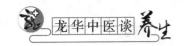

 静心养神，平和心态

中年是承上启下的一代，肩负社会、家庭的重担，加上现实生活中的诸多矛盾，易使思想情绪陷入抑郁、焦虑、紧张的状态。长此以往，必然耗伤精气，损害心神，早衰多病。《养性延命录》强调"壮不竞时""精神灭想"，就是要求中年人要精神畅达乐观，不要为琐事过分劳神，不要强求名利，患得患失。中年人的精神调摄，应注意合理用脑；有意识地发展心智，培养良好的性格，寻找事业的精神支柱。工作、学习之余，可以听音乐、看电视，与子女嬉笑谈心，共享天伦之乐。也可以浇花养鱼、作画习字、美化仪容仪表，使自己装束趋向年轻化，以振奋精神，增添生活乐趣；或者宁心静坐、百事不思半小时，使大脑得以充分休息，使自己跳出紧张的思虑氛围，生活在愉悦舒缓、充满活力的环境里。当忧虑焦躁情绪不佳时，可对亲朋好友倾吐自己的苦闷，或适当参加文体活动，使焦虑情绪聚集于体内的能量释放出来，缓解心理上的压力。在社会实践中，塑造出有利社会和个性发展的性格特征。这对中年人调整神经系统功能，防止早衰是极为重要的。

 劳逸适度，切勿过劳

中年人年富力强，而被委以种种重任，又担负着赡养老人、抚养子女和家庭生活安排等多项工作，要注意避免长期"超负荷运转"，防止过度劳累，积劳成疾。在保证充分营养的前提下，要善于科学合理地安排工作，学会休息。休息的方式多种多样，适当地调节工作可谓积极地休息方式。对于繁多的事物，宜分清轻重缓急、主次先后，有节奏有步骤地逐一完成。要根据具体情况，调整生活节律，建立新的生活秩序。要善于忙里偷闲，利用各种机会进行适当的运动，如做工间操、上楼下楼、骑车走路、室内踱步等；利用等车、坐车时间，做一些叩齿、咽津、提肛等锻炼。也可以采用脑力劳动与体力劳动之间的交换，或改变一下作业姿势，如坐与站立交替。体育锻炼、文娱活动同样是积极的休息方式，如太极拳、八段锦、五禽戏等中国传统健身功法，以及游泳、登高、对奕、垂钓等，既可怡情养性，又可锻炼身体，

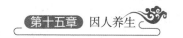

如能持之以恒，必收益无疑。睡眠是重要的休息方式，中年人必须保证睡眠时间，不可因工作繁忙经常开夜车，切忌通宵达旦地工作。

起居有常，节制房事

人到中年体力下降，加之工作紧张，家务繁忙，故应节制房事。如果房事频繁，势必使身体过分消耗，损伤肾气。中年人应根据各人的实际情况，相应减少行房次数，以适应人体脏腑功能。《泰定养生主论》指出："三十者，八日施泄；四十者，十六日施泄，其人弱者，又宜慎之"，"人年五十者，二十日施泄……能保持始终者，祛疾延年，老当益壮"，这是经验之谈，可以参考。

四 饮食药饵，防止早衰

中年人的身体从充满活力的青年阶段，开始转向衰退的老年阶段，因此，设计出合理的膳食结构，科学饮食，可有效推迟中年人早衰。从饮食方面讲，尤其要注意控制总热量，避免肥胖。要严格控制脂肪的摄入量，减少饱和脂肪酸的摄入，每天不超过50g。适量补充蛋白质，一般每天摄入70～100g，其中至少1/3为优质蛋白，如肉、鱼、蛋、奶等。糖类不宜过多，吃糖过多不仅容易肥胖，还会增加胰腺负担。要多吃新鲜蔬菜、水果，保证充足的维生素和纤维素的补充。要多进含钙丰富的牛奶、虾皮、海带等，以防骨质疏松等症的发生。要少盐，每天不得超过8g，以免引起高血压和脑血管疾病。此外，中年人饮食要有节制，定时定量，以免引起消化功能紊乱而损害健康。要戒烟，它是诱发多种疾病的"罪魁祸首"。如果饮酒，要适量。适当增加芝麻、鱼、黑木耳、香菇等具有防早衰、抗癌作用的食物摄入。

第六节 老年养生

人体于60岁以后进入老年期。《素问·病机气宜保命集》说：老年人"精

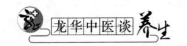

耗血衰，血气凝泣""形体伤惫……百骸疏漏，风邪易乘"。《灵枢·天年》早有"六十岁，心气始衰，苦忧悲，血气懈惰，故好卧；七十岁，脾气虚，皮肤枯；八十岁，肺气衰，魄离，故言善误……"的说法。人到老年，机体会出现生理功能和形态学方面的退行性变化。其生理特点表现为脏腑气血精神等生理机能的自然衰退，机体调控阴阳协和的稳定性降低。再加社会角色、社会地位的改变，退休和体弱多病势必限制老人的社会活动。狭小的生活圈子、孤陋寡闻带来心理上的变化，常产生孤独垂暮、忧郁多疑、烦躁易怒等心理状态。其适应环境及自我调控能力低下，若遇不良环境和刺激因素，易于诱发多种疾病，较难恢复。老年保健应注意这些特点，有益于祛病延年。

知足谦和，老而不怠

《寿世保元·延年良箴》说："积善有功，常存阴德，可以延年。"又说："谦和辞让，敬人持己，可以延年。"《遵生八笺·延年却病笺》强调："知足不辱，知止不殆。"要求老年人明理智，存敬戒，生活知足无嗜欲，做到人老心不老，退休不怠惰，热爱生活，保持自信，勤于用脑，进取不止。经常读书看报，学习各种专业知识和技能。根据自己的身体健康状况，多做好事，充分发挥余热，为社会做出新的贡献。如此可减慢肺功能的衰退，领略工作学习的乐趣，寓保健于学习、贡献之中。处世宜豁达宽宏、谦让和善，从容冷静地处理各种矛盾，从而保持家庭和睦、社会关系的协调，有益于身心健康。

宋代陈直《寿亲养老新书·卷一》提出："凡丧葬凶祸不可令吊，疾病危困不可令惊，悲哀忧愁不可令人预报。""暗昧室不可令孤，凶祸远报不可令知，轻薄婢使不可令亲。"要求老年人应回避各种不良环境、精神因素的刺激。又于《万寿丹书·养老》中提出："养老之法，凡人平生为性，各有好嗜之事，见即喜之。"老年人应根据自己的性格和情趣怡情悦志，如澄心静坐、益友清谈、临池观鱼、披林听鸟等，使生活自得其乐，有利康寿。

老年人往往体弱多病，应树立乐观主义精神和战胜疾病的信心，参加一些有意义的活动和锻炼，分散自己的注意力。同时，应积极主动地配合治疗，可以尽快地恢复健康。

二 审慎调食

《寿亲养老新书·饮食调节》指出："高年之人，真气耗竭，五脏衰弱，全仰饮食以资气血。"故当审慎调摄饮食，以求祛病延年。反之"若生冷无节，饥饱失宜，调停无度，动成疾患"，则损体减寿。老年人的饮食调摄，应该营养丰富，适合老年生理特点。

1. 食宜多样　年高之人，精气渐衰，应该摄食多样饮食，使谷、果、畜、菜适当搭配，做到营养丰富全面，以补益精气延缓衰老。老年人不要偏食，不要过分限制或过量食用某些食品，又应适当补充一些机体缺乏的营养物质，使老年人获得均衡的营养。例如，老年人由于生理机能减退，容易发生钙代谢的负平衡，出现骨质疏松症及脱钙现象，也极易造成骨折。同时，老人胃酸分泌相对减少，也影响钙的吸收和利用。在饮食中选用含钙高的食品，适当多补充钙质，对老年人具有特殊意义。乳类及乳制品、大豆及豆制品是理好的食物钙来源，芹菜、山楂、香菜等含钙量也较高。针对老年人体弱多病的特点，可经常食用莲子、山药、藕粉、菱角、核桃、黑豆等补脾肾益康寿之食品，或辅食长寿药膳进行食疗。

2. 食宜清淡　老年人之脾胃虚衰，消纳运化力薄，其饮食宜清淡。多吃鱼、瘦肉、豆类食品和新鲜蔬菜水果，不宜吃浓浊、肥腻或过咸的食品。要限制动物脂肪，宜食植物油，如香油、玉米油。现代营养学提出老年人的饮食应是"三多三少"，即蛋白质多、维生素多、纤维素多；糖类少、脂肪少、盐少，正符合"清淡"这一原则。

3. 食宜温热熟软　老年人阳气日衰，而脾又喜暖恶冷，故宜食用温热之品护持脾肾，勿食或少食生冷，以免损伤脾胃，但亦不宜温热过甚，以"热不灸唇，冷不振齿"为宜。老人脾胃虚弱，加上牙齿松动脱落，咀嚼困难，故宜食用软食，忌食黏硬不易消化之品。明代医家李梴于《医学入门》中提倡老人食粥，曰"盖晨起食粥，推陈致新，利膈养胃，生津液，令人一日清爽，所补不小"。粥不仅容易消化，且益胃生津，对老年人的脏腑尤为适宜。

4. 食宜少缓　老年人宜谨记"食饮有节"，不宜过饱。《寿亲养老新书》

强调："尊年之人，不可顿饱，但频频与食，使脾胃易化，谷气长存。"主张老人少量多餐，既保证营养供足，又不伤肠胃。进食不可过急过快，宜细嚼慢咽，这不仅有助于饮食的消化吸收，还可避免"吞、呛、噎、咳"的发生。

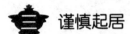 **谨慎起居**

老年人的气血不足，护持肌表的卫气常虚，易致外感，当谨慎调摄生活起居。《寿亲养老新书》指出："凡行住坐卧，宴处起居，皆须巧立制度。"老年人的生活，既不要安排得十分紧张，又不要毫无规律，要科学合理，符合老年人的生理特点，这是老年养生之大要。老年人的居住环境以安静清洁、空气流通、阳光充足、湿度适宜、生活方便的地方为好。首先要保证良好的睡眠，但不可嗜卧，嗜卧则损神气，也影响人体气血营卫的健运。宜早卧早起，以右侧屈卧为佳。注意避风防冻，但忌蒙头而睡。

老年人应慎衣着，适寒暖。要根据季节气候的变化而随时增减衣衫。要注意胸、背、腿、腰及双脚的保暖。

老年人的肾气逐渐衰退，房室之事应随增龄而递减。年高体弱者要断欲独卧，避忌房事。体质刚强有性要求者，不要强忍，但应适可而止。

老年人机体功能逐渐减退，较易疲劳，尤当注意劳逸适度。要尽可能做些力所能及的体力劳动或脑力劳动，但切勿过度疲倦，以免"劳伤"致病，尽且做到"行不疾步、耳不极听、目不极视、坐不至久，卧不极疲"，"量力而行，勿令气之喘，量力谈笑，才得欢通，不可过度"（《寿亲养老新书》）。《保生要录》指出："养生者，形要小劳，无至大疲……欲血脉常行，如水之流……频行不已，然宜稍缓，即是小劳之术也"，这些论述都说明了劳逸适度对老年保健的重要性。

老年人应保持良好的卫生习惯。面宜常洗，发宜常梳，早晚漱口。临睡前，宜用热水洗泡双足。要定时排便，经常保持大小便通畅，及时排除导致二便障碍的因素，防止因二便失常而诱发疾病。

四 **运动锻炼强身心**

年老之人，精气虚衰，气血运行迟缓，故又多瘀多滞。积极的体育锻炼可以促进气息运行，延缓衰老，并可产生一种良性心理刺激，使人精神焕发，对消除孤独垂暮、忧郁多疑、烦躁易怒等情绪有积极作用。

老年人运动锻炼应遵循因人制宜、适时适量、循序渐进、持之以恒的原则。参加锻炼前，要请医生进行全面检查，了解身体健康状况及有无重要疾病。在医生的指导下，选择恰当的运动项目，掌握好活动强度、速度和时间。一般来讲，老年人之运动量宜小不宜大、动作宜缓慢而有节律。适合老年人的运动项目有太极拳、五禽戏、气功、武术、八段锦、慢跑、散步、游泳、乒乓球、羽毛球、老年体操等。锻炼时要量力而行，力戒争胜好强，避免情绪过于紧张或激动。运动次数每天一般宜1～2次，时间以早晨日出后为好，晚上可安排在饭后一个半小时以后。老年人忌在恶劣气候环境中锻炼，以免带来不良后果。例如盛夏季节，不要在烈日下锻炼以防中暑或发生脑血管意外。冬季冰天雪地，天冷路滑，外出锻炼要注意防寒保暖，防止跌倒。大风大雨天气，不宜外出。还须注意不在饥饿时锻炼。

五 合理用药

老年人由于机体功能减退，无论是治疗用药，还是保健用药，都不同于中青年。一般而言，老年人保健用药应遵循以下原则：宜多进补少用泻；药宜平和，药量宜小；注重脾肾，兼顾五脏；辨体质论补，调整阴阳；掌握时令季节变化规律用药，定期观察；多以丸散膏丹，少用汤剂；药食并举，因势利导。如此方能收到补偏救弊，防病延年之效。

第七节 女性养生

妇女在解剖上有胞宫，在生理上有月经、胎孕、产育、哺乳等特点，其脏腑经络气血活动的某些方面与男子有所不同。

妇女又具有感情丰富、情不自禁的心理特点，精血神气颇多耗损，极易

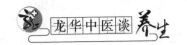

患病早衰。《备急千金要方》中说："妇人之别有方者，以其始妊生产崩伤之异故也。"又说："女人嗜欲多于丈夫，感病倍于男子，加以慈恋爱憎嫉妒忧恚……所以为病根深，疗之难瘥。故养生之家，特须教子女学习此三卷妇人方，令其精晓。"做好妇女不同特殊时期的养生保健，有着特殊重要的意义，尤其须注重经期、孕期、产褥期、哺乳期及更年期的卫生保健。孕期保健已在本章胎孕养生中介绍，不再复述。

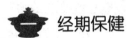 经期保健

《景岳全书·妇人规》论月经病的病因时说："盖其病之肇端，则或思虑，或由郁怒，或以积劳，或以六淫饮食。"可见，经期应当于饮食、精神、生活起居各方面谨慎调摄。

1. 保持清洁 行经期间，血室正开，邪毒易于入侵致病，必须保持外阴、内裤、月经巾的清洁卫生，勤洗勤换内裤，洗浴宜淋浴，不可盆浴、游泳，严禁房事、阴道检查。

2. 寒温适宜 《女科经论》说："寒温乖适，经脉则虚，如有风冷，虚则乘之。邪搏于血，或寒或温，寒则血结，温则血消，故月经乍多乍少，为不调也。"指出经期宜加强寒温调摄，尤当注意保暖，避免受寒，切勿涉水、淋雨、冒雪、坐卧湿地、下水田劳动。严禁游泳、冷水浴，忌在烈日高温下劳动。否则，每致月经失调、痛经、闭经等证。

3. 饮食合理 月经期间，经血溢泄，多有乳房胀痛，少腹堕胀，纳少便溏等肝强脾弱现象，应摄取清淡而富有营养之食品。忌食生冷、酸辣、辛热、香燥。多食酸辣辛热香燥之品，每助阳耗阴，致血分蕴热，迫血妄行，令月经过多；过食生冷则经脉凝涩，血行受阻，致使经行不畅、痛经、闭经。也不宜过量饮酒，以免刺激胞宫，扰动气血，影响经血的正常进行。

4. 调和情志 《校注妇人良方》指出："积想在心，思虑过度，多致劳损……盖忧愁思虑则伤心，而血逆竭，神色失散，月经先闭……若五脏伤遍则死。自能改易心志，用药扶持，庶可保生。"强调情志因素对月经的影响极大。经期，经血下泄，阴血偏虚，肝失濡养，不得正常疏泄，每产生紧张忧

郁、烦闷易怒之心理，出现乳房胀痛、腰酸疲乏、少腹堕胀等症。因此，在经前和经期都应保持心情舒畅，避免七情过度。否则，会引起脏腑功能失调，气血运行逆乱，轻则加重经间不适感，导致月经失调，重则闭经、患癥瘕等症。

5. 活动适量 经期以溢泻经血为主，需要气血调畅。适当活动，有利于经行畅利，减少腹痛，但不宜过劳，要避免过度紧张疲劳、剧烈运动及重体力劳动。若劳倦过度则耗气动血，可致月经过多，经期延长，崩漏等。

产褥期保健

产后 6～8 周时间内属产褥期。由于分娩时耗气失血，机体处于虚弱多瘀的状态，需要较长时间的精心调养。《备急千金要方·求子》指出："妇人产讫，五脏虚羸。""所以妇人产后百日以来，极须殷勤、忧畏，勿纵心犯触，及即便行房，若有所犯，必身反强直，犹如角弓反张，名曰蓐风。"产后调理对于产妇的身体恢复、婴儿的哺乳具有积极意义。

1. 休息静养，劳逸适度 产后充分休息静养，有利于生理功能的恢复。产妇的休息环境必须清洁安静，室内要温暖舒适、空气流通。冬季宜注意保暖，预防感冒或煤气中毒；夏季不宜紧闭门窗、衣着过厚，以免发生中暑。但是，不宜卧于当风之处，以免邪风乘虚侵袭。

产后 24 小时必须卧床休息，以消除分娩时的疲劳及恢复盆底肌肉张力，不宜过早操劳负重，避免发生产后血崩、阴挺下脱等病。睡眠要充足，要经常变换卧位，不宜长期仰卧，以免子宫后倾。然而，静养绝非完全卧床，除难产或手术产外，一般顺产可在产后 24 小时起床活动，并且逐渐增加活动范围，以促进恶露畅流、子宫复元，恢复肠蠕动，令二便通畅，有利于身体康复。

2. 增加营养，饮食有节 产妇于分娩时，身体受到一定耗损，产后又需哺乳，加强营养，非常必要。然而，必须注意补不碍胃、不留瘀血。当忌食油腻和生冷瓜果，以防损伤脾胃和恶露留滞不下，也不宜吃辛热伤津之食，预防大便困难和恶露过多。产妇的饮食宜清淡可口、易于消化吸收，又富有

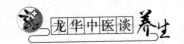

营养及足够的热量和水分。产后 1～3 天的新产妇可食小米粥、软饭、炖蛋和瘦肉汤等。此后，凡蛋、奶、肉、骨头汤、豆制品、粗粮、蔬菜均可食用，但需精心细做，水果可放在热水内温热后再吃。另外，可辅佐食疗进补，以助机体恢复。如脾胃虚弱者可服山药扁豆粳米粥，肾虚腰疼者食用猪腰子菜末粥，产后恶露不畅者可服当归生姜羊肉汤或益母草红糖水。饮食宜少量多餐，每日可进餐 4～5 次，不可过饥过饱。

3. 讲究卫生，保持清洁 产褥期因有恶露排出，产后汗液较多，且血室正开，易感邪毒，故宜经常擦浴淋浴，更需特别注意外阴清洁，预防感染。每晚宜用温开水洗涤外阴，勤换会阴垫。如有伤口，应使用消毒敷料，亦可用药液熏洗，有利于消肿止痛。产后百日内严禁房事。产后四周不能盆浴，以防邪毒入侵引发其他疾病，不利于胞宫恢复。

产褥期应注意二便通畅。分娩后往往缺乏尿感，应设法使产妇于产后 4～6 小时排尿，以防胀大的膀胱影响子宫收缩。如若产后 4～8 小时仍不能自解小便，应采取措施。产后因卧床休息，肠蠕动减弱，加之会阴疼痛，常有便秘，可给番泻叶促使排便。

此外，产妇分娩已重伤元气，需给予关心体贴，令其情怀舒畅，可以防止产后病的发生。

三 哺乳期保健

哺乳期的妇女处于产后机体康复的过程，又要承担哺育婴儿的重任，该期保健对母子都很重要。

1. 哺乳卫生 产后将乳头洗净，在乳头上涂抹植物油，使乳头的积垢及痂皮软化，然后用肥皂水及清水洗净。产后 8～12 小时即可开奶。每次哺乳前，乳母要洗手，用温开水清洗乳头，避免婴儿吸入不洁之物。哺乳后也要保持乳头清洁和干燥，不要让婴儿含着乳头入睡。如仍有余乳，可用手将乳汁挤出，或用吸奶器吸空，以防乳汁淤积而影响乳汁分泌或发生乳痈。刚开始哺乳时，可出现蒸乳反应，乳房往往胀硬疼痛，可做局部热敷，使乳络通畅，乳汁得行，也可用中药促其通乳。若出现乳头皲裂成乳痈，应及时医治。

哺乳要定时，这样可预防婴儿消化不良，有利于母亲的休息。一般每隔3～4小时一次，哺乳时间为15～20分钟。哺乳至十个月左右可考虑断奶。

2.饮食营养 《类证治裁》说："乳汁为气血所化，而源出于胃，实水谷之精华也。"产后乳汁充足与否、质量如何，与脾胃盛衰及饮食营养密切相关。乳母应加强饮食营养，增进食欲，多喝汤水，以保证乳汁的质量和分泌量。忌食刺激性食品，勿滥用补品。如乳汁不足，可多喝鱼汤、鸡汤、猪蹄汤等。若乳汁自出或过少，需求医诊治。

3.起居保健 疲劳过度，情志郁结，均可影响乳汁的正常分泌。乳母必须保持心情舒畅，起居有时，劳逸适度。还要注意避孕，用延长哺乳动作为避孕的措施是不可靠的。最好用避孕工具，勿服避孕药，以免抑制乳汁的分泌。

4.慎服药物 许多药物可以经过乳母的血循环进入乳汁。例如，乳母服大黄可使婴儿泄泻。现代研究表明，阿托品、四环素、红霉素、苯巴比妥及磺胺类，都可从乳腺排出。如长期或大量服用，可使婴儿发生中毒。因此，乳母于哺乳期应慎服药物。

四 更年期保健

妇女在45～50岁进入更年期。更年期是女性生理机能从成熟到衰退的一个转变时期，亦是从生育机能旺盛转为衰退乃至丧失的过渡时期。由于肾气渐衰，冲任二脉虚惫，可致阴阳失调，出现头晕目眩、头痛耳鸣、心悸失眠、烦躁易怒或忧郁、月经紊乱、烘热汗出等症，称为更年期综合征，轻重因人而异。如果调摄适当，可避免或减轻更年期综合征，或缩短反应时间。

1.稳定情绪 更年期妇女应当正确认识自己的生理变化，解除不必要的思想负担，排除紧张恐惧、消极焦虑的心理和无端的猜疑。避免不良的精神刺激，遇事不怒，心中若有不快，可与亲朋倾诉宣泄。可根据自己的性格爱好选择适当的方式怡情养性。要保持乐观情绪，胸怀开阔，树立信心，度过短暂的更年期，又会重新步入人生坦途。

2.饮食调养 更年期妇女的饮食营养和调节重点是顾护脾肾、充养肾

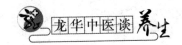

气，调节恰当可以从根本上预防或调治其生理功能的紊乱。更年期妇女其肾气衰，天癸将竭，月经频繁，经血量多，经期延长，往往出现贫血，可选食鸡蛋、动物内脏、瘦肉、牛奶等高蛋白食物，以及菠菜、油菜、西红柿、桃、橘等绿叶蔬菜和水果纠正贫血。患有阴虚阳亢型的高血压患者，可摄食粗粮（小米、玉米渣、麦片等）、覃类（蘑菇、香菇等）、芹菜、苹果、山楂、酸枣、桑椹、绿茶等以降压安神；应当少吃盐，不吃刺激性食品，如酒、咖啡、浓茶、胡椒等。平时可选食黑木耳、黑芝麻、胡桃等补肾食品。

3. 劳逸结合　更年期妇女应注重劳逸结合，保证睡眠和休息。但是过分贪睡反致懒散萎靡，不利于健康。只要身体状况好，就应从事正常的工作，还应参加散步、太极拳、气功等运动量不大的体育活动及力所能及的劳动，以调节生活，改善睡眠和休息，避免体重过度增加。要注意个人卫生。

4. 定期体检　对于更年期综合征患者，除了注意情志、饮食、起居、劳逸外，适当对症合理用药是必要的，可以改善症状。尤其要注意定期检查。女性更年期常有月经紊乱，也是女性生殖器官肿瘤的好发年龄，若出现月经来潮持续10天以上仍不停止，或月经过多而引起贫血趋势时，则需就医诊治。若绝经后阴道出血或白带增多，应及时就诊做有关检查，及时处理。在更年期阶段，最好每隔半年至一年做一次体检，包括防癌刮片，以便及早发现疾病，早期治疗。

第八节　脑力劳动者养生保健

　　脑力劳动者是指较长时间使用大脑进行精神思维活动的人，这些人经常昼夜伏案，久而久之，则易产生神经衰弱症候群；长期承受单一姿势的静力性劳动，使肌肉处于持续紧张的状态，易致气血凝滞，可诱发多种疾病。因此，脑力劳动者的保健原则应是健脑强骨，动静结合，协调身心。

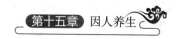

一 科学用脑

1. 勤于用脑，科学健脑 临床研究证明，嗜烟者可加速脑血管硬化，贪杯酗酒可诱发脑血管意外，长期疲劳工作容易猝死，饱食终日可加速脑细胞老化，长期不用脑易患老年痴呆，偏食可加速记忆减退等。俗话说"勤学习，人慢老""大脑越用越灵""用进废退"。现代研究证实科学用脑可以刺激脑细胞再生，恢复大脑活力，是延缓人体衰老的有效方法。

2. 培养兴趣，脑体结合 建立规律的生活制度，要有充足的睡眠，工作、学习、休息交替，培养学习和工作的兴趣；做到脑体结合，就会感到轻松自如。一般来说，连续工作时间不应超过 2 小时。在眼睛感到疲乏时宜停下来团目默想，然后眺望远景，做深呼吸数十次。连续用脑时，还应注意更换工作内容，如高度抽象思维之后，可替换读外语、听录音、看图像，以利左右脑活动的平衡。有节奏地工作和学习，不仅有助于保护大脑，保持饱满的精神状态；而且还可以提高记忆力，收到事半功倍的效果。

3. 营造良好的工作环境 充足的氧气可使大脑持续兴奋的时间延长，增强判断力。因此工作环境须具备流通的新鲜空气。其次是良好的采光。明暗适中的自然光不仅有助于注意力集中，并且阳光中紫外线还可帮助恢复身体疲劳。而强光和弱光则会对视力产生损害，破坏大脑兴奋抑制过程，降低工作效率。办公室或工作间还应保持安静。实验表明，当噪音小于 10dB 时，大脑可以正常工作，当噪音超过 60dB 时，人脑就停止一切思考。另外 16℃左右的室温最利于大脑保持清醒状态。

二 补脑益智

脑组织由脂质、糖蛋白、钙、磷等物质构成，大脑在活动时还能要多种物质参与代谢。因此脑力劳动者除每日摄取必要热量外，必须补充某些特殊营养物质，如富含钙、磷、镁的坚果仁及奶、蛋、鲜鱼、动物内脏、海产品；富含谷氨酸的鲜奶、鲜蘑、鲜肝；富含维生素 B 的叶菜、粗粮、麦胚、豆类、酸奶。

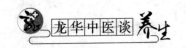

脑力劳动者在繁忙的工作之余，宜常服健脑药物。如人参制剂对健忘、头晕、神经衰弱症等有神奇疗效，还可用于纠正用脑过度产生的低血压、低血糖、心肌营养不良、心绞痛等；对于老年人可防治反应迟钝、记忆力减退的老年痴呆症。人参具有益气通脉、开心益智、还精补脑之功，但高血压者不宜服用。此外健脑方亦有效：胡桃仁1000g，龙眼肉500g，蜂蜜2000g，三味捣碎，拌匀密封保存，每次服50g，每日两次。

 运动按摩保健

脑力劳动者通过运动、按摩和气功可以达到舒筋活络、调畅气机的目的，从而防止各种骨关节病、心脏病、脑病的发生。

1. 体育锻炼 跑步是最常选用的锻炼项目。跑步是一项全身运动，有助于改善血液循环状态和内脏功能，从而保证大脑充足的血氧供应。乒乓球、网球等球类运动可以提高大脑信息传导、反馈的速度，从而增强大脑反应的敏捷性。

2. 倒立与倒行 倒立可以有效地增加脑血流量，迅速消除耳鸣、眼花及脑缺氧状态；倒行则活动背部的肌肉韧带，调节脊神经功能，可以有效地防治脑力劳动者的常见病，如颈椎病、腰腿关节病、肩周炎。

3. 脑部按摩 头顶按摩，即以两手搓头皮，从前发际到后发际做梳头动作。头侧按摩，用两手拇指按住太阳穴，其余四指从头两侧由上至下做直线按摩。再按揉太阳穴，顺时针与逆时针方向各数次，浴面摩眼。两手搓热后，从上至下，从内至外摩面数次，然后做眼部保健操，此法用于工作后大脑疲劳。

第九节 体力劳动者养生保健

体力劳动者是指主要靠体力进行生产劳动的人，因其以筋骨肌肉活动为主，其特征是消耗能量多，体内物质代谢旺盛。不同工种的劳动者在进行生产劳动时，身体需要保持一定体位，采取某个固定姿势或重复单一的动作，局部筋骨肌肉长时间地处于紧张状态，负担沉重，久而久之可引起劳损。故《内经·素问》有"久视伤血、久卧伤气、久坐伤肉、久立伤骨、久行伤筋，是调五劳所伤"之论。体力劳动者的保健应注意不断改善生活劳动条件和劳动环境。对于某些职业损害，应根据不同工种，因人因地制宜，采用相应的方法进行积极防护。如设法控制噪声、放射性物质、高温，以及铅、汞、苯、甲醇、乙醇、有机磷、粉尘等职业危害因素，防止职业病的发生。

 ## 合理膳食

热量是体力劳动者能进行正常工作的保证，其膳食首先要保证足够热量的供给。为此必须注意膳食的合理烹调和搭配，增加饭菜花样，提高食欲，增加饭量以满足机体对热量及各种营养素的需要。此外尚需根据不同工种选食相应的食物，可在一定程度上抵消或解除有害因素的危害。如从事高温作业的工人，因出汗甚多，体内损失的无机盐和水分多，因此除了较多地补充蛋白质及总热量外，还要注意补给含盐饮料、维生素 B、维生素 C 等。在冷冻环境下的体力劳动者，增加总热量时，应注意增加脂肪的比重，在矿井、地道、水下等不见阳光的环境下作业的人员，要注意补充维生素 A、维生素 D。长期接触苯的劳动者，膳食中应提高蛋白质、碳水化合物和维生素 C 的摄入量，限制脂肪的摄入量。

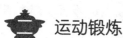 ## 运动锻炼

不同工种的工人，采用不同的某种固定姿势或一定的体位进行生产劳动，身体某一部分肌肉持续运动，而另一部分肌肉处于相对静止状，身体的肌群不能得到均衡发展，这样即应根据自己的工种而选择相应的体育运动项目进行锻炼。如商店营业员、车工等，长时间处于站立姿势，腰腿肌肉紧张疲劳，常感精疲力尽，腰腿酸痛，还容易发生驼背、腰肌劳损；又因重力作用，血液循环回流不畅，容易发生下肢静脉曲张。因此，平时可多做些散步、慢跑、打拳、摆腿、体操等活动。钟表装配工、雕刻工、打字员等，长时间坐着工作，可选择全身性活动，特别是球类运动，有助手指、手腕的灵巧、敏感，

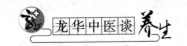

并可健脑益智，改善微循环。从事高温作业的工人，体力消耗大。平时可多做散步、慢跑、击剑和医疗保健体操等，以提高机体对高温的适应与耐受力。技工如司机、纺织挡车工、缝纫工人及连续流水作业工人，其劳动技术性强，既耗体力又费脑力，他们的劳动环境复杂，大脑神经高度紧张，易患失眠、头痛、神经性高血压等病，宜选择运动量小、动作柔和的运动，如太极拳、保健气功等中国传统健身功法。这些功法都要求静息、安神、动形，既可放松精神，又可行气舒筋活血。如果想提高身体快速灵巧的反应能力，也可参加一些球类及器械体操运动。

三　科学休息

体力劳动者上班时应严格遵守劳动纪律和操作规程，认真执行劳动保护措施，防止工伤事故发生。下班后，应保证充足的睡眠，可以放松精神，解除筋骨肌肉的紧张与疲劳，这对于夜班工人尤为重要。除此之外，不同工种的工人可采取不同的休息方式。首先要根据条件和可能调剂工作时间，或与其他体位的工作穿插进行。如站立工作 2 小时，其他体位工作 2 小时，也可以工作 1 ～ 2 小时后休息几分钟。不能离开站立工作岗位时，可让左右两只脚轮换承受身体重心，或者可以每隔 0.5 ～ 1 小时，活动一下颈、背、腰等部位。其次，每天都要有一定的自我松弛的时间，如下班后可跳舞、听音乐、观鱼赏花、洗温水浴等，或做自我按摩。井下工作者要加强户外活动，多晒太阳。长期站立的工人，应穿矮跟或中跟鞋，以便使全脚掌平均受力，减轻疲劳。还可在下肢套上弹力护腿或打绑腿，以减轻腿部疲劳，预防静脉曲张。

四　合理用脑

古代养生家说："神强必多寿。"强调脑力活动是保证人体健康长寿不可缺少的一个方面。人体脏腑器官都是用进废退的。要保证大脑充盛，健康长寿，体力劳动者也要勤用脑。要培养自己的学习兴趣，结合职业特点选修不同的课程，如学习园艺、烹调、缝纫、绘画等，并有意识地锻炼记忆力，下班后多读书看报，也可以参加一些动脑筋的游艺活动，如棋弈、猜谜语等。

第十六章

四时养生

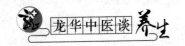

中医学中提到整体观念，即天人合一，又称为"天人相应"或"天人一体"。"天"是指宇宙天地，也即大自然。中医学认为，人是宇宙间的万物之一，与自然界息息相通，休戚相关。自然界的各种运动变化，如季节的更替、地域的差异等，都会直接或间接地影响及人体，而人体对这些影响，也必然相应地反映出各种不同的生理活动或病理变化。这就叫天人相应。《内经》中讲到"人以天地之气生，法四时而成"。早在2000多年前，我们的祖先就认识到人与自然的密切关系，认为人是自然界的产物，人的生命现象是自然现象的一部分，人体的机能要和自然界的变化保持一致才能维持生命，这就是"天人合一"的观点。如《内经·素问》谓"五脏应四时，各有收受""和于阴阳，调于四时"。正因为人与自然是一个统一的整体，人体的五脏功能活动、气血运行都与四季的变化戚戚相关。因此，自古到今，气候－物候－病候成为中医养生学家们研究的重要内容。

因时养生是指在天人相应整体观念思想的指导下，按照时令节气的阴阳变化规律而采用相应的养生方法和生活实践活动，以颐养身心、强身健体、预防时令性疾病发生和防止慢性疾病随四时变化加重或复发，从而达到健康长寿的目的。

这种"天人相应，顺应自然"的养生方法是一种富有中国传统文化特质和中医药学理论及技术特色的养生方法，在中医养生学中占有非常重要的地位，具有重要的实际应用价值和广阔的研究开发前景。

中医学关于养生的理论和方法是极其丰富的，但重要的是顺时养生。正如《灵枢》里所说："故智者之养生也，必顺四时而适寒暑……如是，则僻邪不至，长生久视。"视，活的意思；长生久视，是延长生命，不易衰老的意思。为何能延长生命呢？是因为"僻邪不至"，邪，指不正之气，僻邪不至，是说病邪不能侵袭。而病邪不能侵袭的关键又在于"顺四时而适寒暑"，这是中医养生学里的一条极其重要的原则，也可以说是长寿的法宝。

《素问·四气调神大论》是《内经》论述四时养生的重要篇章，意指要顺应四时阴阳气候变化而调神，此处的"神"是指广义之神，既是一切生理活动、心理活动的主宰，又包括了生命活动现象。具体表现在人们的日常活动、各种行为和精神情志等各方面。《素问·四气调神大论》云："夫四时阴阳者，万物之根本也，所以圣人春夏养阳，秋冬养阴，以从其根。"指出四时阴阳是万物之根本，是自然界万物生长变化的规律，同时也是养生的根本，从另一个角度说明"法于阴阳"是《内经》养生的重要原则。同时也指出四时养生的基本原则为"春夏养阳，秋冬养阴"。故以下将从四季来讲述如何顺时养生。

一 春季养生

春季，是指从立春之日起，到立夏之日止，其包括立春、雨水、惊蛰、春分、清明、谷雨等六个节气。

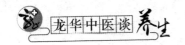

春为四时之首，万象更新之始，正如《内经》所说："春三月，此谓发陈。天地俱生，万物以荣。"意思是，当春归大地之时，冰雪消融，自然界阳气开始升发，万物复苏，柳丝吐绿，世界上的万事万物都出现欣欣向荣的景象，"人与大地相应"，此时人体之阳气也顺应自然，向上向外疏发。因此，春季养生必须掌握春令之气升发舒畅的特点，注意保卫体内的阳气，使之不断充沛，逐渐旺盛起来，凡有耗伤阳气及阻碍阳气的情况皆应避免，这个养生原则应具体贯穿到饮食、运动、起居、防病、精神等各个方面去。

1. 精神调养　五行中，春属木，与肝相应。肝主疏泄，在志为怒，恶抑郁，喜调达。精神情志属于狭义之神，《素问·四气调神大论》中不仅详细讲述了广义之神的养生之道，对于狭义之神也有很多论述。故春季养生，则顺应阳气升发、万物俱生的特征，既要力戒暴怒，更忌情怀忧郁，要做到心胸开阔，乐观愉快；对于自然万物要"生而勿杀，予而勿夺，赏而不罚"，在保护生态环境的同时，培养热爱大自然的良好情怀和高尚品德。

2. 睡眠起居　春归大地，人体的阳气开始趋向于表，皮肤腠理逐渐舒展，肌表气血供应增多而肢体反觉困倦，故有"春困""春眠不觉晓"之说，但是晚起不利于阳气升发。所以，春季应"夜卧早起"，克服情志上倦怠思眠的状态，顺从生的特点，使体内阳气不断生发。春季气候多变，常出现乍暖乍寒的情况，因人体腠理于春季开始疏松，对寒邪的抵抗能力有所减弱。所以有"春捂秋冻"之说，即春天不宜马上去厚棉衣，尤其是老年体弱、幼童。《备急千金要方》提到春时衣着宜"下厚上薄"，既养阳又收阴。

3. 饮食调养　"民以食为天"，饮食药物对于四时养生也是非常重要的。春季阳气初生，宜食辛甘发散之品，而不宜食酸收之味，所以《素问·脏气法时论》云："肝苦急，急食甘以缓之……肝欲散，急食辛以散之，用辛补之，酸泄之。"酸味入肝，且具收敛之性，不利于阳气的生发和肝气的疏泄，且易于影响脾胃的运化功能，故为了适应春季阳气升发的特点，为扶助阳气，此时在饮食上可以酌情适当增加辛温升散的食品，如麦、枣、豉、花生、葱、香菜等。其他颜色青绿新鲜果菜，也是春季应时的食物，可以适量食用，而生冷油腻之物则应少食，以免伤害脾胃。早春时节的春困现象，除了人体生理调节还未适应气候变化外，还与饮食有一定关系，多因维生素 B 不足或饮食过多所致，应多补充一些富含维生素 B 的食物，如动物内脏、胡萝卜、玉米；多食新鲜蔬菜，如菜花、小白菜等，有助于健脾阳，增强机体功能，使身体尽快适应春天的气候变化，消除"春困"现象。

4. 运动调养 《内经》提到生命在于运动，但"动"应有度，应顺应四时变化规律。春季应"广步于庭，披发缓形，以使志生"，告诫我们要披散头发、松缓衣带、舒展形体，在庭院或公园中信步慢行，打拳、做操、玩球，形式多样，取己所好，以利于春阳的有序生发。尽可能避免久坐不动，久视不移，久睡不起，碍于疏发；不宜运动过度，过多劳累，以免阳气生发太过。

5. 预防保健 《内经》里曾明确指出："虚邪贼风，避之有时。"意思是，对于能使人致病的风邪要能够及时地躲避它，这一点在春季尤其重要。原因是，春天是风气主令，虽然风邪一年四季皆有，但主要以春季为主。初春，由寒转暖，温热毒邪开始活动，致病的病毒、细菌微生物等，随之生长繁殖，故风湿、春瘟、疫毒，即现代医学所说的流感、结核、麻疹、肺炎等传染病好发、流行。首先可以做到预防措施，保持良好个人卫生习惯，除四害，消灭传染源；其次是保持良好的室内通风，在室内放置一些薄荷油，任其挥发，从而达到净化空气的作用；对于流感，可按 $5mL/m^2$ 食用醋稀释一倍后，加热，在关闭门窗室内熏蒸，每周两次，可有效预防流感。中医学认为"正气存，则邪气不干"，所以可以每天练回春功、太极拳以调气血，从而做到强身健体，提高机体免疫能力。

二 夏季养生

夏季，指阴历 4～6 月，即从立夏之日起，到立秋之日止，包括了立夏、小满、芒种、夏至、小暑、大暑等六个节气，以五行论，又可分为夏和长夏，分属五行中火和湿，是天气下降、地气上升，天地之气相交，阳气旺盛，自然界万物繁茂的季节。在一年四季中，夏季是阳气最盛的季节，气候炎热而

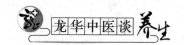

生机旺盛。对于人来说，此时是新陈代谢旺盛的时期，人体阳气外发，伏阴在内，气血运行亦相应地旺盛起来，并且活跃于机体表面。为适应炎热的气候，皮肤毛孔开泄，而使汗液排出，通过出汗，以调节体温，适应暑热的气候。在谈到夏天如何养生时，汪绮石在《理虚元鉴》里指出："夏防暑热，又防因暑取凉，长夏防湿。"这里指明了夏季养生的基本原则：在盛夏防暑邪，在长夏防湿邪；同时又要注意保护人体阳气，防止因避暑而过分贪凉，从而伤害了体内的阳气，即《内经》里所指出的"春夏养阳"，也就是说，即使是在炎热的夏天，仍然要注意保护体内的阳气。

1. 精神调养　夏属火，五行与心相应，夏季的一大关键就是养"心"，但中医学所说的"心"并非仅仅指"心脏"，而是包括心脏在内的整个神经系统甚至精神心理因素，故在赤日炎炎的夏季，要重视心神的调养。夏季要"使志无怒，使华英成秀。使气得泄，若所爱在外，此夏气之应，养长之道也。"就是说夏日要神清气和，快乐欢畅，胸怀宽阔，如同含苞待放的花朵需要阳光那样，对外界事物要有浓厚兴趣，把自己的意念想法毫无保留向外界宣泄，达到精力充沛与饱满。培养乐观外向的性格，以利于气机的通泄，有利于降低交感神经的兴奋性、减缓新陈代谢、减轻燥热感，正所谓"心静自然凉"；与此相反，举凡懒怠厌倦，恼怒忧郁，则有碍气机，皆非所宜。

2. 睡眠起居　夏季宜应"夜卧早起"，但应较春季更早起床，顺从长的特点，使体内阳气不断地旺盛。充足的睡眠有利于心神的宁静，所以适当的午睡以补充睡眠的不足，也能有效预防冠心病、心梗等心脏疾病的发生。午睡一般应在午餐后15～30分钟，由于坐着睡和趴着睡都不利于消除疲劳，因此午睡应以卧姿为宜。午睡时间不宜过长（以一小时到一个半小时为宜），临睡前也不宜饮用酒、咖啡、浓茶等。切记不能在楼道、屋檐下或通风口的阴凉处久坐、久卧、久睡。更不宜久用电风扇、空调，因夏令暑热外蒸，汗液大泄，毛孔大开，易受风寒侵袭，吹的时间过久可能会引起头痛、腰肌劳损、面部麻痹或肌肉酸痛等。

3. 饮食调养

（1）补充盐分、钾和维生素　暑天出汗多，随汗液流失的钾钠离子也比较多，由此造成的低血钾、低血钠现象，会引起人体倦怠无力、头昏头痛、食欲不振、心慌不适等证候。故宜多食酸味以固表，多食咸味以补心，如《素问·脏气法时论》云："心苦缓，急食酸以收之……心欲软，急食咸以软之，用咸补之，甘泻之。"夏日新鲜蔬菜和水果中含有较多的钾，可多吃些草莓、杏子、荔枝、桃子、李子等；蔬菜中有大葱、芹菜、毛豆等也富含钾。茶叶中亦含有较多的钾，热天多饮茶，既可消暑，又能补钾，可谓一举两得。在补充水分的同时，还要注意补充盐分。每天可饮用一些盐开水，以保持体内酸碱平衡和渗透压相对稳定。高温季节最好每人每天能补充维生素 B_1、维生素 B_2、钙，这样可减少体内糖类和组织蛋白的消耗，有益于人体健康。故在夏日应多吃一些富含上述营养成分的食物，如西瓜、黄瓜、番茄、豆类及其制品、动物肝脏、虾皮等，亦可饮用一些水果汁。

（2）饮食清补，多吃"苦" 在饮食滋补方面，热天以清补、健脾、祛暑化湿为原则。肥甘厚味及燥热之品不宜食用，而应选择具有清淡滋阴功效的食品。甘凉清润的食物：小麦、高粱、青稞、豆腐、白扁豆、黑芝麻、马铃薯、白菜、莴苣、龙须菜、菠菜、冬瓜、西瓜等。健脾养胃、滋阴补气的食物：菠菜、藕、茭白、西红柿、胡萝卜、鸡蛋、苹果、牛奶、葡萄、莲子、桑椹、蛤蜊、鹅肉、青鱼、鲫鱼、鲢鱼、大麦粉等。祛暑利湿、清热解毒的食物：蚕豆、赤小豆、黄豆、生萝卜、茄子、白菜、芹菜、荸荠、薏苡仁、菜瓜、西瓜、冬瓜、丝瓜、黄瓜、甜瓜、苦瓜、菊花、荷叶、茶水等。苦味食品中所含有的生物碱具有消暑清热、促进血液循环、舒张血管等药理作用。热天适当吃些苦味食品，不仅能清心除烦、醒脑提神，且可增进食欲、健脾利胃。苦瓜：取其未熟嫩果作蔬菜，成熟果瓤可生食，既可凉拌又能肉炒、烧鱼，清嫩爽口，别具风味。苦瓜具有增食欲、助消化、除热邪、解疲乏、清心明目等作用。此外，苦菜、茶叶、咖啡等苦味食品亦可酌情选用。应注意的是，夏季炎热，容易过食寒凉，导致外热内寒，损伤脾胃，令人吐泻等。

4. 运动调养 夏季为阳气旺盛之季，虽然赤日炎炎，也应顺应夏季之势，"无厌于日"，尽可能多进行户外运动，使机体气机宣畅，通泄自如，阳

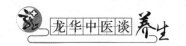

气更加旺盛，但不可过于剧烈，以免运动量过大、出汗过多损伤心阴，令人头昏胸闷、心悸口渴、恶心，甚至昏迷，应以运动后少许出汗为宜。对于夏季依然坚持锻炼身体的人，可以选择练太极拳，太极拳动静相兼，刚柔相济，开合适度，起伏有致，身端形正不偏倚，正气存于内而风邪不可侵，与自然的阴阳消长相吻合，可谓夏季最佳的养心运动之一。安排劳动或体育锻炼时，要避开烈日炽热之时，并注意加强防护。

5. 预防保健

（1）预防暑热伤人　中医学认为，暑为阳邪，其性升散，容易耗气伤津，这是它的病理特点。暑邪侵入人体，常见腠理开而多汗，汗出过多导致体液减少，此为伤津的关键，津伤时，即见口渴引饮、唇干口燥、大便干结、尿黄心烦、闷乱等症。如果不及时救治，开泄太过，则伤津可以进一步发展，超过生理代偿的限度必然将耗伤元气，此时可出现身倦乏力、短气懒言等一系列阳气外越的症状，甚至猝然昏倒，不省人事而导致死亡，由此观之，夏季防暑不可等闲视之。故夏季避免正午外出，或在烈日下长时间劳作，少食油腻厚味，减轻脾胃负担，宜服用芳香化浊之品，如藿香正气水、金银花露等清热解暑饮品，如果出现全身乏力、头晕胸闷、恶心等疰夏症状，应及时移至通风处休息，补充液体，如盐开水、绿豆汤、芦根水等。

《养老奉亲书》里指出："夏日天暑地热，若檐下过道，穿隙破窗，皆不可乘凉，以防贼风中人。"《摄生消息论》亦指出："不得于星月下露卧，兼使睡着，使人扇风取凉。"这些都是宝贵的养生经验，符合夏季"养阳"的精神。夏季养生，古人之所以提出保养阳气，关键在于暑热外蒸，汗液大泄，毛孔开放，这样机体最易受风寒湿邪侵袭。随着现在生活水平提高，夏日家家户户室内基本冷气开放，应避免室内室外温差过大，而导致人体营卫失和，轻者面部神经痛、下肢酸痛、乏力、头痛、腰痛、容易感冒和不同程度的胃肠病等；重者会诱发心脑血管疾病发作。而老年人中出现的各种症状更加明显。

（2）"冬病夏治"　自小暑到立秋，人称"伏夏"，即"三伏天"，是指全年气温最高，阳气最盛的时候。冬病夏治是我国传统中医药疗法的特色，它是根据《素问四气调神论》中"春夏养阳",《素问·六节脏象论》中"长夏胜冬"的克制关系发展而来的养生治病指导思想。对于一些每逢冬季好发的慢性病,如慢性支气管炎、支气管哮喘、腹泻、痹证等阳虚证,是最佳防治时机,称为"冬病夏治"。具体方法有内服、穴位敷贴,其中对老年性慢性支气管炎、儿童支气管哮喘疗效显著,内服常以温肾壮阳为主,如金匮肾气丸、右归丸等。穴位敷贴,常取天突、肺腧、百劳穴,药用白芥子20g、元胡15g、细辛12g、甘遂10g研细末后,用鲜姜60g捣汁调糊,摊在直径约5cm的油纸上,做成药饼3mm。以胶布固定,贴4～6小时,每伏贴1次,每年3次,连续3年,可增强机体免疫功能,减少冬季复发。

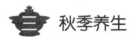 **秋季养生**

　　秋季,是从立秋之日起,到立冬之日止,其间经过处暑、白露、秋分、寒露、霜降等六个节气,并以中秋(农历八月十五日)作为气候转化的分界。在四时顺序交替周期中为四时第三,五行中属金,从秋季的气候特点来看,由热转寒,即"阳消阴长"的过渡阶段。《管子》指出:"秋者阴气始下,故万物收。"这里的阴气始下,是说在秋天由于阳气渐收,而阴气逐渐生长起来;万物收,是指万物成熟,到了收获之时。《内经》里说:"秋冬养阴。"所谓秋冬养阴,是指在秋冬养收气、养藏气,以适应自然界阴气渐生而旺的规律,从而为来年阳气生发打基础,不应耗精而伤阴气。

　　1.精神调养 秋季五行对于肺脏,肺在志为悲,悲忧易伤肺,故秋季养生首先要培养乐观情绪,保持神志安宁,以避肃杀之气;收敛神气,以适应秋天容平之气。我国古代有重阳节登高赏景的习俗,也是养收之一法。登高远眺,可使人心旷神怡,一切忧郁、惆怅等不良情绪顿然消散,是调解精神的良剂。总体来说,秋季的精神情绪应当模仿秋气的特性,保持宁而不躁,敛而不泄,清而不浊,神气内敛,不使志意外露,做到清静养神,尽量排除杂念,达到心境宁静状态。

　　2.睡眠起居 《素问·四气调神大论》说:"秋三月,早卧早起,与鸡俱兴。"顺从秋季收的特点,回避肃杀的气候,避免使体内的阳气发散,但需防

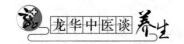

止收散太过。夏末初秋，凉风时至，气候由热转凉，变化无常，故外出当适时多备秋装外套，根据气候变化增减，但不宜一下子着衣过多，否则降低机体对气候转冷的适应能力，易受凉感冒，故有"春捂秋冻"之说。深秋季节，风大转凉，老年人及儿童当及时添衣。秋天雨水较少，天气干爽，人体容易虚火上延出现"秋燥"。中医学认为，燥易伤肺，秋气与人体的肺脏相通，肺气太强，容易导致身体的津液不足，出现诸如津亏液少的"干燥症"，比如皮肤干燥，多有咳嗽。故室内可使用加湿器，保持室内空气一定的湿度。中老年人在秋季洗澡不宜过勤，每周洗 1～2 次为宜，每次不超过半小时，水温在 25℃左右。不宜用碱性肥皂洗澡，应选用刺激性较小的肥皂等。

3. 饮食调养　秋季收敛，《素问·脏气法时论》云："肺欲收，急食酸以收之，用酸补之，辛泻之。"酸味收敛补肺，辛味发散泻肺，秋天宜收不宜散，所以要尽可能少食葱、姜、辣椒等辛味之品，适当多食一点酸味果蔬，如养肺的食物包括山药、胡萝卜、莲藕、百合、银耳、木耳、豆腐等；水果如秋梨、山楂、苹果、橘子、香蕉、猕猴桃等。另外，秋燥易伤津液，使人体皮肤肌肉失去柔润之性，出现一系列以干燥为主的症状，如口干、唇干、鼻干、咽干、舌干少津、小便短少黄赤、大便干结、皮肤干燥等。防止秋燥，首先要注意补充水分，每天最好喝 3～4 杯开水。润燥养阴的食物较多，通常富含油脂的种仁类食品，或者乳脂类食品，都具有润燥特性，所以古人主张入秋宜食生地粥，以滋阴润燥。总之，秋季时节，可适当食用如芝麻、糯米、粳米、蜂蜜、枇杷、菠萝、乳品等柔润食物，以益胃生津，有益于健康。还可服用宣肺化痰、滋阴益气的中药，如人参、沙参、西洋参、百合、杏仁、川贝等，对缓解秋燥多有良效。

4. 运动调养　俗语说得好"春困秋乏"。秋乏，是补偿夏季人体超常消耗的保护性反应，常表现为倦怠、乏力、精神不振等。防秋乏的最好办法就是适当地进行体育锻炼，但要注意循序渐进。可根据个人情况选择不同的运动项目进行锻炼，如登山、打太极拳、游泳等，长期坚持可增强心肺功能。尤其应重视耐寒锻炼，如早操、慢跑、冷水浴等，可以提高对疾病的抵抗力。

秋令时节坚持锻炼，不仅可以调养肺气，提高肺脏器官的功能，而且有利于增强各组织器官的免疫功能和身体对外部寒冷刺激的抵御能力。然而，由于秋季早晚温差大，要想收到良好的健身效果，必须注意以防受凉感冒，秋日清晨气温低，应根据户外的气温变化来增减衣服。锻炼时应待身体发热后，方可脱下过多的衣服；锻炼后切忌穿汗湿的衣服在冷风中逗留，以防身体着凉。

5.预防保健 秋季是疟疾、乙脑、痢疾、慢支、哮喘等病多发季节，故要注意卫生。对于疟疾的预防，关键是要做好防蚊灭蚊，应清除垃圾、杂草，填平污水坑；居室要挂好门帘、窗纱，晚上睡觉时放下蚊帐；可喷洒灭蚊剂，也可点蚊香、灭蚊片及艾蒿等。

四 冬季养生

冬季是从立冬日开始，经过小雪、大雪、冬至、小寒、大寒，直到立春的前一天为止。冬三月草木凋零，冷冻虫伏，是自然界万物闭藏的季节，人体的阳气也要潜藏于内。《素问·四气调神大论》认为："冬三月，此谓闭藏，水冰地坼，无扰乎阳，早卧晚起，必待日光，使志若伏若匿，若有私意，若已有得，去寒就温，无泄皮肤，使气亟夺，此冬气之应，养藏之道也，逆之则伤肾，春为痿厥，奉生者少。"即冬季当使神志伏匿，并情志舒畅而闭藏，以适天时闭藏之期。逆之则水伤，木失所养，并影响春季生发之气。因此，冬季养生的基本原则是要顺应体内阳气的潜藏，以敛阴护阳为根本，以"藏"为关键。

1.精神调养 为了保证冬令阳气伏藏的正常生理不受干扰，首先要求精神安静，必须控制情志活动。在冬季人们要把神藏于内，不要暴露于外，做到含而不露，这和夏季"使华英成秀"截然相反。要使神藏于内，首先要加强道德修养，少私寡欲。性格豁达，心理宁静，减少私欲，就会使人心地坦然，心情舒畅，从而促进身心健康。做到如同对待隐私那样秘而不宣，如同获得了宝贝那样感到满足，这样一来"无扰乎阳"，养精蓄锐，有利于来春的阳气萌生。

2.睡眠起居 冬季应"早卧晚起，必待日光"，顺从"藏"的特点，因

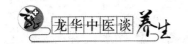

为冬令夜愈深则寒气愈重，早睡可以使人体阳气免受阴寒的侵扰，保持温热的身体；待日出再起床，就能避开夜里的寒气，以自然界的阳气助长机体的阳气，这是人们防寒保温的基本措施。即便是取暖，也应注意不要让腠理过分开泄，以免潜藏的阳气外散。睡觉时不要贪暖而蒙头睡，被窝里的空气不流通，氧气会越来越少，时间一长，空气变得混浊不堪。人在这样的环境中睡觉，就会感到胸闷、恶心或从睡梦中惊醒、出虚汗，第二天会感到疲劳。

冬季防寒保暖，要做到恰如其分，不可着衣过薄。中医学认为，寒为阴邪，常伤人阳气，冬季寒气凝滞收引，易致人体四肢关节经络气血不畅，而成痹证，西医所说的风湿性关节炎即属此类。着衣亦不可太过厚重，若室温过高，则腠理开泄，阳气不得潜藏，寒邪易侵，所以冬季养生要注意防寒。

3. 饮食调养　　冬季饮食应遵循"秋冬养阴""养肾防寒""元忧平阳"的原则，饮食以滋阴潜阳、增加热量为主。冬季，人体阳气内敛，人体的生理活动也有所收敛。此时，肾既要为维持冬季热量支出准备足够的能量，又要为来年贮存一定的能量，所以此时养肾至关重要。冬季应多食色黑的食物，色黑的食物能入肾而补虚，如黑豆、黑芝麻、黑米等。味咸的食物能补肾敛精，也能引药入肾，如《灵枢·五味》云："谷味咸，先走肾。"同时还应与其他食味调配，如《素问·脏气法时论》云："肾欲坚，急食苦以坚之，用苦补之，咸泻之。"指出冬季应适量食咸，多吃苦味的食物以防止肾水过盛，相火妄动，达到水火互济。此外冬季寒胜，基于《内经》中的重阳思想，宜多食用滋阴潜阳、热量较高的膳食以护阳，宜食谷类、羊肉、鳖、龟、木耳等食品。有条件应摄取新鲜蔬菜，且应注意与补肾的食物搭配。冬季是进补强身的最佳时机，所以应适当注意辛甘温热食品的搭配。属于温热性的食物主要有狗肉、羊肉、牛肉、鸡肉，及干姜、辣椒、砂仁、草果、胡椒、核桃、怀山药、枸杞、红薯等。值得一提的是，"冬吃萝卜夏吃姜"的养生法有一定道理，萝卜有顺气消食、止咳化痰、除燥生津、散瘀解毒、利大便等功效。在冬季人们活动减少，体内垃圾积聚的情况下，用白萝卜以清肠理气，调理脾胃，非常有益于健康。另外，热粥在冬天用于补阳，会有特别的效果，大部分温热类的食物都可以煮粥，在粥品养胃的前提下，加上温补阳气之品，

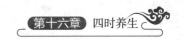

可起到脾肾双调、先天后天同时调理的作用。

4. 运动调养　冬天，因为气候寒冷，许多人不愿意参加体育运动。但正如俗话所说："冬天动一动，少闹一场病；冬天懒一懒，多喝药一碗。""夏练三伏，冬练三九。"这些都说明，冬季坚持体育锻炼，非常有益于身体健康。冬季为大自然万物收敛封藏之季，人亦应之，应适当运动，且不可过量，以防出汗过多，阳气耗损；且运动宜选择轻松平缓、活动量不大的项目。此外，由于人的肌肉和韧带在冬季气温开始下降的环境中弹性有所收缩，因而易造成肌肉、韧带及关节的损伤，也是运动时需要注意的。

5. 预防保健　冬季是麻疹、流感、腮腺炎等传染病好发季节，同时气温骤变，容易诱发支气管哮喘、心肌梗死、中风、痹证、胃肠病等发生，所以防寒保暖至关重要。人体三个部位特别注意保暖，头部、腹部、四肢足部，要防止冻伤。足为人体之本，是三阴经之始，三阳经之终，与人体十二经脉、脏腑气血相联系。常言道"寒从脚下起"，因脚远离心脏，供血不足，热量较少，保温力差，所以脚的保暖很重要。除了白天注意对脚的保暖外，每晚坚持用热水洗脚可促进全身血液循环，有增强机体防御能力和消除疲劳、改善睡眠的作用。

综上所述，"春夏养阳，秋冬养阴"的养生防病思想告诫我们，在春夏顺应阳气之用而养生、养长，调养肝心二脏；在秋冬顺应阴气之用而养收、养藏，调养肺肾二脏，从而达到阴阳协调、延年益寿的目的，对预防疾病、保持健康具有重要的指导意义。

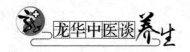

参考文献

1.严世芸. 中医医家学说及学术思想史[M].北京：中国中医药出版社，2005.

2.孙光荣，白永波. 中医养生大全[M].北京：北京科学技术出版社，1990.

3.郭海英. 中医养生学[M]. 北京：中国中医药出版社，2009.

4.杨世忠.中医养生学概论[M].北京：中医古籍出版社，2009.

5.刘占文，马烈光. 中医养生学[M]. 北京：人民卫生出版社，2007.

6.冯新送. 谈中医药养生保健[J]. 新中医，2002（12）：3-5.

7.郭岚.《内经》长寿理论与培元固本治法延缓衰老作用的研究[Z]. 武汉：湖北中医药
  大学，2013.

8.郭亚荣. 略论"精神内守，病安从来"[J]. 福建中医药，1982（04）：9-11.

9.何颖.《黄帝内经》养生观的哲学探讨[Z]. 广州：广州中医药大学，2010.

10.胡玉玲.《内经》养生长寿观浅析[J].吉林中医药，1995（01）：3.

11.金香兰.《黄帝内经》养生理论[J]. 中国中医基础医学杂志，2012（05）：465-467.

12.李佃贵. 从《内经》看养生学的形成[J]. 河北中医，1988（06）：40-42.

13.马胜. 从《黄帝内经》谈阴阳学说与养生[J]. 按摩与导引，1993（03）：36-37.

14.孙可兴.《黄帝内经》逻辑思想与方法研究[Z]. 天津：南开大学，2014.

15.孙桐.《内经》养生学说的理论特色[J]. 南京中医药大学学报，1995（02）：14-16.

16.杨涛，张再良. 试论"精神内守病安从来"养生观[J]. 辽宁中医药大学学报，2009
  （06）：50-51.

17.张登本，孙理军，李翠娟. 精气学说在《黄帝内经》理论建构中的作用及其意义[J].
  中医药学刊，2006（05）：784-786.

18.张国玺.《黄帝内经》谈养生[J]. 保健医苑，2011（01）：8-10.

19.张秀兰.《内经》医学保健方法初探[J]. 滨州医学院学报，1995（05）：123-124.

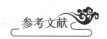

20.王丹文，徐桂华，王会梅.传统中医运动养生研究评述[J].河南中医学院学报，2008（03）：73-76.

21.彭艳，尹艳，杨智荣.关于中医养生治未病[J].针灸临床杂志，2010（02）：59-60.

22.林欣潮，苏惠萍，练毅刚，等.基于中医养生理论的健康管理思路[J].现代中医临床，2015（02）：46-49.

23.曹洪欣.科学养生维护健康[J].中医杂志，2012（01）：1-2.

24.刘荣.论用中医的养生观指导针灸推拿防治亚健康[J].辽宁中医杂志，2008（10）：1577-1579.

25.江玉.论中医养生内涵与中国传统文化[J].医学与哲学（人文社会医学版），2010（08）：53-55.

26.蒋力生.论中医养生文化价值研究的意义[J].江西中医学院学报，2008（05）：38-39.

27.傅遂山.浅谈五行学说对中医养生的指导作用[J].河南中医，2010（06）：530-533.

28.司富春，宋雪杰，高燕.我国中医养生保健发展的现状及思考[J].中医研究，2013（07）：1-3.

29.谭颖颖，刘昭纯.整体思维模式在中医养生理论建构中的主导作用[J].陕西中医，2011（09）：1196-1198.

30.龚鹏，江岩.中医养生的道与术[J].河南中医，2013（04）：546-548.

31.余翔，李惠斌，温速女.中医养生的发展概况[J].中国民间疗法，2013（09）：10-11.

32.和中浚，江玉.中医养生方法的归类及其内涵和特色[J].中华中医药学刊，2010（03）：453-455.

33.吴俊琦，吴俊涛.中医养生和运动养生关系的哲学思考[J].辽宁中医药大学学报，2008（04）：17-18.

34.张慧君，丁文君，沈明霞.中医养生理论的形成及其现代系统工程探微[J].甘肃中医，2006（09）：1-4.

35.谭颖颖，刘昭纯.中医养生理论体系的建构[J].山东中医药大学学报，2008（01）：45-48.

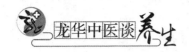
36.江玉，谭群英，王明杰.中医养生思想与中国传统文化的融合研究[J].医学与哲学（A），2015（05）：90-92.

37.文颖娟，陈梦园.中医养生探幽[J].中华中医药杂志，2012（12）：3125-3129.

38.陈小平，孙相如，何清湖.中医养生文化产业发展的瓶颈及对策研究[J].湖南中医药大学学报，2014（04）：62-65.

39.蒋力生.中医养生学释义[J].江西中医学院学报，2007（01）：35-37.

40.丁娟，李文林，陈涤平.中医养生研究现状概述[J].辽宁中医药大学学报，2012（12）：212-214.

41.杨裕华，王际莘.中医养生与慢性病防治[J].辽宁中医杂志，2008（10）：1487-1490.

42.邢玉瑞，杨丽华.中医养生中的哲学观[J].现代中医药，2003（06）：1-3.

43.邓月娥.中医养生中庸思想探讨[J].北京中医药大学学报，2012（06）：370-372.

44.张挹芳.中医藏象学[M].北京：中国协和医科大学出版社，2004.

45.马烈光.中医养生学[M].北京：中国中医药出版社，2012.

46.李洪娟.脏腑安康自长生[M].西安：陕西师范大学出版社，2011.

47.王凤阳.中国传统养生概论[M].北京：高等教育出版社，2010.

48.马烈光，洪净，周峥.中医养生大要[M].北京：中国中医药出版社，2012.

49.詹石窗.道教与中国养生智慧[M].北京：东方出版社，2007.

50.倪泰一.中华养生宝典[M].重庆：重庆出版社，2006.

51.徐淑云.临床药理学（下）[M].上海：上海科学技术出版社，1986.

52.王笑中，焦守恕.神经系统疾病证候学[M].北京：人民卫生出版社，1979.

53.万文鹏，阮芳赋.睡眠与梦[M].北京：科学出版社，1985.

54.西马.中外男性（女性）趣闻奇闻大全[M].北京：北京师范大学出版社，1993.

55.赵克键，张立云.谈睡说梦——睡梦科学纵横谈[M].北京：中国医药科技出版社，1994.

56.胡汉生.环境医学[M].北京：中国环境科学出版社，1986.

57.裴林，石仲仁.失眠[M].北京：中国医药科技出版社，2005.

58.刘艳骄，高荣林.中医睡眠医学[M].北京：人民卫生出版社，2003.

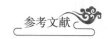

59.刘天君.中医气功学[M].北京：中国中医药出版社，2011.

60.李明伟，路军章.衰老机制与中药抗衰老研究进展[J].辽宁中医药大学学报，2016，18（9）：215-218.

61.胡海燕.中医养生药膳学[M].杭州：浙江科技出版社，2012.

62.邓小英，刘焕兰，卢传坚.当代名老中医药物养生的思想研究[J].四川中医，2010，28（4）：7-9.

63.马烈光.中医养生保健学[M].北京：中国中医药出版社，2009.

64.杨世忠.中医养生学概论[M].北京：中医古籍出版社，2009.

65.周文泉，沙凤桐，高普，等.中国药膳辨证治疗学[M].北京：人民卫生出版社，2002.

66.王玉川.中医养生学[M].上海：上海科技出版社，1992.

67.刘占文.中医养生学[M].北京：中国中医药出版社，2012.

68.沈启良.抗衰老中药的药理分析与研究[J].中国民族民间医药，2010（14）：40.

69.池凤好，陈媛媛，范瑞强.二至丸加味方对D-半乳糖所致衰老模型大鼠体内自由基和免疫功能的影响[J].广州中医药大学学报，2008，25（4）：343.

70.周大勇.复方茶多酚胶囊抗衰老作用研究[J].实用中医药杂志，2007，23（7）：413.

71.高秀丽，曹恒仪，王鹏娇.丹黄通络胶囊抗衰老作用的实验研究[J].黑龙江医学，2007，31（10）：749.

72.陈国志.脾虚大鼠超氧化物歧化酶（SOD）、丙二醛（MDA）的改变及加味四君子汤对其影响[J].中药药理与临床，1992，8（5）：16.

73.黄斌，刘仍海，刘薇，等.单味中药抗衰老研究进展[J].中华中医药学刊，2016，（12）：2874-2877.

74.王传社，李顺成，马治中.血瘀与衰老的实验研究回顾[J].中国中西医结合杂志，2000，20（3）：221.

75.陈波，陆燕蓉，陈又南，等.血管内皮衰老和氧化应激[J].生理科学进展，2015，（01）：23-27.

76.J. Haendeler，J. Hoffmann，J. F. Diehl，et al.Antioxidants inhibit nuclear export of telomerase reverse transcriptase and delay replicative senescence of endothelial cells[J]. Circ Res，2004，94（6）：768-775.

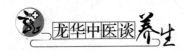

77.N. Oyama，P. Gona，C. J. Salton，et al.Differential impact of age，sex，and hypertension on aortic atherosclerosis： the Framingham Heart Study[J]. Arterioscler Thromb Vasc Biol，2008，28（1）： 155-159.

78.王正引.补肾中药抗衰老实验研究述要[J].中医药学刊，2004，（04）： 640-641.

79.于杰，张磊.补肾方药对老年高血压病大动脉弹性功能的影响[J]. 中西医结合心脑血管病杂志，2015，（04）： 440-441.

80.张光银，李明，许颖智，等. 补肾抗衰片干预动脉粥样硬化的氧化应激机制研究[J].世界科学技术-中医药现代化，2014，（05）： 1083-1088.

81.Schleyer-Saunders E，Modestin J，Trethewie E R，et al. Ageing，monoamines and monoamine-oxidase levels[J].Lancet，1972，299（7754）： 796.

82.吕圭源，李万里，刘明哲.白术抗衰老作用研究[J].现代应用药学，1996，13（5）： 26.

83.谭子虎，吕维端，朱明方.加减薯蓣丸对D-半乳糖衰老作用的影响[J].中华老年医学杂志，1995，14（5）： 268.

84.Pawdec G，Barnett Y，Forsey R，et al. T cells and aging[J]. FrontBiosci，2002，7： 1056.

85.Sawin S，Clise-Dwyer K，Haynes L. Homeostasis and the age associated defect of CD4 Tcell[J]. Semin Immunol，2005，17（5）： 370.

86.Miller R A. Age-related changes in T cell surface markers： a longitudinal analysis in genetically heterogeneous mice[J]. Mechanisms of Ageing & Development，1997，96（1-3）： 181-196.

87.陈凌波，张珂胜，黄小平，等. 黄芪当归配伍对骨髓造血功能抑制小鼠造血祖细胞增殖的影响[J]. 中草药，2016，（24）： 4395-4400.

88.陈丰，李顺成.补肾化瘀及补肾健脾化瘀调整小鼠免疫衰老的对比研究［J］.中国医药学报，1997，12（2）： 5.

89.李志新，李顺成.补肾健脾化瘀法延缓衰老机理——参杞丹坤方对老年小鼠IL-2生成作用的研究［J］.中药药理与临床，1992，8（增刊）： 4.

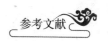

90.郑振，沈自尹，郑仲承，等.补肾活血复方对老年大鼠T细胞凋亡相关基因 Fas、FasL转录的影响［J］.中国中西医结合杂志，2000，20（11）：839.

91.阮克锋.中药抗衰老免疫研究[J].中成药，1992，08：40-41.

92.沈自尹，陈瑜，黄建华，等.EF延缓HPAT轴衰老的基因表达谱研究[J].中国免疫学杂志，2004，20（1）：59.

93.赵伟康，金国琴.固真方对老年大鼠下丘脑-垂体-甲状腺-胸腺轴作用的研究[J].中医杂志，1997，38（6）：363-365.

94.张戈，马骏，张倩，等.补肾益精方延缓老年雄性大鼠骨与脑衰老的实验研究.中国中西医结合杂志，2000，20（1）：43.

95.王学美，富宏，刘庚信.五子衍宗丸对老年线粒体DNA氧化损伤影响的临床和实验研究[J].中国中西医结合急救杂志，2001，（06）：331-334.

96.冯全生，刘渊，周毅，等.补肾增效液对^{60}Coγ射线小鼠脾淋巴细胞DNA损伤的影响[J].四川中医，2005，23（3）：25.

97.陈彪，焦淑萍，尹荣，等.6种吉林抗癌中药清除羟自由基及其抗DNA损伤体外实验研究[J].第三军医大学学报，2004，26（1）：88.

98.施红，金国琴，高尤亮，等.石斛合剂对衰老糖尿病大鼠胰腺组织凋亡相关基因Bax、Bcl-2mRNA及蛋白表达的调控[J].老年学杂志，2006，26（1）：57.

99.刘小雨，沈自尹，吴斌，等.衰老大鼠淋巴细胞磷酸化p65、IκBα、IκBε表达特点及淫羊藿总黄酮的干预研究[J].中国中药杂志，2008，33（1）：73.

100.王雅丽，欧芹，魏晓东，等.山茱萸多糖对衰老HDF细胞cyclinD1、CDK4表达的影响[J].中国老年学杂志，2008，28（8）：739.

101.陈晓东，林建华.鹿茸多肽对大鼠软骨细胞复制性老化的作用[J].中国骨伤，2008，21（7）：515.

102.杨靖，詹向红，孙晔，等.四君子汤对D-半乳糖衰老模型小鼠心、肝、脑组织MDA含量及端粒酶活性的影响[J].中国中西医结合杂志，2005，25（6）：531.

103.胡作为，沈自尹，黄建华.淫羊藿总黄酮保护衰老细胞端粒长度缩短的实验研究[J].中国中西医结合杂志，2004，24（12）：1094.

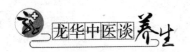
104.赵朝晖，陈晓春，朱元贵，等．人参皂苷Rg1延缓细胞衰老过程中端粒长度和端粒酶活性的变化[J].中国药理学通报，2005，（01）：61-66.

105.黄浩，余南才，刘倩，等.马齿苋水提液保护衰老小鼠DNA端粒长度缩短的实验研究[J].中国临床药理学与治疗学，2007，（07）：804-807.

106.何惠芳.常用6味抗衰老中药的应用研究[J].中国实用医药，2013（2）：248-249.

107.Atthews C，Gorenne I，ScotTS，et al.Vascular smooth muscle cells undergo Telomere—based senescence in human atherosclerosis：effects of Telomerase and oxidative Stress[J].Circ R es，2006，99（2）：156-164.

108.Minamino T，Miyauchi H，Yoshida T，et al. Endothelial Cell Senescence in Human Atherosclerosis[J]. Circulation，2003，41（1）：39.

109.Samani NJ，Boultby R，Butler R，et al.Telomere shortening in atherosclerosis[J].Lancet，2001，358（9280）：472-473.

110.陈川，迟惠英，郁志华，等.首参颗粒对动脉粥样硬化大鼠血管细胞与外周血白细胞端粒和端粒酶的影响[J]. Journal of Integrative Medicine[结合医学学报（英文）]，2012，10（6）：667-673.